SOS TRAUMA
Manual de Atendimento ao Politraumatizado

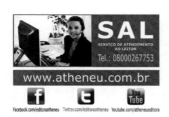

SOS TRAUMA
Manual de Atendimento ao Politraumatizado

Editores

Frederico Carlos de Sousa Arnaud
Breno Douglas Dantas Oliveira
Daniel Linhares Cardoso
Hélio Penna Guimarães

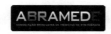

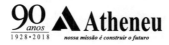

EDITORA ATHENEU

São Paulo:	Rua Jesuíno Pascoal, 30 Tel.: (11) 2858-8750 Fax: (11) 2858-8766 E-mail: atheneu@atheneu.com.br
Rio de Janeiro:	Rua Bambina, 74 Tel.: (21)3094-1295 Fax: (21)3094-1284 E-mail: atheneu@atheneu.com.br
Belo Horizonte:	Rua Domingos Vieira, 319 — conj. 1.104

CAPA: Equipe Atheneu

PRODUÇÃO EDITORIAL: MKX Editorial

**CIP - BRASIL. CATALOGAÇÃO NA PUBLICAÇÃO
SINDICATO NACIONAL DOS EDITORES DE LIVROS, RJ**

A769s

Arnaud, Frederico Carlos de Sousa
SOS trauma : manual de atendimento ao politraumatizado /
Frederico Carlos de Sousa Arnaud, Breno Douglas Dantas Oliveira,
Daniel Linhares Cardoso. - 1. ed. - Rio de Janeiro : Atheneu, 2018.
il.

Inclui bibliografia
ISBN 978-85-388-0906-7

1. Emergências médicas. 2. Primeiros socorros. 3. Traumatologia.
I. Oliveira, Breno Douglas Dantas. II. Cardoso, Daniel Linhares. III.
Título.

18-51528	CDD: 616.025 CDU: 616-083.98

Vanessa Mafra Xavier Salgado - Bibliotecária - CRB-7/6644
31/07/2018   06/08/2018

ARNAUD, F.C.S.; OLIVEIRA, B.D.D.; CARDOSO, D.L.; GUIMARÃES, H.P.

SOS Trauma – Manual de Atendimento ao Politraumatizado

© *EDITORA ATHENEU*

São Paulo, Rio de Janeiro, Belo Horizonte, 2018.

Editores

Frederico Carlos de Sousa Arnaud

Presidente da Associação Brasileira de Medicina de Emergência (ABRAMEDE). Fundador e Coordenador Geral da Residência de Medicina de Emergência, Fortaleza – CE. Professor de Medicina de Emergência da Universidade de Fortaleza (Unifor). Chefe da Unidade de Emergência do Hospital do Coração de Messejana. Especialista em Clínica Médica e Anestesiologia.

Breno Douglas Dantas Oliveira

Residência em Medicina de Emergência pela Escola de Saúde Pública do Ceará (ESP-CE). Pós-graduado em Urgência e Emergência Pré-hospitalar pelo Centro Universitário Christus (Unichristus). Mestrando em Ciências Médicas pela Universidade de Fortaleza (Unifor). Preceptor da Residência de Medicina de Emergência na ESP-CE. Docente do curso de Medicina da Unichristus e Unifor. Coordenador do pronto-atendimento e da chefia de equipe do Hospital do Coração de Messejana. Plantonista da Unidade de Terapia Intensiva (UTI) do Hospital Geral do Exército de Fortaleza (HGeF). Diarista do Departamento de Emergência do Hospital Antônio Prudente.

Daniel Linhares Cardoso

Acadêmico de Medicina da Universidade de Fortaleza (Unifor). Presidente da Escola da Sociedade Cearense de Medicina de Urgência (SOCEMU). Coordenador da Comissão Acadêmica da Associação Brasileira de Medicina de Emergência (ABRAMEDE) – CE.

Hélio Penna Guimarães

Médico Especialista em Medicina de Emergência, Medicina Intensiva e Cardiologia. Mestre em Direção Clíncia e Gestão pela Universidade Carlos III, de Madri. Doutor em Ciências pela Universidade de São Paulo (USP). MBA em Gestão de Serviços de Saúde pela Fundação Getulio Vargas (FGV). Primeiro Secretário da Associação Brasileira de Medicina de Emergência (ABRAMEDE), gestão 2018-2019. Professor Afiliado do Departamento de Medicina da Universidade Federal de São Paulo (EPM-Unifesp). Médico Coordenador da Unidade de Terapia Intensiva (UTI) de Clínica Médica da Universidade Federal de São Paulo (EPM-Unifesp). Diretor Científico do Instituto Paulista de Treinamento e Ensino (IPATRE). Coordenador Médico do Instituto de Ensino do Hospital do Coração (IE-HCor). Membro das Câmaras Técnicas de Medicina de Emergência do CREMESP e CFM. Professor Titular de Medicina de Emergência do Centro Universitário São Camilo (CUSC). Fellow do American College of Physicians (FACP) e da American Heart Association (AHA).

Coeditor

Lucas Arnaud
Acadêmico de Medicina da Universidade Federal do Ceará (UFC).

Colaboradores

Alice Albuquerque Figueiredo
Acadêmica de Medicina da Universidade de Fortaleza (Unifor) e Membro da Escola da Sociedade Cearense de Medicina de Urgência (Socemu).

Allan Ferreira Dantas
Formado em Medicina pela Universidade Federal da Paraíba (UFPB). Residência em Cirurgia Geral pelo Hospital de Base do Distrito Federal, Brasília. Residência Médica em Cirurgia Plástica pelo Instituto Doutor José Frota (IJF), Fortaleza – CE.

Artur Fermon
Médico formado pela Universidade Federal do Ceará (UFC). Emergencista formado pela Escola de Saúde Pública do Ceará (ESP-CE).

Bruno Gabriele Costa
Acadêmico de Medicina da Universidade de Fortaleza (Unifor) e Membro da Escola da Sociedade Cearense de Medicina de Urgência (Socemu).

Carlos Matheus Teles Ponte
Acadêmico de Medicina da Universidade de Fortaleza (Unifor) e Membro da Escola da Sociedade Cearense de Medicina de Urgência (Socemu).

Carlos Renato de Souza Gondim
Formado em Medicina pela Universidade Federal do Ceará (UFC). Residência de Ortopedia e Traumatologia no Instituto Doutor José Frota (IJF). R4 em Quadril no Instituto de Ortopedia e Traumatologia da Faculdade de Medicina da Universidade de São Paulo (IOT-FMUSP) e no Hospital Garcia de Orta, Lisboa, Portugal. Membro da Sociedade Brasileira de Quadril (SBQ).

Daniel Souza Lima

Graduação em Medicina pela Universidade Federal do Maranhão (UFMA). Residência Médica em Cirurgia Geral pela Santa Casa de Misericórdia de Fortaleza. Residência Médica em Cirurgia do Aparelho Digestivo pelo Hospital Universitário Walter Cantidio (UFC/HUWC). Residência Médica com Área de Atuação em Transplante de Fígado pela UFC/HUWC. Mestre em Cirurgia e Doutorando em Cirurgia pela Universidade Federal do Ceará (UFC). Membro Diretor da Sociedade Brasileira de Atendimento Integrado ao Traumatizado (SBAIT). Membro Adjunto do Colégio Brasileiro de Cirurgiões (CBC). Médico Cirurgião da Emergência do Instituto Doutor José Frota (IJF). Preceptor da Residência de Cirurgia Geral da Santa Casa de Misericórdia de Fortaleza. Professor do Curso de Medicina da Universidade de Fortaleza (Unifor) e Centro Universitário Christus (Unichristus).

Davi Rocha Macambira Albuquerque

Acadêmico de Medicina da Universidade de Fortaleza (Unifor) e Membro da Escola da Sociedade Cearense de Medicina de Urgência (Socemu).

Elcio Shiyoiti Hirano

Graduado pela Faculdade Regional de Medicina de São José do Rio Preto (FAMERP). Mestrado e Doutorado pela Disciplina de Cirurgia do Trauma da Faculdade de Ciências Médicas da Universidade Estadual de Campinas (FCM/Unicamp). Titular e Títulos de Especialista pelos Colégio Brasileiro de Cirurgiões (CBC) e Colégio Brasileiro de Cirurgia Digestiva (CBCD). Membro da Sociedade Brasileira de Atendimento Integrado ao Traumatizado (SBAIT) e da Sociedade Panamericana de Trauma. Médico Assistente das Equipes da Unidade de Terapia Intensiva (UTI) do Trauma e da Captação de Órgãos do Hospital de Clínicas da Unicamp. Professor da Disciplina de Cirurgia do Trauma da FCM/Unicamp.

Emmanuella Passos Chaves Rocha

Acadêmica de Medicina do Centro Universitário Christus (Unichristus) e Membro da Escola da Sociedade Cearense de Medicina de Urgência (Socemu).

Erika Feitosa Queiroz

Acadêmica de Medicina da Universidade de Fortaleza (Unifor) e Membro da Escola da Sociedade Cearense de Medicina de Urgência (Socemu).

Gabriel Pinho Mororó

Acadêmico de Medicina do Centro Universitário Christus (Unichristus) e Membro da Escola da Sociedade Cearense de Medicina de Urgência (Socemu).

Guilherme Pinho Mororó
Acadêmico de Medicina da Universidade Federal do Ceará (UFC) e Membro da Escola da Sociedade Cearense de Medicina de Urgência (Socemu).

Igor Rodrigues da Silva
Acadêmico de Medicina da Universidade de Fortaleza (Unifor) e Membro da Escola da Sociedade Cearense de Medicina de Urgência (Socemu).

Isadora Cardoso de Alencar
Formada em Medicina pela Universidade de Fortaleza (Unifor). Residência Médica em Cirurgia Geral e atual Residente em Cirurgia Vascular pela Universidade Estadual de Campinas (Unicamp).

Israel Lopes de Medeiros
Formado em Medicina pela Universidade Federal do Ceará (UFC). Residência Médica em Cirurgia Torácica pelo Hospital das Clínicas da Faculdade de Medicina da Universidade de São Paulo (HCFMUSP). Doutor em Cirurgia Torácica e Cardiovascular pela FMUSP. Professor-Assistente da Universidade de Fortaleza (Unifor).

João Paulo de Vasconcelos Mattos
Graduação em Medicina pela Universidade Federal do Ceará (UFC). Residência Médica em Neurocirurgia no Hospital de Clínicas da Universidade Estadual de Campinas (Unicamp). Fellowship em Neuroanatomia e Microneurocirurgia no Laboratório de Microneuroanatomia da Beneficência Portuguesa de São Paulo. Médico Neurocirurgião nos Hospitais São Mateus, São Carlos, Gastroclínica, Instituto do Câncer do Ceará e Instituto Doutor José Frota (IJF). Neurocirurgião Voluntário no Hospital das Clínicas da Universidade Federal do Ceará (UFC). Experiência na área de Medicina com ênfase em Neurocirurgia e Radiocirurgia.

Lucas Arnaud
Acadêmico de Medicina da Universidade Federal do Ceará (UFC) e Membro da Escola da Sociedade Cearense de Medicina de Urgência (Socemu).

Marcelo Gondim Rocha
Formado em Medicina pela Universidade Federal do Ceará (UFC). Residência Médica em Ginecologia e Obstetrícia e em Reprodução Humana pela Universidade de São Paulo (USP). Mestrado e Doutorado em Ginecologia pela USP. Professor do Curso de Medicina da Universidade de Fortaleza (Unifor). Preceptor da Residência Médica de Ginecologia e Obstetrícia da Escola de Saúde Pública do Ceará.

Marcelo Lima Gonzaga

Acadêmico de Medicina da Universidade Federal do Ceará (UFC) e Membro da Escola da Sociedade Cearense de Medicina de Urgência (Socemu).

Matheus Arrais Alves

Acadêmico de Medicina do Centro Universitário Christus (Unichristus) e Membro da Escola da Sociedade Cearense de Medicina de Urgência (Socemu).

Maximiliano Aguiar Porto

Formado em Medicina pela Universidade Federal do Ceará (UFC). Residência Médica em Ortopedia e Traumatologia pelo Hospital das Clínicas da Faculdade de Medicina de Ribeirão Preto da Universidade de São Paulo (FMRP-USP). Doutorado em Ciências da Saúde Aplicadas ao Aparelho Locomotor pela FMRP-USP. Título de Especialista pela Sociedade Brasileira de Coluna (SBC). Título de Especialista pela Sociedade Brasileira de Ortopedia e Traumatologia (SBOT). Fellowship em Cirurgia Minimamente Invasiva no Hospital Leopoldina Krakenhaus, em Schweinfurt, Alemanha. Professor Adjunto de Ortopedia da Universidade Federal do Ceará (UFC). Professor de Ortopedia e Traumatologia da UFC. Preceptor de Traumatologia do Instituto Dr. José Frota (IJF).

Nádia Nogueira Gomes

Acadêmica de Medicina da Universidade de Fortaleza (Unifor) e Membro da Escola da Sociedade Cearense de Medicina de Urgência (Socemu).

Olavo Napoleão de Araújo Júnior

Residência Médica em Cirurgia Geral pelo Hospital de Ipanema (Inamps). Especialista em Cirurgia do Aparelho Digestivo. Membro especialista em Cirurgia Geral pelo Conselho Federal de Medicina. Membro Titular do Colégio Brasileiro de Cirurgia do Aparelho Digestivo (CBCD). Membro associado do Colégio Brasileiro de Cirurgiões (CBC). Cirurgião Geral do Instituto Doutor José Frota (IJF). Cirurgião Geral e do Aparelho Digestivo do Hospital Geral de Fortaleza (HGF).

Olavo Napoleão de Araújo Neto

Acadêmico de Medicina do Centro Universitário Christus (Unichristus) e Membro da Escola da Sociedade Cearense de Medicina de Urgência (Socemu).

Rafaela Elizabeth Bayas Queiroz

Graduada em Medicina pela Faculdade de Medicina de Juazeiro do Norte (FMJ). Médica Emergencista com Especialização em Medicina de Emergência pela Escola de Saúde Pública do Estado do Ceará (ESP-CE). Doutorado em Ciências Médicas pela Universidade de São Paulo (USP). Preceptora do Programa de Residência Médica em Medicina de Emergência na ESP-CE. Médica Plantonista e Pesquisadora do Hospital Doutor Carlos Alberto Studart Gomes – Hospital de Messejana e Pesquisadora do Hospital Geral de Fortaleza (HGF).

Rodrigo Machado Landim

Graduado em Medicina pela Universidade Federal do Ceará (UFC). Residência Médica em Cirurgia Geral e Cirurgia Vascular pela Universidade Estadual de Campinas (Unicamp). Residência em Angiorradiologia e Cirurgia Endovascular pela Unicamp. Preceptor da Residência de Cirurgia Vascular do Hospital Geral de Fortaleza (HGF). Cirurgião Vascular do HGF e Instituto Doutor José Frota (IJF).

Rui Colares Júnior

Graduado em Medicina pela Universidade Federal do Rio de Janeiro (UFRJ). Mestrado em Saúde Coletiva pela Universidade de Fortaleza (Unifor). Research Fellow no I.A. Dupont Institute, Wilmington, EUA. Professor da Unifor. Médico do Instituto Nacional de Assistência Médica da Previdência Social (INAMPS). Título de Especialista em Acupuntura e Medicina do Trabalho.

Thiago de Paula Pessoa Franco Silva

Acadêmico de Medicina da Universidade Federal do Ceará (UFC) e Membro da Escola da Sociedade Cearense de Medicina de Urgência (Socemu).

Vinícius Torres Bezerra

Acadêmico de Medicina do Centro Universitário Christus (Unichristus) e Membro da Escola da Sociedade Cearense de Medicina de Urgência (Socemu).

O sucesso nasce do querer, da determinação e persistência em se chegar a um objetivo. Mesmo não atingindo o alvo, quem busca e vence obstáculos no mínimo fará coisas admiráveis.

José de Alencar

Dedicatórias

Dedicamos este livro a todos os amantes do estudo do Trauma, que anseiam por atendimentos com humanização e qualidade técnica.

Aos nossos orientadores, que muito contribuíram para o conteúdo deste Manual, constituindo exemplos a serem seguidos.

Aos nossos pais, nosso porto seguro, pelo incentivo e apoio constantes.

Aos nossos futuros pacientes, que o zelo e o cuidado no atendimento sejam reflexo deste Manual.

A Deus, que nos guia continuamente e que nos iluminou com sua infinita sabedoria durante a produção desta obra.

Escola da SOCEMU

Agradecimentos

Primeiramente, gostaríamos de agradecer
à Sociedade Cearense de Medicina de Urgência
(SOCEMU) e à Associação Brasileira de
Medicina de Emergência (ABRAMEDE),
que desde o início do projeto incentivaram e
apoiaram a Escola da SOCEMU.

Aos nossos orientadores, Dr. Frederico
Arnaud e Dr. Breno Douglas Dantas Oliveira,
os nossos sinceros agradecimentos por
acolherem nossa ideia com tanto entusiasmo,
sempre dispostos a realizar a nossa capacitação
teórico-prática, proporcionando grande
desenvolvimento acadêmico e profissional a
todos os integrantes da Escola da SOCEMU.

Escola da SOCEMU

Prefácio I

O número de vítimas da violência interpessoal e do trânsito atinge proporções epidêmicas no nosso país.

O principal objetivo da Sociedade Brasileira de Atendimento Integrado ao Traumatizado (SBAIT) é contribuir para reduzir o número de vítimas fatais da violência e do trauma e melhorar a qualidade da atenção médica a essas vítimas.

Temos a convicção de que é necessário capacitar os generalistas e atualizar os especialistas. Essa tarefa é gigantesca, quando pensamos no tamanho e nas diversidades regionais do nosso país.

Sabemos que muitos desses colegas não encontram oportunidade de capacitação ou especialização pelas grandes distâncias entre os centros formadores e os locais de trabalho e pela baixa remuneração, com jornadas de trabalho exaustivas.

A oferta de possibilidades de capacitação e atualização para todos os colegas que atendem essas vítimas nas diferentes portas de entrada de urgência e emergência do país são sempre bem-vindas.

Para capacitar os profissionais que enfrentam os traumatizados graves, os cursos tradicionais e consagrados, como o Suporte de Vida Avançado ao Trauma (*Advanced Trauma Life Support* – ATLS®) e o Cuidados Definitivos na Cirurgia do Trauma (*Definitive Surgical Trauma Care* – DSTC®) não são suficientes. É necessário criar cursos que possam ser reproduzidos com mais facilidade, atingindo também os profissionais que estão nas portas de entrada mais remotas.

Por isso, iniciativas como esta da Escola da SOCEMU, que conta com um grupo de profissionais qualificados e entusiasmados, devem ser aplaudidas e apoiadas.

Com certeza, o trabalho de todos será recompensado com a redução do sofrimento das vítimas desses agravos a saúde, infelizmente ainda tão frequentes no nosso país.

José Mauro da Silva Rodrigues

Professor-Associado e Coordenador da Área de Cirurgia Geral e Trauma da Faculdade de Ciências Médicas da Pontifícia Universidade de São Paulo (PUC-SP). Presidente da Sociedade Brasileira de Atendimento Integrado ao Traumatizado (SBAIT). Titular do Colégio Brasileiro de Cirurgiões (TCBC). Membro da Sociedade Panamericana de Trauma (SPT). Membro da *European Society of Trauma and Emergency Surgery* (ESTES). Membro da *International Society of Surgery* (ISS)

Prefácio II

Somos entusiastas da Medicina de Emergência. Um acadêmico, um Emergencista e um Médico que lutaram e conseguiram que essa especialidade tivesse reconhecimento. Todos, em suas devidas proporções, batalhando para que essa especialidade cresça.

A Escola da SOCEMU reuniu acadêmicos interessados em gerar conhecimentos e planejou desenvolver esse projeto, com o intuito de aliar conhecimentos teóricos e práticos no atendimento do paciente politraumatizado. Há mais de um ano, iniciaram-se incessantes esforços a fim de reunir profissionais experientes e material de qualidade para produzir esta obra. Além disso, horas de planejamento no intuito de det erminarmos qual seria a melhor abordagem e estrutura para oferecermos esse material da maneira mais proveitosa para quem o utilizasse.

Atingimos nossas metas, criamos um material que respeita os preceitos éticos, conciso e relevante para os aspectos relacionados com o atendimento do paciente vítima de trauma. A estruturação utilizada e os profissionais envolvidos são fatores determinantes para esta ser uma obra inovadora, que visa suprir a carência de material didático nessa temática.

Gostaríamos de agradecer imensamente a todos que contribuíram, direta ou indiretamente, para que este projeto tenha se tornado viável. Além disso, ressaltar nosso privilégio em termos organizado este Manual, pois sabemos que irá contribuir não só para o crescimento profissional, mas pessoal de todos os envolvidos em sua elaboração e dos que o utilizarão.

Frederico Carlos de Sousa Arnaud
Breno Douglas Dantas Oliveira
Daniel Linhares Cardoso

Apresentação

A Escola da Sociedade Cearense de Medicina de Urgência (SOCEMU) é um projeto de extensão que representa a Comissão Acadêmica da Associação Brasileira de Medicina de Emergência (ABRAMEDE) – Ceará, vinculada à SOCEMU. Objetiva complementar a formação e a qualificação acadêmica, difundindo conhecimentos e boas práticas acerca da Medicina de Emergência, especialidade em progressiva ascensão no Brasil.

Atualmente, o grupo é composto por graduandos de Medicina de diferentes universidades em Fortaleza (CE) e promove atividades nas áreas de ensino, pesquisa e extensão, por meio da participação em eventos sobre Medicina de Emergência, produção científica, treinamentos supervisionados em centros de referência e aulas com experientes profissionais da área acerca dos principais temas abordados na formação do Médico Emergencista. Além disso, o projeto organiza atividades sociais em escolas e outras instituições, com o intuito de instruir a população acerca das condutas básicas que devem ser seguidas em situações emergenciais.

O grupo é orientado pelos doutores Frederico Carlos de Sousa Arnaud e Breno Douglas Dantas Oliveira, competentes Médicos Emergencistas que guiam atividades e promovem treinamentos teóricos e práticos sobre diversos assuntos que envolvem o atendimento na emergência.

Hoje, no nosso país, o Médico Emergencista exerce um papel essencial no cuidado ao paciente, principalmente àqueles em estado crítico, influenciando o prognóstico e toda a consequente permanência dele no sistema de saúde. É importante que todos conheçam as diferentes áreas de atuação desse profissional e a importância do cuidado ao paciente com zelo e competência.

Escola da SOCEMU

Sumário

1 Atendimento Inicial ao Politraumatizado, 1
Gabriel Pinho Mororó
Daniel Linhares Cardoso
Davi Rocha Macambira Albuquerque
Carlos Matheus Teles Ponte
Daniel Souza Lima

2 Resposta Endocrinometabólica ao Trauma, 15
Davi Rocha Macambira Albuquerque
Guilherme Pinho Mororó
Daniel Linhares Cardoso
Rafaela Elizabeth Bayas Queiroz

3 Manejo das Vias Aéreas, 27
Guilherme Pinho Mororó
Lucas Arnaud
Gabriel Pinho Mororó
Carlos Matheus Teles Ponte
Frederico Carlos de Sousa Arnaud

4 Parada Cardiorrespiratória no Trauma, 39
Alice Albuquerque Figueiredo
Emmanuella Passos Chaves Rocha
Gabriel Pinho Mororó
Erika Feitosa Queiroz
Artur Fermon

5 Choque Hipovolêmico, 61
Lucas Arnaud
Daniel Linhares Cardoso
Bruno Gabriele Costa
Guilherme Pinho Mororó
Frederico Carlos de Sousa Arnaud

6   Trauma Torácico, 71
Erika Feitosa Queiroz
Matheus Arrais Alves
Vinícius Torres Bezerra
Carlos Matheus Teles Ponte
Israel Lopes de Medeiros

7   Trauma Abdominal, 89
Olavo Napoleão de Araújo Neto
Igor Rodrigues da Silva
Gabriel Pinho Mororó
Emmanuella Passos Chaves Rocha
Olavo Napoleão de Araújo Júnior

8   Trauma Pélvico, 105
Marcelo Lima Gonzaga
Guilherme Pinho Mororó
Olavo Napoleão de Araújo Neto
Thiago de Paula Pessoa Franco Silva
Carlos Renato de Souza Gondim

9   Traumatismo Cranioencefálico, 115
Bruno Gabriele Costa
Carlos Matheus Teles Ponte
Davi Rocha Macambira Albuquerque
Matheus Arrais Alves
João Paulo de Vasconcelos Mattos

10   Trauma Raquimedular, 131
Matheus Arrais Alves
Vinícius Torres Bezerra
Bruno Gabriele Costa
Davi Rocha Macambira Albuquerque
Maximiliano Aguiar Porto

11   Trauma Musculoesquelético, 147
Vinícius Torres Bezerra
Emmanuella Passos Chaves Rocha
Marcelo Lima Gonzaga
Olavo Napoleão de Araújo Neto
Rui Colares Junior

12 Trauma Vascular, 165
Daniel Linhares Cardoso
Erika Feitosa Queiroz
Matheus Arrais Alves
Bruno Grabriele Costa
Rodrigo Machado Landim

13 Trauma Pediátrico, 187
Thiago de Paula Pessoa Franco Silva
Erika Feitosa Queiroz
Isadora Cardoso de Alencar
Elcio Shiyoiti Hirano

14 Trauma no Idoso, 207
Carlos Matheus Teles Ponte
Thiago de Paula Pessoa Franco Silva
Igor Rodrigues da Silva
Alice Albuquerque Figueiredo
Maximiliano Aguiar Porto

15 Trauma na Gestante, 219
Emmanuella Passos Chaves Rocha
Alice Albuquerque Figueiredo
Olavo Napoleão de Araújo Neto
Erika Feitosa Queiroz
Marcelo Gondim Rocha

16 Trauma por Queimadura, 233
Nádia Nogueira Gomes
Marcelo Lima Gonzaga
Vinícius Torres Bezerra
Alice Albuquerque Figueiredo
Allan Ferreira Dantas

17 Ultrassom *Point-of-Care* no Trauma, 245
Daniel Linhares Cardoso
Carlos Matheus Teles Ponte
Breno Douglas Dantas Oliveira

Índice Remissivo, 285

Siglas

Sigla	Significado
AAST-OIS	Escala de Injúria de Órgãos da Associação Americana de Cirurgia do Trauma (*The American Association for the Surgery of Trauma – Organ Injury Scaling*)
ACLS	*Advanced Cardiovascular Life Support*
ACTH	Hormônio Adrenocorticotrófico
ADH	Hormônio Antidiurético
AESP	Atividade Elétrica sem Pulso
AHA	*American Heart Association*
AINES	Anti-inflamatórios Não Esteroidais
AMPLA	Mnemônico para Avaliação Secundária no Trauma (alergia – medicamentos – passado – líquidos – ambiente)
ASC	Área de Superfície Corporal
ASIA	*American Spine Injury Association*
ATLS	*Advanced Trauma Life Support*
AVC	Acidente Vascular Cerebral
BCF	Batimento Cardiofetal
BE	Excesso de Base (*Base Excess*)
BLS	Suporte Básico de Vida
BPM	Batimento por Minuto
CCR	*Canadian C-Spine Rule*
CDC	*Center of Disease Control*
CH	Concentrado de Hemácias

Sigla	Significado
CIVD	Coagulação Intravascular Disseminada
CPK	Creatinofosfoquinase
DATASUS	Departamento de Informática do Sistema Único de Saúde
DC	Débito Cardíaco
DEA	Desfibrilador Externo Automático
DETRAN	Departamento de Trânsito
DM	Diabetes Mellitus
DPOC	Doença Pulmonar Obstrutiva Crônica
DPP	Descolamento Prematuro de Placenta
ECG	Eletrocardiograma
ECG	Escala de Coma de Glasgow
EDA	Endoscopia Digestiva Alta
eFAST	*Extended Focused Assessment with Sonography for Trauma*
EIC	Espaço Intercostal
EV	Via Endovenosa
FAB	Ferimento por Arma Branca
FAF	Ferimento por Arma de Fogo
FAST	*Focused Assessment with Sonography for Trauma*
FC	Frequência Cardíaca
FiO_2	Fração Inspirada de Oxigênio
FR	Frequência Respiratória
GH	Hormônio do Crescimento
HAS	Hipertensão Arterial Sistêmica
HDA	História da Doença Atual
HIC	Hipertensão Intracraniana
IAD	Intubação Assistida por Drogas
IJF	Instituto Doutor José Frota
IL	Interleucina
IM	Via Intramuscular
IOT	Intubação Orotraqueal

Sigla	Significado
IRPM	Incursões Respiratórias por Minuto
ISR	Sequência Rápida de Intubação
ITB	Índice Tornozelo-Braquial
IV	Via Intravenosa
LAD	Lesão Axonal Difusa
LCA	Ligamento Cruzado Anterior
LDH	Lactato Desidrogenase
LML	Lesão Morel-Lavallée
LPD	Lavado Peritoneal Diagnóstico
MI (E/D)	Membro Inferior (Esquerdo/Direito)
mmHg	Milímetros de Mercúrio
MMII	Membros Inferiores
MMSS	Membros Superiores
MOE	Motricidade Ocular Extrínseca
MS (E/D)	Membro Superior (Esquerdo/Direito)
NEXUS	*National Emergency X-Radiography Utilization Study*
OMS	Organização Mundial de Saúde
PA	Pressão Arterial
$PaCO_2$	Pressão de Gás Carbônico
PAM	Pressão Arterial Média
PaO_2	Pressão de Oxigênio
PAS	Pressão Arterial Sistólica
PCR	Parada Cardiorrespiratória
pH	Potencial Hidrogeniônico
PIC	Pressão Intracraniana
PPC	Pressão de Perfusão Cerebral
PS	Pronto-Socorro
qSOFA	*Quick Sequential Organ Failure Assessment*
RCE	Retorno da Circulação Espontânea
RCP	Ressuscitação Cardiopulmonar
RCR	Ritmo Cardíaco Regular

Sigla	Significado
REG	Regular Estado Geral
RHA	Ruídos Hidroaéreos
RNM	Ressonância Nuclear Magnética
RX	Radiografia
SAMU	Serviço de Atendimento Móvel de Urgência
SATO$_2$	Saturação de Oxigênio
SBOT	Sociedade Brasileira de Ortopedia e Traumatologia
SBV	Suporte Básico de Vida
SCA	Síndrome Coronariana Aguda
SCQ	Superfície Corporal Queimada
SCWORA	*Spinal Cord Injury without Radiographic Abnormality*
SDMOS	Síndrome da Disfunção de Múltiplos Órgãos
SEG	Síndrome da Embolia Gordurosa
SF	Soro Fisiológico
SIRS	Síndrome da Resposta Inflamatória Sistêmica
SNC	Sistema Nervoso Central
SOFA	*Sequential Organ Failure Assessment*
SRAA	Substância Reticular Ativadora Ascendente
STOPP	*Screening Tool of Older Person's Potentially Inappropriate Prescription*
TAP	Tempo e Atividade de Protrombina
TC	Tomografia Computadorizada
TCE	Traumatismo Cranioencefálico
TE	Toracotomia Exploratória/de Emergência
TEC	Tempo de Enchimento Capilar
TEP	Tromboembolismo Pulmonar
TGI	Trato Gastrointestinal
TGU	Trato Gênito-Urinário
TNF	Fator de Necrose Tumoral
TRM	Trauma Raquimedular
TSH	Hormônio Tireoestimulante

Sigla	Significado
TTPA	Tempo de Tromboplastina Parcial Ativada
TVP	Trombose Venosa Profunda
US	Ultrassonografia
USG	Ultrassonografia
UTI	Unidade de Terapia Intensiva
VA	Via Aérea
VATS	Videotoracoscopia
VHS	Velocidade de Hemossedimentação
VM	Ventilação Mecânica

1

Atendimento Inicial ao Politraumatizado

Gabriel Pinho Mororó
Daniel Linhares Cardoso
Davi Rocha Macambira Albuquerque
Carlos Matheus Teles Ponte
Daniel Souza Lima

Mulher, 31 anos, admitida na emergência hospitalar com história de acidente automobilístico do tipo carro-moto (estava na moto, sem uso de capacete). Segundo relatos, estava a uma velocidade próxima de 50 km/h. Ao exame inicial, constatou-se pulso de 110 bpm, PA 70 × 40 mmHg e 13 pontos na ECG. Ainda na cena foi colocado o colar cervical. Durante o transporte, decidiu-se pela infusão de cristaloides aquecidos em acesso periférico. Foram administrados 500 mL. Foi reavaliada na emergência, onde manteve nível de consciência. Houve aumento da PA para 90 × 60 mmHg, pulso foi mantido e FR era de 45 irpm. Paciente saturava 90% em máscara facial de oxigênio. Além desses achados, evidenciou-se redução de murmúrio vesicular à esquerda associado a uma certa macicez à percussão. Como deve ser realizada a avaliação da paciente? Qual diagnóstico devemos considerar? Qual a conduta que o cenário exige?

INTRODUÇÃO

O politrauma é definido como o doente submetido agudamente a ações de forças externas, em geral de elevada energia. Diversas informações podem remeter a um quadro de alta energia (**Tabela 1.1**).

Tais modificações têm um alto potencial de mortalidade quando culminam com acidose metabólica, coagulopatia, hipotermia (tríade da morte) e resposta inflamatória. Em decorrência da gravidade, o atendimento deve ser rápido, objetivo e priorizado, a fim de que as medidas terapêuticas sejam adequadamente instituídas.

O trauma exige adequado entendimento de suas características epidemiológicas pelos profissionais de saúde e pela socieda-

TABELA 1.1. TRAUMAS DE ALTA ENERGIA		
Mais de duas fraturas proximais em ossos longos	Esmagamento de extremidades	PAS inferior a 90 mmHg
Quedas superiores a 6 metros	Intrusões maiores que 30 cm	FR menor que 10 ou maior que 29
Ejeção de veículo	Projéteis de alto impacto	Lesão penetrante em cabeça, pescoço ou tronco proximal

de. Segundo o Ministério da Saúde, politrauma é responsável por 13% dos óbitos, sendo considerado a principal causa de morte nos pacientes entre 18 e 45 anos. Na população geral, as causas externas, representadas pelo trauma, respondem pela terceira causa de morte, e os homens são nove vezes mais acometidos que as mulheres. As principais causas de politrauma são a violência no trânsito (30%) e a violência humana (26%), seja ela autoinfligida ou interpessoal. Os dados são ainda mais preocupantes em regiões com maiores problemas socioeconômicos.

Em dados fornecidos pelo Datasus/Denatran do estado do Ceará, constatou-se que o número de mortos em acidentes de trânsito vem aumentando de maneira significativa, tendo seu valor triplicado nos últimos 5 anos. Ratificando isso, estima-se que em 2020 o número de mortes por acidentes automobilísticos crescerá em 80%, sendo o responsável por 10% dentre todas as causas de óbito em escala global. Em estatísticas de 2015, analisando os tipos de acidente automobilístico no Ceará, observou-se que 50% das vítimas fatais e 67% das vítimas não fatais decorriam de acidentes envolvendo motocicletas. Essa elevada prevalência reflete na ocupação prolongada de leitos hospitalares.

Em estudo realizado pelo Hospital Instituto Doutor José Frota (IJF), centro de referência em trauma do Ceará, conclui-se que o politraumatizado passa, em média, 14 dias no leito de terapia intensiva. Quando o trauma inclui a região cranioencefálica (TCE associado), a estada sobe para 21 dias. Além da elevada mortalidade, a morbidade associada ao politraumatizado é significativa. Até 60% dos pacientes que sobrevivem adquirem uma lesão permanente e incapacitante (paraplegias, amputações de membros e sequelas neurológicas), o que representa um número de cerca de 50 milhões de pessoas anualmente, repercutindo nos custos ao sistema de saúde.

Acredita-se que aproximadamente um terço dos gastos da saúde no Brasil é secundário ao trauma. Ademais, há o impacto econômico indireto. Como já abordado, a população mais suscetível ao politrauma é de pessoas de até 45 anos, as quais representam a grande parcela da população economicamente ativa.

MECANISMOS FISIOPATOLÓGICOS

Com relação à fisiopatologia do paciente politraumatizado, observa-se resposta compensatória do organismo objetivando preservar os órgãos vitais. Essa compensação pode ser didaticamente classificada em três modalidades: respostas metabólica, neuroendócrina e citocínica.

A resposta metabólica é subdivida em duas fases:

- Fase de Fluxo: ocorre imediatamente após o trauma. Nesse momento, o paciente desenvolve o choque hipovolêmico, hipometabolismo, hipotermia, catabolismo proteico e um débito cardíaco reduzido.

- Fase de Refluxo: durante esta etapa, o paciente busca mecanismo de estabilização hemodinâmica, iniciando extensa liberação de citocinas e eicosanoides.

Na resposta neuroendócrina há o estímulo do sistema nervoso simpático, atuando na liberação de noradrenalina/adrenalina e na metabolização de glicogênio hepático, ácidos graxos e músculos a fim de fornecer aporte de glicose aos tecidos.

Por fim, há a resposta citocínica. Nesta, potencializa-se a resposta inflamatória por meio da ação parácrina de glicoproteínas localmente produzidas. Nessa etapa, o catabolismo se intensifica, havendo excreção excessiva de nitrogênio urinário e desnutrição. Paciente, então, entra em um estado de imunossupressão.

É como consequência desses três tipos de respostas que a morte no politraumatizado possui uma distribuição trimodal:

- Segundos/minutos: representa o primeiro pico de morte. Óbitos decorrem da apneia secundária a lesões graves de sistema nervoso central (acometendo cérebro ou medula espinhal alta), rupturas cardíacas ou em vasos da base. São lesões incompatíveis com a vida. Esses pacientes dificilmente podem ser salvos. Aqui, a maneira mais eficaz de abordagem do problema é por meio da prevenção primária.

- Minutos/horas: representa o segundo pico de mortalidade. Neste, a maioria das mortes é causada por hematomas intracranianos, sejam eles extradurais ou subdurais, além do choque hipovolêmico relacionado ao trauma de tronco e fraturas ósseas, especialmente as que envolvem os ossos do quadril e fêmur.

▶ Dias/semanas: representa o terceiro pico de mortalidade. Mortes decorrem principalmente do estado de imunossupressão que o paciente adquire após iniciar a resposta citocínica extensa. Há piora das infecções, que podem evoluir com sepse. Esta, por meio da liberação de mediadores característicos, promove distúrbios na microcirculação (reduzindo a taxa de extração tecidual de oxigênio) e na contratilidade cardíaca. Paciente séptico, então, evolui com choque distributivo, o qual culmina com síndrome de disfunção de múltiplos órgãos e sistemas (SDMOS) – ver Capítulo 2: *Resposta Endocrinometabólica ao Trauma*.

Quanto ao mecanismo do trauma, temos:

▶ Trauma Fechado: maior representante dessa modalidade são os acidentes automobilísticos. Nesse cenário, informações como tipo de colisão, uso do cinto de segurança, velocidade da via, uso de outros equipamentos de segurança e sinais de deformidade do volante e/ou do painel podem ser de grande valia para a identificação de possíveis padrões de lesões.

Quanto à direção, o impacto veicular pode ser frontal, lateral ou traseiro. O primeiro apresenta sinais característicos, tais como deformidade do volante (lesão torácica), deformidades em painel (lesão acetabular ou em cabeça/colo do fêmur) e fratura em "olho de boi" no para-brisa (TCE). A ejeção da vítima isoladamente já é um fator de grande gravidade.

▶ Trauma Aberto ou Penetrante: decorre de lesões por armas brancas ou armas de fogo. Nesses casos, o conhecimento anatômico aliado à busca pelo trajeto da lesão é fundamental para planejar a abordagem. Nas lesões por arma de fogo, informações como velocidade, calibre e direção do projetil são importantes.

▶ Lesões Térmicas: são relacionadas a calor ou frio, ações químicas (ácidos, álcalis, derivados do petróleo) ou elétricas. Incêndios em ambientes fechados sugerem lesões térmicas associadas à intoxicação por inalação de monóxido de carbono. Devem-se avaliar a área de superfície corporal quei-

INVESTIGAÇÃO DIAGNÓSTICA

mada (SCQ) e a profundidade das queimaduras (primeiro, segundo, terceiro ou quarto graus).

A abordagem ao paciente politraumatizado é realizada em etapas que vão desde a preparação da equipe até as medidas de tratamento definitivo.

No atendimento pré-hospitalar é necessário haver adequada comunicação com o centro de trauma que receberá o doente, a fim de que os recursos adequados ao atendimento estejam disponíveis e organizados. O foco dessa etapa é manter a via aérea, controlar possíveis hemorragias externas e providenciar imobilização. É importante que a abordagem seja objetiva para reduzir o tempo de permanência na cena, realizando as condutas que realmente sejam necessárias naquele momento.

Na fase hospitalar, uma área de reanimação dedicada à recepção da vítima de trauma é essencial. Os equipamentos devem estar disponíveis e ser testados no início do plantão. As soluções cristaloides devem estar aquecidas em torno de 39 °C para evitar hipotermia no doente. Paciente traumatizado deve receber monitorização, oxigenação e acessos venosos periféricos. A interação dos serviços hospitalares auxilia no manejo do paciente.

Em situações de múltiplas vítimas, deve-se realizar o processo de triagem. Esta dependerá de dois fatores: número de vítimas e capacidade de atendimento hospitalar. Caso o hospital tenha condições de dar suporte a todos os pacientes, a abordagem inicial deve priorizar os pacientes em estado mais grave. Contudo, se o serviço hospitalar não possuir recursos suficientes para o total do número de vítimas, devem ser priorizadas aquelas com maiores chances de sobrevida.

A abordagem inicial ao politraumatizado envolve a realização da avaliação primária. Essa deve ser sistematizada para minimizar a perda de tempo. Essa avaliação não deve demorar mais do que 2 a 5 minutos. Com o objetivo de otimizar o atendimento, criou-se o ABCDE dos cuidados do doente politraumatizado:

- A – Via aérea e proteção da coluna cervical.
- B – Ventilação e respiração.
- C – Circulação e controle da hemorragia.
- D – Disfunção e estado neurológico.
- E – Exposição e controle do ambiente.

A seguir, cada uma das etapas será brevemente comentada:

Via aérea com proteção da coluna cervical

D Nesta etapa, deve-se atentar para os sinais de obstrução da via aérea, incluindo inspeção, evidenciando corpos estranhos e fraturas e aspiração de possíveis conteúdos. O paciente que se comunica bem sugere permeabilidade da via aérea. Àquele que realiza deglutição e possui reflexo da tosse sem alterações sugere via aérea protegida.

É importante reavaliar a via aérea em curtos intervalos de tempo. Como medida inicial para permeabilizar a via aérea, pode ser feita a manobra de *jaw thrust* (**Figura 1.1A**), que consiste na anteriorização da mandíbula. A manobra de *chin lift* (**Figura 1.1B**), por movimentar região cervical, deve ser evitada. O paciente com politrauma possui lesão de coluna cervical até que se prove o contrário. Para estabilização da coluna cervical deve-se utilizar o colar cervical associado à prancha rígida e ao imobilizador de cabeça (*head-blocks*).

Ventilação e respiração

Para uma boa ventilação é necessário que haja o funcionamento adequado dos pulmões, da parede torácica e do diafragma – *ver*

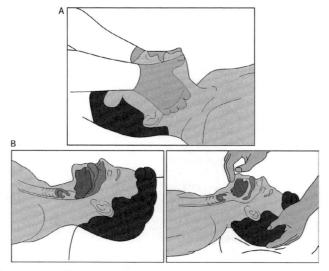

Figura 1.1 – *A: Manobra de* jaw thrust; *B: Manobra de* chin lift.

Capítulo 6: *Trauma Torácico*. O exame físico deve incluir avaliação da região cervical (em busca de distensões venosas e posicionamentos alterados da traqueia) e do tórax (buscando lesões em parede, avaliando expansão, percussão e ausculta).

Algumas lesões associadas a essa etapa são potencialmente fatais, devendo ser abordadas já neste momento. São em número de quatro:

- 1. Pneumotórax hipertensivo: quando pneumotórax possui fluxo unidirecional de ar (**Figura 1.2**). Paciente clinicamente apresenta insuficiência respiratória, desvio contralateral da traqueia, hipertimpanismo e murmúrios abolidos. Deve-se fazer descompressão de alívio. Tal descompressão deve ser realizada no quinto espaço intercostal, entre a linha axiliar anterior e média, inserindo o jelco na borda superior da costela inferior. Importante lembrar que em crianças com menos de 2 anos deve ser realizada a toracocentese em segundo espaço intercostal, na linha hemiclavicular.
- 2. Lesão traqueobrônquica: especialmente relacionada a traumas torácicos altos, com acometimento entre primeiro e quarto arcos intercostais. A clínica clássica é de um paciente com pneumotórax que não se resolve mesmo com drenagem adequada. Consiste em indicação de toracotomia de urgência.
- 3. Hemotórax maciço: caracterizado pela drenagem de pelo menos 1.500 mL de sangue ou mais de 200 mL de sangue nas 2 a 3 primeiras horas. Consiste em indicação de toracotomia de urgência.

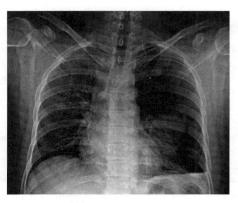

Figura 1.2 – *Pneumotórax hipertensivo em hemitórax esquerdo.*

> 4. Pneumotórax aberto: quando a lesão torácica gera uma abertura na parede de pelo menos 2/3 do diâmetro da traqueia. Nestes casos o ar dará preferência pelo fluxo através da ferida, fazendo com que paciente entre em insuficiência respiratória.

Circulação e controle da hemorragia

Durante a avaliação, considerar o volume sanguíneo, débito cardíaco e presença de hemorragias. A hemorragia configura-se como a principal causa de morte pós-traumática evitável. Logo, o choque hipovolêmico é causa do comprometimento hemodinâmico até que se prove o contrário – ver Capítulo 5: *Choque Hipovolêmico*.

A perda volêmica pode ser estimada por meio da avaliação de parâmetros clínicos, incluindo frequências cardíaca e respiratória, pressão arterial, diurese, entre outros. Importante lembrar sempre que a hipotensão é um sinal tardio de choque, apresentando-se apenas em choques de classe 3 ou 4. Alguns grupos reagem de maneiras distintas à perda sanguínea. O idoso, pela baixa reserva funcional cardíaca, não costuma evoluir com a taquicardia clássica – ver Capítulo 14: *Trauma no Idoso*. Já as crianças e atletas, pela vasta reserva funcional, apresentam manifestações clínicas tardias – ver Capítulo 13: *Trauma Pediátrico*. Hemorragias externas e internas devem ser investigadas. Nas primeiras, ao serem identificadas, deve ser providenciado controle por meio de compressão local. O uso de torniquete deve ser a segunda escolha, caso a compressão local não seja efetiva – ver Capítulo 12: *Trauma Vascular*. A hemorragia interna é principalmente causada por trauma abdominal, torácico, pélvico e de ossos longos.

Disfunção e estado neurológico

Pela objetividade do atendimento inicial, o exame neurológico deve ser resumido, envolvendo os níveis de consciência – analisados pela Escala de Coma de Glasgow (ECG) –, reatividade pupilar, sinais de lateralização e nível de lesão medular, quando presente. Alterações pupilares podem ser sugestivas, dentre outras coisas, de hipertensão intracraniana, especialmente quando associadas a déficits motores. Assim, anisocorias são indicadores de síndrome de herniação uncal e da síndrome de Kernohan, por exemplo – ver Capítulo 9: *Traumatismo Cranioencefálico*.

O nível de lesão medular deve ser avaliado através dos dermátomos e miótomos. Pontos de dermátomos importantes como a linha intermamilar (T4), apêndice xifoide (T6), umbigo (T10) e sínfise púbica (T12) já auxiliam o médico na avaliação do paciente – ver Capítulo 10: *Trauma Raquimedular*. Durante avaliação do estado neurológico, importante descartar intoxicação por álcool e drogas, uma vez que tais situações podem falsear o exame clínico.

Exposição e controle do ambiente

Nesta etapa, o paciente deve ser completamente despido para facilitar uma avaliação completa. Após avaliado, deve receber cobertores aquecidos para evitar hipotermia. Outras medidas como soluções cristaloides aquecidas, assim como controle da temperatura do ambiente, protegem contra hipotermia. Associados à avaliação inicial, os procedimentos de reanimação devem ser estabelecidos.

Com relação à via aérea, todo paciente vitima de politrauma deve ter sua via aérea protegida. Primeiramente pode ser realizada a tração da mandíbula. No paciente inconsciente, considerar a cânula orotraqueal (de Guedel) (**Figura 1.3**). Lembrar que tal cânula só deve ser utilizada em pacientes com o reflexo de vômito ausente. Se com as medidas iniciais não for possível manter a via aérea, considerar intubação orotraqueal (IOT), com uso do protocolo de intubação assistida por drogas. Durante o procedimento é importante ter cuidado com a manipulação cervical. Quanto à ventilação e à respiração, oxigênio suplementar em alto fluxo deve ser ofertado a todos os pacientes (12 a 15 L/min) – ver Capítulo 3: *Manejo das Vias Aéreas*. Monitorização com oxímetro de pulso precisa ser realizada. Situações como incêndios em ambientes fechados podem falsear a saturação em decorrência da inalação excessiva de monóxido de carbono. Caso haja suspeita de alguma das situações potencialmente fatais mencionadas previamente, uma conduta direcionada precisa ser estabelecida.

Já na circulação, fazer no mínimo dois acessos periféricos calibrosos, com preferência para as veias antecubitais. Estes acessos

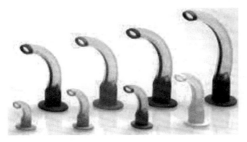

Figura 1.3 – *Cânula de Guedel.*

permitem um fluxo de líquido por minuto superior ao central, característica ideal para reanimação volêmica inicial.

Ao obter acesso, retirar amostras de sangue para exames de rotina e administrar cristaloides aquecidos com cautela – 1 a 2 L iniciais, se necessário. Associado a isso, buscar controle da hemorragia.

Medidas auxiliares à avaliação primária e à reanimação

Estabelecer monitorização eletrocardiográfica em todos os pacientes. Alguns padrões podem sugerir etiologias no trauma:

- Arritimias novas e inexplicáveis: contusão cardíaca, hipotermia extrema.
- Atividade elétrica sem pulso: tamponamento cardíaco, pneumotórax hipertensivo.
- Bradicardia: hipóxia, hipoperfusão.

Sondas urinárias permitem monitorização do débito urinário, um parâmetro importante para avaliação volêmica do paciente. Está contraindicada na suspeita de traumatismo de uretra (sangue em meato uretral, equimose perineal, próstata carnalmente deslocada ou não palpável). Alterações anatômicas como estenose uretral podem impossibilitar o procedimento. A sonda gástrica, por sua vez, evita dispensa gástrica, evitando, assim, risco de broncoaspiração. Além disso, é importante na avaliação de hemorragias digestivas altas (acima do ângulo duodenojejunal). Está contraindicada na suspeita de traumatismo de base de crânio (equimoses periorbitais, equimoses retroauriculares, fístulas liquóricas).

PROGNÓSTICO E COMPLICAÇÕES

Parâmetros como gasometria, oximetria de pulso e pressão arterial devem ser constantemente reavaliados. Sugere-se a realização de radiografia de tórax e de pelve para pacientes politraumatizados. Outros exames devem ser pedidos conforme trauma, podendo ser feitos já na sala de emergência. Na suspeita de hemorragia intra-abdominal, pode ser feito lavado peritoneal (LPD) ou ultrassom FAST (*Focused Assessment with Sonography for Trauma*) para esclarecimento diagnóstico.

Avaliação secundária

Iniciada após completa execução da avaliação primaria e reanimação, tendo o doente apresentado melhora/normalização de suas funções vitais. A avaliação secundária consiste em um exame físico completo, incluindo exames de imagem complementares. O mnemônico AMPLA auxilia na busca pela história do paciente. A fonte pode ser o próprio doente ou acompanhante. A fórmula mnemônica avalia **a**lergias, **m**edicamentos usados pelo doente, **p**assado médico/**p**renhez, líquidos e alimentos consumidos e o **a**mbiente do trauma.

O exame físico deve ser completo, seguindo sempre o sentido craniocaudal. Ao avaliar, deve-se buscar:

- Avaliação da cabeça e couro cabeludo e lesões neurológicas associadas: avaliar acuidade visual e motricidade ocular extrínseca é essencial. Fraturas como a de *blowout* cursam com encarceramentos musculares que limitam essa movimentação e, em alguns casos, podem interferir no mecanismo do olhar conjugado.

- Palpação óssea da região maxilofacial em busca de crepitações que sugiram fraturas. Tais fraturas, se não associadas a obstrução de via aérea ou a sangramentos voluptuosos, devem ser abordadas apenas após completa estabilização do doente.

- Politraumatizado, como já dito anteriormente, possui lesão de coluna cervical até que se prove o contrário. Sua exclusão é feita por meio de estudo radiológico completo e/ou tomografia. No paciente consciente e sem déficits neurológicos o exame físico pode indicar por si a retirada do colar. Inicialmente é palpada a coluna cervical do paciente, buscando dor ou crepitações. Caso ambas estejam ausentes, pode ser solicitado ao paciente que, lentamente, flexione (anterior e lateralmente) e estenda o pescoço voluntariamente. Pode, ainda, ser solicitado a realizar voluntariamente movimentos de rotação. Caso o paciente realize os movimentos sem sentir desconforto, o colar cervical pode ser retirado com segurança. Pescoço deve ser inspecionado, palpado e auscultado, buscando enfisemas subcutâneos e desvios de traqueia, por exemplo. Sinal do cinto de segurança em região cervical pode sugerir lesão vascular. Vale ressaltar, contudo, que lesões vasculares são mais comuns no trauma penetrante.

- Tórax: na inspeção, lesões abertas e fraturas costais podem ser vistas. Palpação dolorosa sugere fraturas ósseas, sejam de esterno ou de costelas. Reduções no murmúrio sugerem pneumotórax ou hemotórax. Componentes da tríade de

Beck (hipofonese de bulhas, hipotensão e estase jugular) remontam à ideia de tamponamento cardíaco.

▶ Abdome: precisa ser bem explorado, pela forte associação com sangramentos volumosos. O objetivo nesse momento é a identificação de possíveis lesões, não sendo necessário especificá-las. Sinais de peritonismo franco são indicações por si sós de laparotomia exploradora. Nos casos de dúvida diagnóstica, LPD ou FAST seriado podem ser reallizados. Vale lembrar que para a realização da tomografia o paciente precisa estar hemodinamicamente estável.

▶ Períneo, reto e vagina: buscar contusões e sangramentos. O toque retal é importante durante o exame físico do paciente politraumatizado. Pode dar informações como: sangue na luz retal; crepitações: sugestivas de lesão duodenal; fragmentos ósseos: sugestivos de lesão dos ossos pélvicos; evidência de atonia esfincteriana: cranianos de próstata (próstata flutuante): sugestivos de trauma de uretra.

▶ Sistema músculoesquelético: buscar deformidades, edemas, limitações de movimento. Algumas manobras, como a de mobilização do anel pélvico para pesquisa de fratura, podem agravar possíveis hemorragias. Em decorrência disso, devem ser feitas por profissional capacitado e, idealmente, apenas uma vez.

▶ Exame neurológico completo.

Associados ao exame físico, exames complementares podem ser realizados a depender da clínica do paciente e do mecanismo do trauma. O paciente deve ser constantemente reavaliado. Caso todas as medidas possíveis ao serviço tenham sido realizadas, mas se mostrem insuficientes para estabilização e resolução do quadro clínico do paciente, deve-se optar pela sua transferência.

RESOLVENDO O CASO CLÍNICO...

Durante a avaliação inicial da paciente, observou-se uma clínica compatível com hemotórax. Esta entidade pode ser decorrente de sangramentos de origem pulmonar (vasos de pressão baixa) ou de vasos sistêmicos. O primeiro representa quase 80% dos casos, e, em geral, é autolimitado. Alguns exames complementares podem auxiliar na condução do caso, destacando-se a radiografia de tórax. Em casos em que o volume de sangue é inferior a 300 mL, a incidência em perfil é superior na identificação. Volumes superiores a 300 mL passam a ser identificados também na incidência frontal.

Em cerca de 85% dos casos o único procedimento necessário é a toracostomia com drenagem torácica em selo d'água. Quando o hemotórax drena de imediato mais de 1.500 mL ou possui uma vazão superior a 200 mL/h por 2/3 horas temos um hemotórax maciço. O paciente, nesses casos, apresenta choque, múrmurios vesiculares ausentes e macicez à percussão do hemitórax acometido. Diante de hemotórax maciço, deve-se realizar reposição volêmica com cristaloides aquecidos e sangue compatível, associados a toracotomia de urgência.

REFERÊNCIAS

1. American College of Surgeons Committee on Trauma. ATLS student course manual. 10th ed. Chicago: American College of Surgeons, 2018.
2. Battistella FD. Emergency department evaluation of the patient with multiple injuries. In: Wilmore DW, Cheung LY, Harken, et al., eds. Scientific American Surge. New York: Scientific American; 1988-2000.
3. Committee on Trauma American College of Surgeons: Resources for the optimal care of the injured patient, ed 5, Chicago, 2006, American College of Surgeons.
4. Eckstein, M, Chan L, Schneir A, et al. Effect of prehospital advanced life support of outcomes of major trauma patients. J Trauma 2000; 48:643–8.
5. Esposito TJ, Kuby A, Unfred C, et al. General surgeons and the Advanced Trauma Life Support course. Chicago, IL: American College of Surgeons, 2008.
6. Feliciano DV, Mattox KL, Moore EE. Trauma. ed 6. New York: McGraw-Hill, 2008.
7. Lubbert PH, Kaasschieter EG, Hoorntje LE, et al. Video registration of trauma team performance in the emergency department: the results of a 2-year analysis in a level 1 trauma center. J Trauma 2009; 67:1412-20.
8. MacKenzie EJ, Rivara FP, Jurkovich GJ, et al. A national evaluation of the effect of trauma-center care on mortality. N Engl J Med 2006; 354:366–78.
9. Nathens AB, Jurkovich GJ, Cummings P, et al. The effect of organized systems of trauma care on motor vehicle crash mortality. JAMA 2000; 283:1990–4.
10. Towsend Jr CM, Beauchamp RF, Evers BM, Mattox Kl. Sabiston Textbook of Surgery: The Biological Basis of Modern Surgical Practice. 19th edition. Philadelphia: Saunders-Elsevier, 2012.

Resposta Endocrinometabólica ao Trauma

Davi Rocha Macambira Albuquerque
Guilherme Pinho Mororó
Daniel Linhares Cardoso
Rafaela Elizabeth Bayas Queiroz

Paciente feminino, 40 anos, natural e procedente de Fortaleza, CE. Está internada há dois dias após acidente automobilístico em que teve fratura de fêmur esquerdo, precisando ser submetida a cirurgia ortopédica para correção de lesão. Nega morbidades prévias e uso de medicações de longa data. Está em dieta zero desde a admissão. Você chega para examinar a paciente e encontra os seguintes achados: REG, sonolenta, hipocorada (+/4), hidratada e cooperativa, porém durante a rápida anamnese foi notado um hálito cetônico na paciente. Sinais vitais: PA = 110 x 80 mmHg, FC: 110 bpm, FR = 26 irpm e temperatura axilar = 38,7 °C. Exame neurológico sem alterações. Auscultas cardíaca e pulmonar normais. Extremidade: pulsos periféricos palpáveis, sem edema, tempo de enchimento capilar < 3 segundos.

Ao revisar os dados clínicos de evoluções anteriores você percebe que a paciente chegou com extremidades frias, pele fria e pegajosa e hipotensão. Após reposição volêmica e monitorização hemodinâmica teve melhora desses parâmetros, porém desenvolveu um quadro febril no presente momento.

O que pode justificar as alterações clínicas vistas na evolução da paciente? O que pode justificar o exame físico da paciente? Quais parâmetros laboratoriais a serem investigado para avaliar a resposta endocrinometabólica da paciente?

INTRODUÇÃO

Por muito tempo se acreditava que a resposta ao trauma envolvia apenas o componente endócrino, porém o papel das citocinas e de outros mediadores inflamatórios vem ganhando destaque, permitindo a melhor compreensão do padrão de resposta do paciente ao trauma. Com efeito, o objetivo é manter a homeostase do indivíduo. Entretanto, em casos de lesões mais severas esse poder benéfico passa a ser um fator bem considerado no aumento da mortalidade, por exemplo, pela síndrome da resposta inflamatória sistêmica (SIRS) e sepse, levando a falência múltipla de órgãos ou, até mesmo, inviabilizando hemodinamicamente o doente para algum procedimento mais invasivo.

Portanto, diante das repercussões globais à agressão existem quatro principais mecanismos que ocorrem em diferentes intensidades, a depender da gravidade e da individualidade do paciente. São eles: resposta neuroendócrina (**Tabela 2.1**), repercussões metabólicas, comprometimento imunológico e exacerbação da resposta inflamatória.

MECANISMOS FISIOPATOLÓGICOS

Inicialmente devemos entender que o trauma, dependendo de sua intensidade, promove um aumento do consumo de energia nos principais órgãos relacionados à manutenção da homeostase, como cérebro, coração e rim. Isso leva a um catabolismo acelerado, fazendo com que haja a mobilização de macronutrientes não comumente utilizados para esse fim, especialmente os lipídeos, devido a seu maior valor calórico, bem como de proteínas, em virtude da proteólise, liberando aminoácidos, que juntamente com glicerol contribuem para a gliconeogênese hepática (**Tabela 2.2**). Desse modo, o parâmetro nutricional é muito importante de ser observado nesse grupo de pacientes, visto que podem perder cerca de 2 kg de massa magra em 5 dias.

Vale ressaltar que em cerca de 12 a 24 horas toda a reserva de glicose do corpo é consumida devido à grande liberação de hor-

TABELA 2.1. HORMÔNIOS AUMENTADOS DEVIDO A RESPOSTA NEUROEN-DÓCRINA
Adrenalina
ACTH
TSH
GH
ADH
Aldosterona
Cortisol
Insulina
Glucagon

TABELA 2.2. RESPOSTA NEUROENDÓCRINA

Resposta neuroendócrina	Resultado
Cortisol	Estímulo a gliconeogênese, proteólise, lipólise e produção de citocinas envolvidas no recrutamento de células inflamatórias. Além disso, reduz uma resposta inflamatória exagerada e melhora a capacidade de resposta cardiovascular às catecolaminas.
Glucagon	Glicogenólise e hiperglicemia.
Catecolaminas	Aumento do tônus simpático, podendo causar lesão isquêmica. Além disso, tem um papel importante no estímulo à produção de insulina pelo pâncreas.
ADH	A vasopressina tem sua liberação aumentada pelo mecanismo lógico de tentar preservar o volume circulante.
Insulina	Essa deficiência pode levar a cetose, hiperglicemia e estimula indiretamente a gliconeogênese. Vale lembrar que tem sua produção inicialmente aumentada pela ativação do sistema simpático até o momento de acabar as reservas de glicose. Além disso, há hipercalemia, devido ao papel da glicose na entrada de potássio para o meio intracelular.

mônios hiperglicemiantes, principalmente o cortisol e o glucagon. Além da proteólise e da lipólise, o cortisol estimula a síntese de proteínas de fase aguda, justificando o aumento da proteína C reativa (PCR) e do fibrinogênio de modo mais precoce. Outro fator importante em relação à proteólise é a mobilização de um aminoácido específico: a glutamina. Para compreender sua ação é importante ter em mente que, devido à situação de estresse e hipoperfusão tecidual, há produção exacerbada de lactato, levando a um estado de acidose lática. Desse modo, a glutamina promove um controle desse desequilíbrio, favorecendo a secreção de hidrogênio na luz tubular renal, evitando assim uma acidose mais severa (**Tabela 2.3**).

TABELA 2.3. RESPOSTA DOS ELETRÓLITOS AO TRAUMA	
Padrão de eletrólitos após o trauma	Comentário
PH	A hipoperfusão associada a um aumento da demanda leva a um estado de anaerobiose, resultando em produção de ácido lático, que contribui para a acidose metabólica "esperada".
Sódio	A hipovolemia causa uma redução da TFG, que é percebida pela mácula densa, levando a ativação do SRAA, promovendo maior reabsorção de sódio. Desse modo nesses indivíduos é aceitável um sódio um pouco acima da normalidade. Valor de referência: 136 a 145 mEq/L.
Potássio	Hipercalemia devido a uma resposta de hormônios catabólicos associados a uma insulinopenia, reduzindo a concentração do cátion no meio intracelular. Valor de referência: 3,5 a 5 mEq/L.

Outro fator interessante é a resposta ao jejum prolongado, algo muito comum em pacientes politraumatizados. Essa carência de ingestão leva a um estado de hipersecreção "crônica" de glucagon e a baixos níveis de insulina, o que, em nível hepático, é entendido como um estímulo à betaoxidação, causando a produção de corpos cetônicos (acetona, ácido beta-hidroxibutírico e ácido acetoacético) mesmo em indivíduos não diabéticos. Esse mecanismo é utilizado para diminuir o ritmo de proteólise, porém gera repercussões deletérias, como em casos de cetoacidose. Então é algo que, se possível, deve ser evitado com a infusão de soro glicosado 5%.

No que tange à resposta vascular, o trauma é representado pela fase de baixo fluxo seguido por reperfusão *"ebb and flow phases"*. Precocemente, temos uma vasoconstrição devido à descarga adrenérgica e/ou a perda de volume, aumentando o tônus simpático. Consequentemente, há elevação da resistência vascular periférica, que, aliada a um baixo débito cardíaco e redução do volume circulante, leva a uma redução do metabolismo e queda na temperatura corporal. Essa fase é inicial, então logo após a chegada na unidade de emergência há a reposição de volume, iniciando a fase de hiper-

CAPÍTULO 2 – Resposta Endocrinometabólica ao Trauma

fluxo, em que o corpo tem uma resposta metabólica e imunológica exagerada, ocasionando a febre pós-traumática, que acontece principalmente devido à produção de IL-1. Além disso, a própria infusão de volume resulta na liberação de superóxidos, que agravam de maneira inicial a lesão isquêmica local e sistêmica.

Com relação à resposta inflamatória especificamente, o processo de lesão pelo trauma desencadeia um estímulo para a migração de células inflamatórias, principalmente neutrófilos e macrófagos. Essas células liberam uma série de mediadores pró- inflamatórios, a fim de acelerar o processo de reparo tecidual. Entre esses mediadores estão o que conhecemos por "resposta de fase aguda", representados por: citocinas, TNF, fatores de coagulação, produtos de degradação da membrana plasmática, sistema complemento etc. Porém, quando a lesão é muito intensa, há um acúmulo de mediadores, que ao ganhar a circulação sistêmica desencadeiam a SIRS, o que é um fator de pior prognóstico em doentes críticos pelo aumento de chance de desenvolverem falência múltipla de órgãos. Além disso, há outro fator interessante em relação aos polimorfonucleares, pois quando estão muito ativados por interleucinas têm sua capacidade de adesão celular exacerbada, podendo bloquear a migração de outros leucócitos ao sítio de lesão e interromper o fluxo sanguíneo capilar, piorando a lesão isquêmica e microvascular. Por fim, a resposta inflamatória gera em segundo plano uma resposta compensatória de bloqueio, que é conhecida por síndrome da resposta anti-inflamatória sistêmica, predispondo o indivíduo já comprometido a infecções oportunistas, sendo um fator de alto risco para sepse ou choque séptico. Para avaliar essa complicação grave e potencialmente fatal dispomos de dois instrumentos de avaliação, que são escores de avaliação de falência orgânica: SOFA e qSOFA (Quick SOFA). Suas variáveis são explanadas adiante (**Tabelas 2.4 e 2.5**), sendo o qSOFA de mais simples aplicação na emergência. Esses instrumentos surgiram como uma maneira de quantificar a gravidade do doente séptico, e são intimamente relacionados com a sua mortalidade, ou seja, quanto maior o escore, maior o índice de mortalidade desses pacientes. Porém, tendo em vista que o SOFA precisa de um maior tempo de admissão para que sejam coletados os dados necessários para seu cálculo, ele tem pouco valor no ambiente de emergência. Portanto, em alguns centros, o escore usado nesse ambiente é o MEDS (Escore de Mortalidade no Departamento de Emergência). Vale ressaltar que essas ferramentas não substituem o julgamento clínico, mas servem para nortear e estratificar a gravidade dos doentes (**Tabela 2.6**).

TABELA 2.4. SOFA

Variável	Escore 0	Escore 1	Escore 2	Escore 3	Escore 4
PaO$_2$/FiO$_2$, mmHg	> 399	< 400	< 300	< 200 com suporte ventilatório	< 100 com suporte ventilatório
Plaquetas x 10^3/Ul	> 149	< 150	< 100	< 50	< 20
Bilirrubina, mg/dL	< 1,2	1,2 a 1,9	2,0 a 5,9	6,0 a 11,9	> 12,0
PAM, mmHg	> 69	< 70	Em uso de droga vasoativa	Em uso de droga vasoativa	Em uso de droga vasoativa
Escala de Coma de Glasgow	15	13-14	10-12	6-9	< 6
Creatinina, mg/dL	< 1,2	1,2 a 1,9	2,0 a 3,4	3,5 a 4,9	> 5,0
Débito urinário, mL/dia	-	-	-	< 500	< 200

PaO$_2$: Pressão parcial de oxigênio; FiO$_2$: Fração inspirada de oxigênio; PAM: pressão arterial média. Fonte: adaptada de Singer et al. e Vicente et al.

TABELA 2.5. QUICK SOFA

Quick SOFA	Pontuação (0 a 3 pontos)
Frequência respiratória	> 22 rpm
Pressão arterial	> 100 mmHg
Alteração do estado mental	ECG < 15

TABELA 2.6. MEDS

Dados	Pontuação
Doença terminal	6
Hipóxia ou taquipneia	3
Choque séptico	3
Plaquetopenia < 150.000	3
Formas jovens no hemograma > 5%	3
Pneumonia	2
Idade > 65 anos	3
Alteração do estado mental	2
Mortalidade em 28 dias	**Pontuação final**
1%	0 a 4 pontos
2-4%	5 a 7 pontos
7-9%	8 a 12 pontos
15-20%	13 a 15 pontos
40-50%	Mais de 15 pontos

Fonte: adaptada de Martins.

Neste momento, mesmo não sendo o foco principal deste capítulo, é interessante definir corretamente alguns dos eventos básicos ocorridos nos pacientes que desenvolvem uma resposta imunológica desorganizada diante de agentes deturpadores da homeostase do organismo (trauma, infecção e pancreatite, por exemplo) (**Figura 2.1**).

Como primeiro termo a ser definido, temos a infecção, que nada mais é do que um fenômeno microbiano caracterizado por resposta inflamatória reacional à presença do determinado patógeno. Fica fácil observar que uma infecção pode levar a uma resposta inflamatória generalizada do organismo, e, caso essa resposta infla-

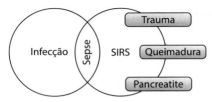

Figura 2.1 – *Comparativo entre os conceitos de infecção, sepse e SIRS.*

matória generalizada possua dois dos quatro critérios abaixo (**Tabela 2.7**), estaremos diante da definição de síndrome da resposta inflamatória sistêmica (SIRS), a qual possui a infecção como uma de suas etiologias, assim como o trauma e condições inflamatórias não infecciosas (pancreatite aguda).

A próxima definição talvez seja uma das que mais sofreu alterações ao longo desta última década. Anteriormente, era considerado sepse quando havia um paciente com SIRS e processo infeccioso confirmado ou presumido. Além disso, a sepse era classificada quanto a sua gravidade em sepse grave, quando evoluía com hipoperfusão tecidual, hipotensão ou disfunção orgânica (cardiovascular, neurológica, renal, respiratória, hepática, hematológica e metabólica), e em choque séptico, quando associada a hipotensão que persiste após ressuscitação adequada com fluidos e que necessita de drogas vasopressoras ou na presença de hiperlactatemia (**Tabela 2.8**).

Entretanto, em 2016, com a publicação do *The Third International Consensus Definitions for Sepsis and Septic Shock (Sepsis-3)* pelos grupos Society of Critical Care Medicine e European Society of Intensive Care Medicine houve uma mudança no conceito de sepse e choque séptico, excluindo o termo sepse grave. Assim, de acordo com esse consenso, sepse é agora definida como uma situação clínica que oferece risco à vida por existir disfunção orgânica, ge-

TABELA 2.7. CRITÉRIOS DE SIRS
Temperatura maior que 38 °C ou menor que 36 °C.
Frequência cardíaca acima de 90 bpm.
Frequência respiratória maior que 20 bpm, ou PaCO$_2$ menor que 33 mmHg, ou ainda necessidade de ventilação mecânica por um processo agudo.
Leucocitose maior que 12.000/mm³ ou leucopenia menor que 4.000/mm³, ou ainda presença de mais de 10% de formas imaturas (bastonetes).

TABELA 2.8. PRINCIPAIS MANIFESTAÇÕES CLÍNICAS DA SEPSE

Sistema	Sinais, sintomas e alterações laboratoriais
Cardiovascular	Taquicardia, hipotensão, edema periférico, hiperlactatemia e elevação de enzimas cardíacas
Respiratório	Dispneia, taquipneia, cianose e hipoxemia
Neurológico	Confusão, redução do nível de consciência, *delirium* e agitação
Renal	Oligúria e elevação de escórias
Hematológico	Alterações no coagulograma, plaquetopenia, anemia e leucocitose
Gastroenterológico	Gastroparesia, íleo adinâmico, hemorragias digestivas, diarreia e distensão abdominal
Hepático	Colestase, elevação de enzimas canaliculares e transaminases
Endócrino e metabólico	Hiperglicemia, catabolismo proteico e hipoalbuminemia

rada por uma resposta desregulada do hospedeiro a um processo infeccioso. Perceba agora que sepse, por definição, já engloba o conceito de disfunção orgânica, por isso o termo sepse grave não é mais utilizado. Ademais, com o novo consenso, choque séptico é caracterizado por uma situação de sepse que evolui para instabilidade hemodinâmica severa, a qual, mesmo após reposição volêmica adequada, necessita de drogas vasoativas para manter a PAM maior ou igual a 65 mmHg, e que há um nível de lactato sérico maior que 2 mmol/L (**Figura 2.2**).

Em resumo, tomando como exemplo um foco em via aérea: na infecção não complicada o paciente não corre risco de vida e pode se automedicar, e alguns dos principais sinais clínicos são febre, taquicardia, tosse/secreção e aumento da frequência respiratória. Na sepse, a infecção evolui e é necessário intervenção médica direta, podendo o paciente ter dificuldade para urinar, sono, desidratação e desorientação. Já no choque séptico é crucial que esse paciente seja assistido rigorosamente, pois corre o risco de coma, queda importante da pressão arterial e disfunção renal.

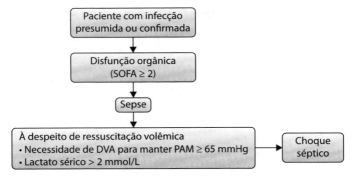

Figura 2.2 – *Fluxograma com as definições de sepse e choque séptico.*

Em geral, a conduta perante esses pacientes que adquirem essa resposta inflamatória desorganizada baseia-se em seis princípios básicos:

- Coleta de culturas (deve ser realizada antes do início da antibioticoterapia, sem atrasá-la – apesar de mais de 60% dos resultados poderem ser negativos – pode ser importante para escalonar o antibiótico utilizado).
- Dosagem de lactato (redução no lactato em pelo menos 10% nas primeiras três horas está associada a diminuição da mortalidade).
- Antibioticoterapia (deve ser iniciada em até 1 hora após a chegada do paciente, visto que cada hora de retardo no início da terapia com antibióticos pode aumentar a mortalidade em mais de 7%. Idealmente realizada antibioticoterapia com amplo espectro e boa penetração em variados tecidos. Importante atentar para características em que a terapia combinada vá ser preferível, como em: pneumonia adquirida na comunidade grave, neutropenia febril e infecção por *Pseudomonas* documentada).
- Reposição volêmica (idealmente realizada com cristaloide aquecido).
- Oxigênio.
- Medição da diurese.

Medidas adicionais que podem ser necessárias: transfusão, ventilação mecânica, sedação e analgesia, nutrição, controle glicêmico e profilaxias (úlcera, trombose venosa profunda, entre outras).

Prognóstico e complicações

O prognóstico dos pacientes depende de diversos fatores, destacando-se a gravidade do trauma, o tempo até a chegada ao serviço de emergência, doenças prévias, uso de medicações e o fator desencadeante do trauma, por exemplo, álcool ou drogas. Desse modo, comentaremos o caso clínico sobre o padrão de resposta ao estímulo agressor, sabendo que há a limitação individual para cada caso. Então, devemos estar atentos para os principais sinais de SIRS e sepse, pois evitando ou tratando precocemente essas complicações a sobrevida dos doentes aumenta significativamente.

RESOLVENDO O CASO CLÍNICO...

Após a discussão é facilmente percebido que a paciente se encontra na fase da SIRS, que foi desencadeada por um trauma de alta gravidade. Tal condição, de acordo com o último consenso, foi modificada em relação a seu significado por não ser mais uma condição "precursora" da sepse, mas sim uma entidade à parte. Nesse contexto, nossa paciente apresentava taquicardia, taquipneia e febre, caracterizando o quadro de resposta inflamatória, que ao aplicar o qSOFA (**Tabela 2.5**) temos a pontuação de 2 pontos. Pelos novos critérios, esse valor, quando somado a uma suspeita ou documentação de infecção, caracteriza sepse. Desse modo, devemos ficar bastante atentos, pois essa doente tem alta chance de desenvolver um quadro séptico, uma vez que, observamos anteriormente, essa resposta inflamatória exacerbada é seguida por uma resposta anti-inflamatória, que predispõe a infecções oportunistas. Então, cabe a investigação de alguma evidência de infecção, que já caracteriza a sepse, para podermos agir o quanto antes.

Outro ponto interessante é o hálito cetônico percebido ao exame físico, que não devemos atribuir apenas ao que foi discutido anteriormente em relação a um jejum prolongado, mas investigar também um possível diabetes não diagnosticado previamente. Contudo, no caso da paciente, por estar em dieta zero há 48 horas, suas reservas de glicogênio já foram esgotadas, necessitando abrir mão do processo de gliconeogênese, que culmina com a produção de corpos cetônicos, algo que justifica o achado do exame. Ademais, deve ser avaliada com o cirurgião a possibilidade de iniciar soro glicosado para a paciente, pois essa ação pode reverter a cetose e evitar os danos dessa condição prolongada, como a encefalopatia.

Por fim, os principais exames para avaliar a resposta ao trauma, seja ela favorável ou não, são os seguintes: gasometria (pH, eletrólitos e **lactato**, sendo este muito visado após o consenso de sepse), glicemia, hemograma (avaliar anemia para controlar reposição ou necessidade de transfusão), coagulograma e PCR (estudos correlacionam o aumento precoce desse reagente a maior risco de sepse).

REFERÊNCIAS

1. Birolini D. Resposta sistêmica ao trauma. In: Utiyama EM, Steinman E, Birolini D. Cirurgia de Emergência. 2ª edição. São Paulo: Atheneu, 2012. pp. 217-225.
2. Charmandari E, Tsigos C, Chrousos G. Endocrinology of the stress response. Annu Rev Physiol. 2005; Volume 67:259-84.
3. Martins HS. Sepse na emergência. In: Martins HS, Brandão Neto RA, Scalabrini Neto A, Velasco IT. Emergências clínicas abordagem prática. 10ª edição. São Paulo: Manole, 2015. pp.218-240.
4. Mesquita J, Varela A, Medina JL. Trauma and the endocrine system. Endocrinol Nutr. 2010 Dec; Volume 57(10):492-9.
5. Neviere MD. Sepsis syndrome in adults: epidemiology, definitions, clinical presentation, diagnosis and prognosis. Post TW, ed. UpToDate. Waltham, MA: UpToDate Inc. http://www.uptodate.com (Accessed on January 02, acesso em 2 de janeiro de 2018.).
6. Singer M, Deutschman CS, Seymour CW, Shankar-Hari M et al. Third International Consensus Definitions for Sepsis and Septic Shock (Sepsis-3) JAMA 2016; volume: 315: 801-10.

3

Manejo das Vias Aéreas

Guilherme Pinho Mororó
Lucas Arnaud
Gabriel Pinho Mororó
Carlos Matheus Teles Ponte
Frederico Carlos de Sousa Arnaud

Paciente, 35 anos, é levado pelo Samu ao serviço de Emergência do Hospital Instituto Doutor José Frota (IJF). Paciente apresentava queimaduras de face e tórax, sofridas após incêndio em sua casa. Ao exame clínico evidenciaram-se chamuscamento das vibrissas nasais e escarro com fuligem. Diante do quadro suspeitou-se de lesão por inalação de fumaça. Foi realizada gasometria arterial na sala de emergência, a qual evidenciou: PaO$_2$: 58 mmHg e PaCO$_2$: 56 mmHg. Qual a conduta e os cuidados a serem tomados diante desse caso?

INTRODUÇÃO

A abordagem das vias aéreas na emergência é um dos pontos--chave para o manuseio do paciente vítima de trauma, já que a hipóxia é a condição que pode levar o paciente ao óbito mais rapidamente. Nessa perspectiva, oxigênio suplementar deve ser ofertado para pacientes traumatizados graves e a intubação orotraqueal (IOT) entra como um dos pontos primordiais para garantir uma via aérea (VA) definitiva e uma proteção adequada contra aspiração de conteúdo gástrico.

No contexto da emergência, a obtenção da ventilação adequada dos pacientes está relacionada a um melhor prognóstico. Contudo, o tempo para a realização desse manejo é, em geral, reduzido, precisando, às vezes, que o profissional faça uso de uma intubação de sequência rápida (ISR). Vale ressaltar que alguns pacientes são considerados difíceis para intubar, sendo necessárias medidas adjuvantes para a oferta adequada de oxigênio para esses pacientes.

CLASSIFICAÇÃO E INVESTIGAÇÃO DIAGNÓSTICA

Inicialmente, para atendimento dos pacientes é necessária a identificação do tipo de via aérea, sendo fundamental verificar precocemente a presença de traumatismo na face, no pescoço e no tórax, já que mesmo pequenos traumas em pacientes suscetíveis, como os pediátricos ou aqueles que já possuem disfunção pulmonar, podem ser importantes. Além disso, é de grande importância avaliar a patência dessa via aérea (VA): um paciente que consegue falar possui VA patentes. Só com uma conversa inicial com o traumatizado já é possível inferir, além do que foi citado, que a ventilação e a perfusão cerebral do indivíduo estão suficientes.

Já uma resposta inadequada ou ausente pode significar comprometimento das vias aéreas e/ou da ventilação. Um paciente agitado deve alertar para uma possível hipóxia, enquanto a utilização de musculatura acessória, como escalenos e intercostais ou ruídos anormais durante a respiração, como *gasping*, ronco e estridor, são situações que demandam atenção. Além disso, indivíduos com diminuição do nível do sensório, como pacientes obnubilados, devem levantar a hipótese de hipercapnia.

É importante ressaltar que a saturação de oxigênio, assim como o exame físico do tórax, pode facilmente detectar o comprometimento das funções mencionadas acima. Contudo, em algumas situações, o oxímetro pode não ser um padrão confiável para verificar a saturação, como em casos de intoxicação por monóxido de oxigênio (CO).

> **IMPORTANTE!**
>
> Três pontos devem ser levados em conta ao se utilizar a oximetria de pulso: a colocação do sensor em uma região mais central (lóbulo da orelha) detecta mais rapidamente as variações de saturação do que em regiões mais periféricas (dedo do pé); o segundo ponto é que além da intoxicação por CO o uso de drogas vasoativas, choque, uso de esmalte, pele negra e artefatos de movimento são outros exemplos de condições que alteram a precisão do equipamento; por fim, o oxímetro não deve ser um substituto da avaliação cuidadosa do doente, mas um adjunto.

Para a realização de IOT é necessário que haja alguma destas indicações:

- PCR ou PR com hipoventilação;
- Insuficiência respiratória aguda que evolui para fadiga da musculatura respiratória ou que esteja associada a doenças neuromusculares;
- Obstrução de vias aéreas;

CAPÍTULO 3 – Manejo das Vias Aéreas

- Hipoxemia grave ou que não responde ao tratamento;
- Trabalho respiratório excessivo;
- Diminuição da pressão intracraniana;
- Instabilidade hemodinâmica (como nos casos de choque);
- Necessidade de proteção das vias aéreas, por exemplo, contra aspiração de conteúdo gástrico;

Além do conhecimento aprofundado das indicações é importante conhecer as contraindicações para a IOT:

- Pacientes com tumores ou infecções laringotraqueais.
- Pacientes que foram expostos a radiação prévia no local.

O conhecimento das indicações e contraindicações da IOT permite que os profissionais na emergência identifiquem precocemente a maneira adequada para a obtenção definitiva de uma via aérea pérvia e uma ventilação adequada para os diversos tipos de pacientes que são encontrados.

A avaliação dos pacientes no contexto de IOT não se restringe apenas a identificar as indicações e contraindicações para o procedimento, mas saber caracterizar o doente quanto ao tipo de via aérea que ele possui. Nessa perspectiva, podemos classificar as vias aéreas em:

- Via aérea difícil: definida por alguns critérios e sinais.
  - D Pacientes com: artrite reumatoide, acromegalia ou síndrome de Klippel-Feil tendem a ter uma via aérea mais difícil para intubar. Além disso, é importante identificar qualquer trauma ou queimadura na face ou no pescoço do paciente.
- No contexto da Emergência foi desenvolvido um acrônimo para facilitar a aplicação e a memorização da avaliação da VA, o mnemônico **LEMON**:
  - D *Look Externally*: Olhe Externamente buscando identificar as situações supracitadas que podem configurar um paciente de VA difícil.
  - D *Evaluate* 3-3-2: Avaliar a Distância entre os dentes Incisivos superiores e inferiores, Distância do Hioide ao Mento (submandibular) e a Distância da Cartilagem Tireóidea ao Assoalho da Boca. Essa medição deve ser feita com os dedos e preencher a medida de 3, 3 e 2 quirodáctilos, respectivamente. Quando tais números não são atingidos encontramos uma VA difícil.
  - D Mallampati: Grau 3 ou 4 sugere dificuldade de intubação (**Tabela 3.1** e **Figura 3.1**).

TABELA 3.1. ÍNDICE DE MALLAMPATI	
GRAU 1	Visualizam-se palato mole, úvula, pilares tonsilares, palato duro
GRAU 2	Visualizam-se palato mole, úvula, palato duro
GRAU 3	Visualizam-se palato mole, base da úvula, palato duro
GRAU 4	Visualiza-se apenas palato duro

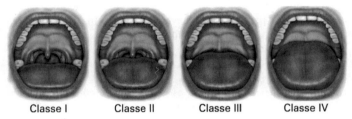

Figura 3.1 – *Índice de Mallampati.*

- *O*bstruction: Avaliar se algo está obstruindo a VA do paciente, como edema de laringe ou mesmo um corpo estranho.
- *N*eck Mobility: avaliar a mobilidade do pescoço, pois pacientes que possuem cifose cervical ou pacientes com restrição de movimentos nessa localização (uso de colar cervical) caracteristicamente configuram um quadro mais difícil de manejar.

- Outros critérios que podem favorecer para identificar uma VA difícil são:
  - Extensão do pescoço menor que 35 graus.
  - Distância esternomentoniana menor que 12,5 cm.
- Via aérea *crash*: quando paciente chega com o quadro de morte iminente ou inconsciente.

Essas classificações permitem ao médico escolher a melhor e mais rápida abordagem para cada paciente.

CONDUTA

O manejo adequado da VA do paciente é crucial para o tratamento dos agravos e para a redução de complicações posteriores

CAPÍTULO 3 – Manejo das Vias Aéreas

do paciente. Nesse contexto, na vigência de situações emergenciais busca-se manter a ventilação do paciente adequada. Para isso o caminho que o ar deve passar deve estar desobstruído. Nessa perspectiva, enquanto se preparam as medidas definitivas para a VA, em pacientes inconscientes em que ocorre queda da língua com obstrução da hipofaringe, pode-se proceder com duas técnicas:

- **Chin lift**: manobra de extensão do pescoço. A grande desvantagem dessa técnica é que ela pode contribuir para o agravamento de uma lesão medular no paciente. Logo, no caso de suspeita de lesão de coluna vertebral é preferível a manobra *Jaw Thrust*.
- **Jaw Thrust**: manobra de elevação da mandíbula. Causa mínimo movimento na coluna cervical do paciente. Pode ser necessária uma segunda pessoa para realizar a ventilação.

Na sequência do atendimento, visando estabelecer uma VA pérvia, três técnicas definitivas podem ser utilizadas (recordar as indicações para o estabelecimento de VA definitiva), garantindo uma ventilação e uma monitorização mais eficientes no paciente. Essas técnicas são: intubação sem medicação, intubação com sedação (mas sem uso de bloqueio neuromuscular) e intubação assistida por droga, antigamente chamada de intubação de sequência rápida (ISR), na qual se utilizam hipnóticos, sedativos e bloqueadores neuromusculares, pois mesmo com os efeitos adversos desses medicamento eles proporcionam rapidez e sucesso maiores para garantir uma VA definitiva. A primeira técnica é usada apenas em situações em que o paciente se encontra inconsciente. A segunda técnica, bastante criticada por muitos anestesiologistas (por levar mais tempo, aumentando seus riscos, além de necessitar de conhecimento profundo das doses dos sedativos), faz o uso de sedativos que dão também certo grau de relaxamento muscular, sendo defendida como técnica segura, já que permite a sedação do paciente sem que ele deixe de ter uma respiração espontânea. A terceira técnica é a mais recomendada por ser mais segura e com menores riscos de complicações, e será descrita em detalhes a seguir.

A intubação assistida por drogas, uma das abordagens mais importantes no contexto da emergência, é composta por 6 P's (a etapa de pré-tratamento foi retirada):

- **Preparação:**
  - D Monitorizar: oxímetro de pulso, PA e monitorização cardíaca;
  - D Acessos venosos, de preferência dois;

D Definir as doses que serão usadas;

D Verificar equipamentos (laringoscópico e sua bateria, tubo e seu *cuff*);

D Separar equipamentos para VA de resgate, pensando em falha da IOT.

▶ **Pré-oxigenação:** tem como intuito ofertar oxigênio a 100% sem ventilação para não aumentar os riscos de aspiração gástrica. Esse passo é importante principalmente para pacientes obesos, crianças e gestantes, que tendem a dessaturar mais rapidamente.

▶ **Paralisia com indução:** nesse momento, se utiliza droga hipnótica como etomidato, quetamina, propofol e midazolam (**Tabela 3.2**) associada a bloqueador neuromuscular (succinilcolina ou rocurônio). Essas drogas devem ser injetadas em bolo na ordem descrita acima.

▶ **Posicionamento:** coxim na região occipital e hiperextensão da cabeça.

▶ *Placement*: introdução do tubo orotraqueal com confirmação por meio de ausculta, capnografia (fundamental nesse processo) e/ou ultrassom – ver Capítulo 17: *Ultrassom Point-of-Care no Trauma*.

▶ **Pós-intubação:** fixação do tubo endotraqueal (TET); raio X de tórax; colocar o paciente em ventilação mecânica (VM) e monitorização. Essas medidas têm como intuito verificar se houve posicionamento adequado do tubo e identificar precocemente complicações como: pneumotórax, intubação seletiva e hipotensão (devido drogas e VM). Lembre sempre de reverificar o posicionamento correto do tubo em casos de transporte ou mobilização do paciente.

IMPORTANTE!

A succinilcolina administrada na dose de 1,5 mg/kg deve ser evitada em casos de hipercalemia documentada (ou ECG sugestivo), rabdomiólise, queimaduras extensas, distrofias musculares/miopatias hereditárias, por aumentar o potássio sérico. Nesses casos, a droga de escolha é o rocurônio, agente não despolarizante, na dose de 1 mg/kg.

Técnica para intubação orotraqueal

▶ 1. Posicionar corretamente o paciente colocando um coxim abaixo da cabeça. Atenção especial na mobilização da coluna cervical.

TABELA 3.2. CARACTERÍSTICAS DOS MEDICAMENTOS HIPNÓTICOS

Medicamento	Ação e dose	Vantagens	Desvantagens	Início e duração dos efeitos
Etomidato (Derivado do Imidazol)	Sedativo-Hipnótico 0,3 mg/kg EV	Neutralidade Hemodinâmica, sendo interessante para pacientes hipotensos e com TCE.	Pode induzir a mioclonia, levantando a suspeita de crise convulsiva. Pode levar a insuficiência adrenal.	**Início:** 15 a 45 s **Duração:** 3 a 12 min
Midazolam (Benzodiazepínico)	Sedativo-Amnésico 0,1 a 0,3 mg/kg EV	Efeito anticonvulsivo.	Pode causar hipotensão moderada, com redução de até 25% da pressão arterial média (PAM). Limita sua utilização no choque e hipovolemia.	**Início:** 30 a 60 s **Duração:** 15 a 30 min
Quetamina (Anestésico dissociativo)	Sedativo-Amnésico-Analgésico 1 a 2 mg/kg EV	Aumenta a FC, a contratilidade e a PAM. Diminui o efeito vasodilatador do organismo. Preserva o *drive* respiratório. É interessante para pacientes hipotensos.	Aumenta o fluxo de sangue cerebral, o que para alguns autores pode aumentar a pressão intracraniana. Outros autores consideram uma boa opção nos pacientes com TCE por aumentar a perfusão cerebral.	**Início:** 45 a 60 s **Duração:** 10 a 20 min
Propofol (Anestésico parenteral)	Sedativo-Amnésico 1,5 a 3 mg/kg	Reduz resistência da VA. Pode ser utilizado em indivíduos com broncoespasmos. Efeito neuroinibitório.	Causa depressão cardíaca e vasodilatação periférica, diminuindo a PAM em aproximadamente 10 mmHg. Isso pode diminuir a pressão de perfusão cerebral, aumentando o dano neurológico.	**Início:** 15 a 45 s **Duração:** 5 a 10 min

- 2.Segurando o laringoscópio com a mão esquerda e a mão direita colocada na região occipital do paciente, solicite auxílio para abrir a boca pelo lado direito.
- 3. Introduza a lâmina do laringoscópio ao longo da borda direita da língua até que ele se insira na valécula (depressão entre a língua e a epiglote). Se a lâmina for reta, deverá ultrapassar a epiglote.
- 4. Tracione o cabo do laringoscópio para cima e para a frente, sem que haja o movimento de alavanca, que pode causar traumatismo dentário.
- 5. Na visualização das cordas vocais, permaneça fixando o olhar na estrutura enquanto o assistente lhe dá o TET na mão direita e passa a segurar a cabeça do paciente. O fio-guia (haste de metal rígida e flexível) deve estar preferencialmente dentro do tubo, com sua extremidade recuada 1,5 cm da extremidade do TET, de modo que confira ao objeto um formato em "J" para facilitar a intubação.
- 6. Introduza o tubo (a visualização direta da passagem é um importante meio de confirmação da IOT) de modo que sua graduação fique entre 19 a 23 cm na altura dos dentes incisivos. O balonete (*cuff*) é enchido.

Deve-se escolher corretamente o TET, pois tubos pequenos podem fornecer pouco fluxo de ar e volumes correntes incorretos, enquanto tubos mais grossos podem gerar edema traqueal e dano às cordas vocais. Dentre os TETs adequados, priorize o maior, pois diminuem o trabalho respiratório do paciente e facilitam a aspiração de secreções.

Em certos casos em que ocorre falha na intubação após três tentativas ou não se consegue manter a saturação de oxigênio com dispositivo bolsa-válvula-máscara, classifica-se a via aérea do paciente como uma via aérea falha, sendo necessário recorrer a outros dispositivos de ventilação. Apesar de três ou mais tentativas de intubação em uma situação eletiva serem incomuns, tal cenário pode ocorrer em 1 em cada 10 pacientes que necessitam de um manejo emergencial da VA. Em um estudo publicado em 2004, Mort evidenciou que as complicações decorrentes da intubação aumentavam consideravelmente com mais de duas tentativas, elevando em 14 vezes o risco relativo de hipoxemia severa, em sete vezes o de regurgitação e em sete vezes o de parada cardíaca, por exemplo.

> **IMPORTANTE!**
>
> O Bougie é um guia introdutor traqueal às cegas que pode auxiliar intubações em que as cordas vocais não são visualizadas na laringoscopia (via aérea difícil inesperada). Como não há visualização, o instrumento auxilia o médico por meio do tato, pois ao passar pela traqueia sentem-se os "cliques" decorrentes do atrito com os anéis traqueais. O deslizamento sem resistência sugere passagem esofágica. É um equipamento com grande taxa de sucesso (próximo a 80% das laringoscopias difíceis em ambiente pré-hospitalar), de fácil uso e barato (pode ser produzido de modo caseiro).

Nesse momento em que há uma dificuldade maior de ventilação em situações de emergência pode-se recorrer a várias técnicas alternativas. Tais instrumentos já podem ser separados ao se identificar uma via aérea difícil, como quando não se visualizam as cordas vocais na primeira tentativa de intubação:

▶ Vias Supraglóticas:

  ◻ Cânula orofaríngea ou de Guedel: a medição da cânula deve ser feita do ângulo da boca ao ângulo da mandíbula.

  ◻ Máscara laríngea: útil em momentos curtos de ventilação, por exemplo, tempo para garantir uma ventilação até se obter uma via aérea definitiva. Tem várias complicações: oxigenação inapropriada, hiperinsuflação gástrica, podendo facilitar aspiração de conteúdo gástrico.

  ◻ Combitubo: formado por dois tubos, um que fica na traqueia e um que fica no esôfago. Foi um tubo criado principalmente para casos chamados de intubação "às cegas".

  ◻ Broncoscopia: técnica mais segura, pois se introduz uma cânula com visualização direta da mesma. Contudo, essa técnica é muito cara e, em geral, não está disponível. Além disso, seu manuseio requer um profissional experiente e pode atrapalhar em situações de emergência.

  ◻ Intubação nasotraqueal: essa não é uma das primeiras escolhas, porque é necessária respiração do paciente e o procedimento pode causar lesões nas vias aéreas superiores. Procedimento contraindicado em pacientes com suspeita de ruptura de base de crânio.

- Vias infraglóticas:
  - Ventilação transtraqueal/cricotireoidostomia: lembrar que a cricotireoidostomia pode ser cirúrgica ou por punção. A primeira é uma via aérea definitiva. A segunda via aérea temporária. A cricotireoidostomia é a opção ideal no paciente que necessita emergencialmente da obtenção de VA. Importante ressaltar que a técnica cirúrgica não deve ser feita em crianças com menos de 12 anos de idade. Já a segunda, por trabalhar com mecanismo de oferta intermitente de ar, acaba gerando retenção de gás carbônico, o que limita seu uso após cerca de 30-45 minutos. A cricotireoidostomia cirúrgica deve ser convertida para traqueostomia em, no máximo, 72 horas, sob o risco de estenose subglótica.
  - Intubação retrógrada
  - Traqueostomia

Nesse contexto, todas as maneiras que buscam garantir uma VA patente e uma ventilação adequada ao paciente necessitam da mobilização da coluna cervical, se for possível. É importante excluir a possibilidade de lesão medular nesses pacientes.

PROGNÓSTICO E COMPLICAÇÕES

As complicações dependerão do procedimento escolhido, destacando-se:

- **IOT:** lesão de lábios, gengiva, úvula, palato, amígdalas, epiglote, pregas vocais, aritenoides, traqueia e esôfago. Pode haver formação de granulomas, em especial na região glótica posterior, culminando com quadro de disfonia. São descritos, ainda, casos de estenose subglótica, isquemia traqueal, ruptura alveolar, pneumotórax (simples ou hipertensivo) e enfisema intersticial pulmonar. A hipoxemia pode ocorrer em caso de falhas da técnica (intubações seletivas e esofágicas, por exemplo).
- **Cricotireoidostomia:** nos menores de 12 anos não deve ser feita a abordagem cirúrgica. A justificativa se encontra em dois aspectos: cartilagem cricoidea (nessa faixa etária é um dos poucos suportes anatômicos para a porção superior da traqueia); e maior risco de lesão das cordas vocais. Outras complicações da cricotireoidostomia incluem estenose subglótica, aspiração de sangue, hematoma cervical, lesão de esôfago/traqueia, enfisema mediastinal e lesão de pregas vocais.

> **Traqueostomia:** as complicações podem ser subdivididas em precoces e tardias. No primeiro grupo temos como principais exemplos pneumotórax, pneumomediastino, enfisema subcutâneo, aerofagia, aspiração de sangue e hemorragias incisionais. Já no segundo grupo há a possibilidade de ocorrer estenoses traqueais, fístulas (traqueoesofágicas ou traqueoinominadas), disfagia, infecção estomal e pneumonia.

> **Máscara laríngea:** trauma de úvula e epiglote, laringoespasmo, distensão abdominal, regurgitação, vômitos e aspiração.

RESOLVENDO O CASO CLÍNICO...

Paciente chega ao serviço de Emergência com quadro clínico de lesão inalatória por fumaça. Entre os sinais e sintomas característicos dessa situação clínica podem-se citar: queimaduras de face e da cavidade oral, vibrissas chamuscadas, escarro com fuligem, rebaixamento do nível de consciência, estridor laríngeo, tosse produtiva, rouquidão, dispneia e sibilos. Na abordagem inicial desse paciente, deve ser realizada uma gasometria como exame auxiliar ao atendimento. Parâmetros bons de gasometria permitem o manejo do paciente com a máscara de O_2 com um fluxo mínimo de 11 L/min. Caso seja evidenciada PaO_2 menor que 60 ou $PaCO_2$ maior que 50, deve-se optar pela IOT. Nesses casos, alguns cuidados devem ser tomados: utilizar tubo de menor numeração, em decorrência do edema laríngeo presente; optar pelo uso de bloqueadores neuromusculares não despolarizantes, a fim de evitar hipercalemia.

Importante lembrar que alguns sinais clínicos por si sós já são indicativos da obtenção de uma via aérea definitiva: presença de estridor, rebaixamento do nível de consciência, queimaduras circunferenciais em região cervical e tempo prolongado de transporte ao hospital de referência.

REFERÊNCIAS

1. Aehlert B. Manejo das vias aéreas: oxigenação e ventilação. In: Aehlert B. ACLS - Suporte Avançado de Vida em Cardiologia. 4ª ed. Rio de Janeiro: Elsevier Brasil, 2013. pp. 30-80.
2. American College of Surgeons Committee on Trauma. ATLS Student Course Manual. 10th ed. Chicago: American College of Surgeons, 2018.
3. Araujo JNFD, Dumaresq DMH, Patrocínio MCA. Anestesiologia para o médico generalista. Fortaleza: Unichristus, 2013.

4. Arnaud F; Martins H S. Intubação de sequência rápida e técnicas alternativas. In: Martins HS; Brandão Neto RA; Velasco IT. Medicina de Emergência: abordagem prática. 11. ed. Barueri: Manole, 2016. Cap. 4. pp. 140-69.

5. Arnaud F; Martins HS. Intubação de sequência rápida. In: Martins HS et al. Medicina de Emergência: revisão rápida. 1. ed. Barueri: Manole, 2017. Cap. 2. pp. 30-42.

6. Hoyt D B; Coimbra R; Acosta J. Atendimento inicial ao politraumatizado. In: Beauchamp D, Evers MB, Townsend C. Sabiston Tratado de Cirurgia: A base biológica da prática cirúrgica moderna. 19. ed. Rio de Janeiro: Elselvier, 2015. Cap. 20. pp. 447-87.

7. Jaber S, Amraoui J, Lefrant JY, Arich C, Cohendy R, Landreau L et al. Clinical practice and risk factors for immediate complications of endotracheal intubation in the intensive care unit: a prospective, multiple-center study. Crit Care Med 2006;34(9):2355-61.

8. Martins RHG, Dias NH, Braz JRC, Castilho EC. Complicações das vias aéreas relacionadas à intubação endotraqueal. Rev Bras Otorrinolaringol 2004;70(5):671-7.

9. Mort TC. Emergency tracheal intubation: complications associated with repeated laryngoscopic attempts. Anesthesia & Analgesia 2004 Aug 1;99(2):607-13.

10. Morton JH; Schwartz SI. Princípios de cirurgia: pré-teste, auto-avaliação. Revisão. 7. ed. Rio de Janeiro: Revinter, 2013. 1853p.

11. Reis LA, Reis GFF, Oliveira MRM, Ingarano LEB. Bougie. Brazilian Journal of Anesthesiology 2009 Sep 1;59(5):618-23.

12. Rodrigues SM de S; Cunha BL; Fernandes CR. Intubação de sequência rápida. In: Fernandes CR; Araújo FR de L. Emergências médicas: Guia de condutas para o generalista. Fortaleza: Expressão Gráfica e Editora, 2017. Cap. 29. pp. 225-8.

13. Walls RM, Murphy MF. Manual of Emergency Airway Management. 4 ed. Philadelphia: Lippincott Williams and Wilkins, 2012. pp. 1-423.

4

Parada Cardiorrespiratória no Trauma

Alice Albuquerque Figueiredo
Emmanuella Passos Chaves Rocha
Gabriel Pinho Mororó
Erika Feitosa Queiroz
Artur Fermon

Paciente, 39 anos, deu entrada no PS com queixa de dor torácica após queda de bicicleta. Desde então paciente refere dor ventilatório-dependente em pontada no hemitórax esquerdo, que não sabe precisar em quantidade. Na admissão, além das escoriações leves, o paciente possuía assimetria de ausculta pulmonar, algo diminuída em todo o hemitórax esquerdo, além de leve hipotensão (PA = 95 x 60 mmHg), taquicardia de 112 bpm e dispneia leve. Paciente evolui rapidamente com queda pressórica, seguida de irresponsividade. Qual sua conduta diante do caso?

INTRODUÇÃO

A parada cardiorrespiratória (PCR) é uma das maiores e mais graves situações clínicas no atendimento médico. Seu reconhecimento e tratamento devem ser imediatos para que haja eficácia da conduta. Nesse contexto, o número de PCRs anuais chega a ser de 6,8 a 8,5 milhões, e na Europa são afetados cerca de 350.000-700.000 habitantes, a maioria em um contexto extra-hospitalar. Isso evidencia a necessidade de educação da população leiga em suporte básico de vida e a manutenção de treinamentos constantes para os profissionais de saúde, garantindo assistência imediata e eficaz, visto que é estimado que a cada minuto que o indivíduo se encontra em PCR sem desfibrilação há probabilidade de perda de 7 a 10% de sobrevida. Portanto, o sucesso da reanimação cardiopulmonar (RCP) está diretamente associado ao tempo do colapso e ao início do atendimento.

A PCR, na maioria das vezes, no contexto extra-hospitalar é uma condição causada por isquemia cardíaca em que os ritmos mais prevalentes são taquicardia ventricular e fibrilação ventricular, sendo esta responsável por cerca de 56 a 74% dos casos. Esses ritmos são passíveis de cardioversão, facilitando a conduta e o retorno do paciente ao ritmo sinusal.

No que tange ao contexto intra-hospitalar, a incidência chega a 4/1000 admissões, sendo responsável por uma elevada morbimortalidade e um desafio terapêutico nas Unidades de Terapia Intensiva (UTI).

Com efeito, a American Heart Association (AHA) padronizou o tratamento extra e intra-hospitalar, com o Suporte Básico de Vida (BLS), que envolve os cuidados iniciais e o uso do Desfibrilador Externo Automático (DEA), e o Suporte Avançado de Vida Cardiovascular (ACLS), que conta com o apoio de dispositivos mais invasivos e de um monitoramento mais preciso. Assim, a aplicação da corrente de sobrevivência torna-se imprescindível para o sucesso da terapêutica.

SUPORTE BÁSICO DE VIDA

O paciente em PCR perde o nível de consciência, devido à perda da oxigenação tissular adequada, uma consequência direta da má coordenação da contração miocárdica. Há também ausência de pulsos periféricos e centrais e respiração anormal, sendo mais frequente a do tipo *gasping*, ou mesmo a ausência de movimentos respiratórios. Durante o evento, o débito cardíaco é reduzido a menos da metade e o fluxo é priorizado para o cérebro, justificando as manifestações clínicas supracitadas.

O diagnóstico deve ser feito de modo rápido e sistematizado, e o primeiro passo é reconhecer o paciente inconsciente e não responsivo ao estímulo verbal e tátil, depois acionar o serviço de emergência, pedindo DEA; em seguida, verificar respiração e pulso por um tempo máximo de 10 segundos. Após o diagnóstico da PCR, a conduta deve seguir a sequência "CABD primário" (**Tabela 4.1**) e não o usual ABC do atendimento inicial ao politraumati-

TABELA 4.1. CABD PRIMÁRIO	
C:	**C**hamar por responsividade e ajuda. **C**hecar pulso e respiração. **C**ompressões
A:	**A**bertura de Vias Aéreas
B:	**B**oa Ventilação
D:	Uso do **DEA**: **D**esfibrilação

CAPÍTULO 4 – Parada Cardiorrespiratória no Trauma

zado. Assim, priorizam-se as compressões, visto que as principais causas de PCR no adulto são as arritmias.

A conduta deve ser: 30 compressões na região esternal inferior e intermamilar, com profundidade de 5 a 6 cm e frequência de 100 a 120 compressões por minuto, permitindo sempre o retorno do tórax à posição de início, seguido de duas ventilações de resgate com tempo de 1 segundo entre as duas. Deve-se ter cuidado com a hiperventilação, que pode diminuir ainda mais o débito cardíaco.

A desobstrução de vias aéreas pode ser feita com a manobra *chin lift* (que faz a inclinação da cabeça e a elevação do queixo) ou *jaw thrust* (que consiste na elevação do ângulo da mandíbula), em caso de vítima de politrauma, principalmente se há suspeita de lesão cervical. Essas manobras devem ser realizadas somente após as 30 primeiras compressões.

O suporte do DEA é crucial e deve ser usado o mais precocemente possível, servindo de análise de ritmo cardíaco e sugerindo choque ou continuação do BLS até a chegada ao ambiente hospitalar. A desfibrilação deve ser feita prioritariamente entre 3 a 5 minutos após o colapso. Desse modo, se após o choque o paciente não retornar, deve ser retomado o ciclo de 2 minutos de 30 compressões e duas ventilações, até que o DEA analise o ritmo cardíaco novamente. Nesse contexto, as pás do DEA podem ser colocadas em quatro esquemas diferentes: anterolateral, anteroposterior, anterior-esquerda infraescapular e anterior-direita infraescapular.

Se a vítima apresentar pulso palpável, mas sem respiração presente: acionar o serviço de emergência e aplicar uma ventilação de resgate a cada 6 segundos (10 ventilações/min).

> **IMPORTANTE!**
> O socorrista deve administrar naloxona intramuscular ou intranasal caso haja suspeita de intoxicação por opioides. Nesses casos, o paciente apresenta pulso com ausência de movimentos respiratórios ou respiração irregular.

Em caso de atendimento por um único socorrista, deixe a vítima sozinha enquanto aciona o serviço de emergência; ao retornar, inicie imediatamente o ciclo de compressões e ventilações. Se o atendimento for com múltiplos socorristas, um deve iniciar o atendimento enquanto o outro ativa o serviço de emergência.

RCP DE ALTA QUALIDADE

Como já citado, a prioridade no atendimento ainda deve ser o suporte circulatório; portanto, a sequência realizada deve ser C-A-B (compressões, vias aéreas e respiração).

O número de compressões está relacionado diretamente com a sobrevida do paciente, bem como o seu início precoce e a qualidade das compressões (**Figura 4.1**). Uma massagem cardíaca de alta qualidade deve garantir que:

- O número de compressões esteja entre 100 e 120/min, nem menos de 100/min nem mais de 120/min, na tentativa de manter uma pressão de perfusão adequada.

- O profissional que estiver realizando as compressões deve ser resguardado de fadiga, pois a mesma está diretamente relacionada com a redução da eficácia da compressão; portanto, deve alternar a função a cada 2 minutos com outro assistente.

- Durante as compressões, a região hipotenar do braço mais forte deve estar sobre a região esternal inferior e a outra mão deve entrelaçar a posicionada embaixo. Deve-se formar um ângulo de 90° com o plano horizontal.

- As compressões devem permitir um aprofundamento de 5 a 6 cm da estrutura esternal.

- É importante que seja permitido o retorno completo da caixa

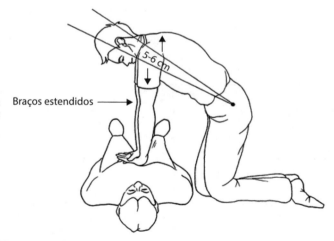

Figura 4.1 – *RCP de alta qualidade.*

torácica para sua posição inicial; portanto, o profissional não deve se apoiar sobre o paciente e não devem ser aplicadas medidas de controle para outras lesões que possam ocasionar o aumento de peso nessa região (como as medidas de estabilização em fraturas de arcos costais) (**Figura 4.2**).

- O intervalo entre as compressões deve ser o menor possível, realizando os ciclos de maneira contínua.
- Em caso de técnica ventilatória ineficaz ou ausente, deve-se priorizar a realização de compressões de maneira contínua, até a chegada do desfibrilador.
- Ressalta-se que a ventilação correta envolve duas a cada ciclo de 30 compressões ou uma a cada 6 segundos quando em via aérea definitiva e quando o pulso estiver presente e a respiração ausente ou irregular.

SUPORTE AVANÇADO DE VIDA

As PCRs intra-hospitalares possuem três grandes características:
- Maior previsibilidade.
- Sintomas indicativos de insuficiência respiratória, choque ou piora neurológica.
- Melhor prognóstico quando comparadas às PCRs extra-hospitalares.

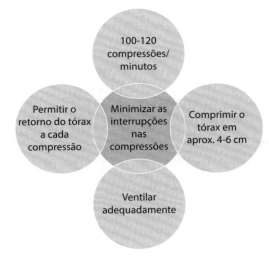

Figura 4.2 – *Principais aspectos da RCP de alta qualidade.*

Os pacientes que apresentem sintomas como piora respiratória, hemodinâmica ou neurológica precisam ser identificados e acompanhados rapidamente. As equipes de resposta rápida devem ser acionadas de maneira imediata por meio de protocolos predeterminados por cada hospital e a monitorização deve ser contínua – visando estabilizar o paciente ou promover a RCP –, assim como a transferência desses pacientes para o ambiente de cuidado intensivo deve ocorrer o mais brevemente possível.

As equipes capazes de responder em prontidão a uma PCR podem ser compostas por diferentes combinações de médicos, enfermeiros e fisioterapeutas, contanto que sejam previamente organizadas, específicas para esses cuidados e disponíveis todos os dias por 24h.

No suporte avançado de vida, as compressões devem ser realizadas manualmente ou por dispositivos mecânicos (p.ex: *LUCAS* e *auto-pulse*) em situações especiais, mas a alta eficácia e a alternância com a ventilação devem ser garantidas. Em caso de paciente em dispositivo de via aérea avançada é importante lembrar-se da monitorização com capnografia em onda como parte essencial do salvamento, bem como da monitorização das compressões.

Após o diagnóstico da PCR deve-se iniciar compressão torácica de alta qualidade, intercalando com ventilação em 30:2. Nesse momento deve-se solicitar a presença da equipe adequada ou a presença de um carrinho de reanimação com desfibrilador. Após ligar o aparelho desfibrilador, o ritmo cardíaco do paciente pode ser checado diretamente com as pás, tendo em vista ser um procedimento imediato. A análise do ritmo então determina a escolha da sequência de RCP a ser seguida de acordo com os algoritmos.

> **IMPORTANTE!**
>
> Ritmos chocáveis, como fibrilação ventricular e taquicardia ventricular, tornarão prioridade a desfibrilação e as compressões, devendo as mesmas serem realizadas o quanto antes, independentemente da realização de um ciclo completo de compressões/ventilações.
>
> Ritmos não chocáveis, como assistolia e atividade elétrica sem pulso (AESP), tornarão prioridade as compressões e a reversão da causa base, devendo o salvamento semelhante ao suporte básico ser realizado com a adição de medidas adjuvantes.

O ritmo cardíaco deve ser checado novamente a cada 2 minutos, e a mudança de um ritmo de parada para um ritmo que poderia promover a reperfusão indica a necessidade de uma nova checagem do pulso central.

RCP EM RITMOS CHOCÁVEIS (FIGURAS 4.3 E 4.4)
Pontos importantes

- Em qualquer desfibrilação, diante de atrasos por qualquer razão, ou mesmo apenas enquanto se carrega o aparelho, a compressão torácica deve ser realizada.

- Entre um choque e outro, a RCP deve ser reiniciada imediatamente, sempre em ciclos de 2 minutos.

- As pás do desfibrilador devem ser posicionadas nos locais já tradicionalmente citados: ápice cardíaco e região infraclavicular direita ou em esquema anteroposterior (em tórax e dorso) (**Figura 4.5**).

- Um acesso venoso periférico calibroso ou acesso intraósseo deve ser obtido assim que possível, durante o atendimento e preferencialmente por uma outra pessoa que não seja a que está realizando a massagem. Lembre-se que sempre que o acesso periférico não for obtido, o acesso intraósseo é praticamente obrigatório.

- Quando PCR chocável é refratária ao segundo choque, um antiarrítmico deve ser intercalado com adrenalina. A amiodarona (mais comum) é ofertada em dose de ataque de 300 mg e em dose seguinte de 150 mg, não ultrapassando os 450 mg máximos.

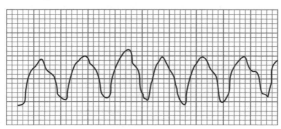

Figura 4.3 – *Taquicardia ventricular, TV.*

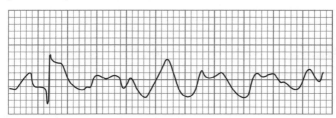

Figura 4.4 – *Fibrilação ventricular, FV.*

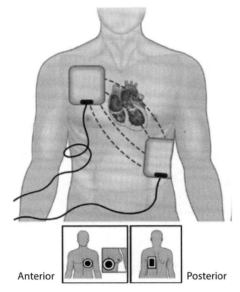

Figura 4.5 – *Posicionamento das pás.*

- A consideração e instalação de via aérea avançada com capnografia não devem atrasar os passos da RCP.
- Apesar de o tratamento de causas reversíveis ter um maior impacto nos casos em que a PCR é concomitante a um ritmo não chocável, as mesmas devem ser avaliadas e tratadas o mais precocemente durante todos os ciclos, de maneira que não atrapalhem a ressuscitação.
- **Lembrar sempre de ofertar oxigenação adequada, aplicar o gel nas pás e garantir o afastamento de todos os presentes durante o choque.**
- Na página seguinte, temos o algoritmo detalhado de ação diante de uma PCR em ritmos chocáveis (**Figura 4.6**).

SEQUÊNCIA DA RCP EM RITMOS NÃO CHOCÁVEIS (FIGURAS 4.7 E 4.8)

Pontos importantes

- A epinefrina deve ser ofertada o mais rápido possível, a cada 3-5 min ou em ciclos alternados.

CAPÍTULO 4 – Parada Cardiorrespiratória no Trauma

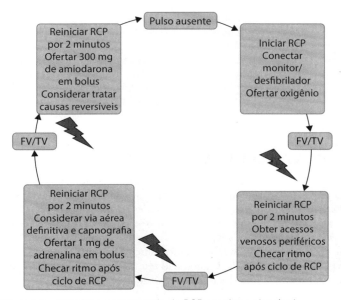

Figura 4.6 – *Algoritmo para manejo da PCR em ritmo chocável.*

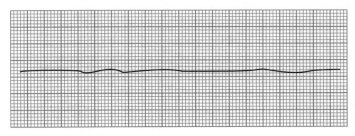

Figura 4.7 – *Assistolia.*

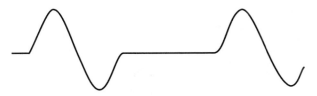

Figura 4.8 – *Atividade elétrica sem pulso.*

47

- Em caso de assistolia, o protocolo de linha reta deve ser realizado. Neste protocolo deve-se checar se todos os cabos e eletrodos estão conectados, aumentar o ganho do aparelho desfibrilador ao máximo e trocar as derivações na tela para pesquisar ritmo em algumas das derivações menos comuns. Apenas quando todas essas possibilidades forem esgotadas pode-se dar o diagnóstico final de assistolia.
- A seguir, temos o algoritmo detalhado de ação diante de uma PCR em ritmos não chocáveis (**Figura 4.9**):

ATUALIZAÇÕES E TÉCNICAS AUXILIARES

Ainda se recomenda que seja oferecido o maior fluxo de oxigênio inspiratório possível ao longo das manobras de ressuscitação. Durante o manejo da PCR cabe ao profissional de saúde determinar o melhor modo de controle da via aérea do paciente com altíssima prioridade, seja ela invasiva ou não – ver Capítulo 3: *Manejo das Vias Aéreas*. Entretanto, a melhor abordagem para uma via aérea durante a PCR ainda não é um consenso, e o momento certo e a intervenção mais adequada vão sempre depender do contexto completo do atendimento.

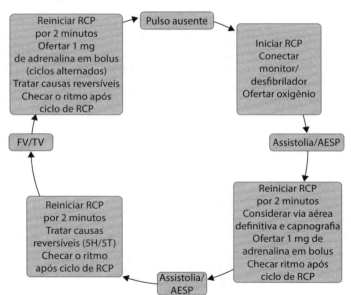

Figura 4.9 – *Algoritmo para manejo da PCR em ritmo não chocável.*

Sempre que alguma droga for aplicada durante a PCR, deve ser aplicada em forma de *flushing*, ou seja, acompanhada de 20 mL de soro fisiológico endovenoso (EV) para a sua rápida infusão. Logo após a aplicação deve-se elevar o membro em que ela foi aplicada para evitar flebite e garantir maior rapidez de acesso à circulação sistêmica. Não se pode mais indicar a aplicação de drogas pelo tubo endotraqueal, pois não há evidências suficientes do seu benefício para a condição do paciente.

A hiperventilação deve ser evitada, já que ela pode piorar o retorno venoso e reduzir o débito cardíaco.

Os desfibriladores bifásicos devem ser preferidos por demonstrarem uma maior taxa de reversão de arritmias, sejam elas atriais ou ventriculares.

A utilização de vasopressina em contraponto à epinefrina não é indicada, mas também não é contraindicada. Sua retirada dos algoritmos tem relação com a simplificação de diferentes algoritmos internacionais. Já com relação à amiodarona, seu uso não tem relação com a reversão da FV/TV, mas sim com o aumento das chances de reversão diante de um novo choque. A lidocaína é uma droga de efeito semelhante e inferior à amiodarona, portanto seu uso não está recomendado, exceto em crianças.

CAUSAS TRATÁVEIS DE PCR

As condições clínicas passíveis de tratamento devem ser sempre consideradas ao longo da RCP, seja ela em ritmo chocável ou não, podendo muitas vezes ser a causa do insucesso de um salvamento. Usaremos a técnica de raciocínio dos 5H's – hipóxia, hipovolemia, hipotermia, H+ (acidose) ou hipo/hipercalemia – e 5T's – tamponamento cardíaco, pneumotórax hipertensivo, trombose coronariana (infarto agudo do miocárdio), tromboembolismo pulmonar (TEP) e intoxicação.

H: hipovolemia

A hipovolemia é a principal causa de PCR relacionada com o trauma, podendo decorrer dele em primeiro lugar, mas também de hemorragias digestivas ou rupturas de aneurisma.

O cristaloide deve ser iniciado assim que possível, hemorragias externas devem ser contidas, e as condutas para hemoderivados e vasopressores devem ser tomada de acordo com o grau de choque circulatório em que o paciente se encontre – ver Capítulo 5: *Choque Hipovolêmico*.

H: Hipotermia

A hipotermia no paciente em PCR tem relação muito forte com casos de afogamento. O tratamento de escolha para o paciente vítima de afogamento em PCR é a circulação extracorpórea com auxílio de técnicas de reaquecimento externas e internas, como cristaloides aquecidos, lavagem peritoneal forçada, ar forçado quente, entre outros. Lembrar sempre que hemoderivados não podem em hipótese nenhuma ser aquecidos. Quando o paciente apresentar retorno da circulação espontânea (RCE) adequadamente, deve-se seguir a RCP padronizada.

H: Acidose (H+)

Na maioria dos casos a acidose será identificada no momento em que uma gasometria arterial for colhida como medida adjuvante no tratamento da PCR, portanto não deve ser retardada.

Não existe ainda um consenso sobre o uso de bicarbonato na reversão da acidemia, tendo em vista que ele pode ter efeito deletério, deslocando a curva de hemoglobina para a esquerda e agravando o grau de acidificação intracelular, o que, segundo alguns estudos, pode agravar as lesões miocárdicas e neurológicas, apesar da falta de dados efetivos sobre o assunto. Além disso, o bicarbonato também pode contribuir para causar hipernatremia e hiperosmolaridade.

Entretanto, o bicarbonato pode ser útil em outras situações, como o paciente que já tem acidose prévia e evolui para PCR (o diagnóstico da acidose não foi realizado durante a PCR); PCR que se associa a hipercalemia grave e PCR que decorre de intoxicação por antidepressivos tricíclicos de maneira aguda.

Portanto, a utilização de bicarbonato não possui um algoritmo ou conduta predeterminada, devendo a decisão de fazer o seu uso ou não ser tomada de maneira individualizada. Caso se decida pela reposição, a mesma deve ser feita com 1 mEq/kg de peso em dose de ataque, podendo se repetir até metade da dose após 10-15 minutos de acordo com o pH, então deve sempre ser guiada pela gasometria.

Acredita-se que o tratamento mais adequado para a acidose durante a PCR seja a RCP de alta qualidade.

H: Hiper/Hipocalemia

Distúrbios eletrolíticos costumam causar PCR por meio de graves arritmias, principalmente os distúrbios do potássio e, mais comumente ainda, a hipercalemia.

Os distúrbios eletrolíticos devem ser considerados em pacientes específicos, como o renal crônico, o queimado grave, a vítima de rabdomiólise, pacientes com insuficiência cardíaca em uso de Inibidores de ECA e de espironolactona e pacientes com diabetes mellitus.

As referências para o tratamento de distúrbios eletrolíticos em pacientes em PCR são escassas, mas independentemente disso a análise de eletrólitos deve ser feita na sala de emergência com máquina de beira de leito e amostra de sangue arterial ou uma veia calibrosa.

O tratamento para hipercalemia ou hiperpotassemia consiste em:

- Gluconato de cálcio a 10%: 10 a 20 mL EV em bólus – a dose pode ser repetida a cada 2-5 minutos e o número máximo de doses não tem predeterminação.
- Glicose (50 g) + insulina (10 UI): ambos EV, em bólus – monitorizar glicemia apenas em sangue arterial ou veia calibrosa.
- Bicarbonato de sódio 8,4%, conduta já citada antes.
- Considere diálise diante de PCR hipercalêmica resistente às medidas medicamentosas.

Já o tratamento da hipocalemia ou hipopotassemia consiste em:

- Com relação à PCR não existem dados substanciais que comprovem que a reposição de potássio durante a PCR por hipocalemia seja benéfica nem muito menos o quanto se deve repor.
- Algumas referências sugerem:
  - KCl a 19,1% (ampola de 10 mL).
  - Diluir o KCL em soro fisiológico.
  - Dose de ataque: 2 mEq/min, durante 10 minutos (8 mL de KCl).
  - Se PCR mantida, infundir 0,5 a 1 mEq/min por mais 10 minutos
  - Sempre monitorizar o potássio sérico, coletado em artéria ou veia calibrosa.

H: Hipóxia

A hipóxia grave de qualquer etiologia costuma ser revertida com as medidas adjuvantes da PCR, sejam elas reversão de um pneumotórax existente, uso de via aérea definitiva – ver Capítulo 3: *Manejo das Vias Aéreas –,* ou mesmo cirurgias de grande porte. Entre as principais causas que podem causar PCR por hipóxia estão DPOC e asma complicadas, traumas penetrantes, obstrução de via aérea por corpo estranho e pneumonia, por exemplo.

T: Tamponamento Cardíaco

É um caso de difícil diagnóstico e frequentemente esquecido durante a avaliação das causas reversíveis de PCR, sendo pensado normalmente quando o paciente já apresenta um diagnóstico prévio de tamponamento ou quando um ultrassom à beira do leito estiver disponível.

Nessa situação, a pericardiocentese ou a toracotomia de ressuscitação podem reverter a PCR de imediato, sendo a toracotomia mais comum nos casos associados ao trauma.

T: Pneumotórax Hipertensivo (*Tension Pneumothorax*)

Apesar de ser um acometimento comum no trauma, pode ocorrer de maneira espontânea, o diagnóstico do pneumotórax hipertensivo é difícil e sutil, portanto deve-se sempre pensar e descartar essa etiologia diante de uma PCR.

Expansibilidade torácica assimétrica, ausculta pulmonar alterada, desvio de traqueia e de mediastino e estase jugular podem sugerir a sua existência.

Diante da suspeita clínica, deve-se realizar punção de alívio imediatamente. Entretanto, a punção com a posterior drenagem sozinha não é sempre capaz de reverter a PCR por si só.

Trombose coronariana

Síndromes coronarianas agudas, em especial o infarto agudo do miocárdio (IAM), representam algumas das causas mais frequentes de PCR. Eletrocardiogramas que evidenciam AESP, por exemplo, podem estar apenas refletindo um IAM de grande extensão.

A intervenção coronariana percutânea (ICP) deve ser prioridade nos cuidados pós-parada, mas a sua realização durante o procedimento de ressuscitação é controversa. Caso se opte por realizar a ICP durante o salvamento é importante lembrar que aparelhos compressores mecânicos continuem realizando RCP adequadamente enquanto o procedimento é feito.

T: Tromboembolismo Pulmonar

As evidências sobre a necessidade de um tratamento específico para a embolia pulmonar durante a RCP também são controversas e insuficientes, porém, quando realizado, se baseia no uso de fibrinolíticos, que em alguns casos aumentaram a taxa de RCE e a sobrevida, com bom prognóstico neurológico.

Em pacientes com diagnóstico ou forte suspeita clínica, portanto, deve-se considerar o uso de fibrinolítico associado às manobras de RCP apenas se essa decisão for tomada de maneira precoce.

As diretrizes internacionais e as europeias (ERC) do ACLS 2015 sugerem o uso de fibrinolíticos ou a embolectomia para o tratamento da embolia pulmonar (EP) durante a RCP apenas quando a EP for a causa conhecida da PCR. Entretanto, após a administração da fibrinólise, a RCP deve ser mantida por 60-90 minutos.

O uso de circulação extracorpórea deve ser considerado apenas medida de resgate em pacientes em tratamento refratário ou como meio de facilitar a embolectomia.

T: Tóxicos

A intoxicação como causa de PCR está cada vez mais comum nos prontos-socorros de todo o mundo e, no entanto, ainda são pouco lembradas como causas passíveis de tratamento.

Principalmente em pacientes jovens, um ponto importante é que a RCP deve ser continuada por um período mais longo que o comum, já que durante as medidas de ressuscitação a substância tóxica que causou a PCR continua a ser metabolizada e excretada. Alguns relatos de caso indicam que a circulação extracorpórea durante a RCP também apresenta bons resultados.

Existem diversas modalidades de tratamento para a PCR de origem tóxica, porém não podemos nos aprofundar sobre todos os seus antídotos específicos neste capítulo, por isso falaremos dos principais.

O tratamento da PCR por intoxicação pode se dar com a infusão EV de emulsão lipídica em algumas circunstâncias, tendo benefício descrito na literatura apenas para paciente intoxicados por anestésicos locais. Existem sugestões de que seu uso pode ter efeito benéfico também nas intoxicações por tricíclicos, betabloqueadores e drogas lipossolúveis. A administração da emulsão reduz o sequestro de medicamentos lipofílicos nos tecidos, retirando o tóxico dos órgãos e aumentando o inotropismo cardíaco. Deve ser administrada em solução EV a 20%, não ultrapassando a dose máxima de 12 mL/kg.

Já a naloxona é amplamente aceita e utilizada para a reversão da depressão respiratória na intoxicação por opioides, podendo inclusive ser usada no atendimento pré-hospitalar. No ambiente hospitalar pode ser usada EV na dose de 0,4 a 2 mg ou via oral (VO) a cada 2 a 3 minutos. Apesar da sua ampla aceitação e efeitos benéficos, nenhuma diretriz recomenda o seu uso em PCR associada a opioides.

Em casos de suspeita de intoxicação por antidepressivos tricíclicos, como em tentativas de suicídio, o tratamento com bicarbonato de sódio é indicado, podendo ser usado em doses de 1 a 1,5 mEq/kg.

A principal complicação da intoxicação por cocaína é a manifestação de síndromes coronarianas agudas (SCA), que podem facilmente evoluir para PCR. Diante de uma SCA por cocaína devem-se utilizar benzodiazepínicos, nitroglicerina e morfina. O uso de betabloqueadores pode agravar o quadro e produzir vasoespasmo do óstio coronário.

ESPECIFICIDADES DA PCR NO TRAUMA

Em ocorrências de PCR associadas ao trauma, as taxas de insucesso costumam ser muito maiores, pois frequentemente as manobras de RCP são insuficientes diante do provável mecanismo grave de trauma que provocou a parada.

Quando a PCR ocorre em vítimas de trauma, a estabilização da coluna cervical é fundamental, mas, ainda assim, o retorno da circulação espontânea deve ser a prioridade e as compressões de salvamento devem ser realizadas independentemente de qualquer possível lesão. Estudos indicam também que, especificamente com relação ao trauma, quanto menor a duração da PCR, maior a taxa de sobrevivência das vítimas.

Para a abertura inicial da via aérea deve-se priorizar a realização da manobra de *jaw thrust* em vez da *chin lift*, pois a primeira permite preservação cervical maior. Entretanto, caso não esteja sendo eficaz, a segunda pode ser realizada.

Em vítimas de trauma com praticamente 100% de chance de mortalidade e mau prognóstico, a RCP com toracotomia pode ser realizada, porém as taxas de sobrevivência são muito baixas, apesar de maiores do que se não houver nenhuma intervenção.

Os mecanismos de trauma mais comumente relacionados à PCR são aqueles que evoluem para algumas das principais causas reversíveis citadas anteriormente, normalmente evoluindo para hipóxia, hipovolemia, redução do débito cardíaco por pneumotórax ou tamponamento cardíaco, ou ainda hipotermia.

SITUAÇÕES ESPECIAIS EM RESSUSCITAÇÃO

PCR na gravidez

As taxas de sobrevivência de mulheres grávidas que sofrem PCR são muito baixas, e o mais importante a se lembrar é que nesse tipo de parada estão envolvidas duas vidas: a da mãe e a do feto.

As principais recomendações para o atendimento da gestante em PCR são:

- Descompressão da veia cava inferior pelo afastamento uterino;
- Atentar para a hipotensão fisiológica da gravidez;
- Ofertar o máximo possível de fração inspiratória de oxigênio;
- Garantir um acesso intravenoso acima do nível do diafragma.

A maior dificuldade no atendimento da gestante é a tentativa de se manter a qualidade e a efetividade das compressões com a paciente inclinada, em decúbito lateral esquerdo, posição normalmente indicada para a descompressão da veia cava pelo deslocamento uterino. Alguns estudos indicam que o deslocamento manual do útero para o lado esquerdo e a manutenção da mãe em posição supina podem ter efeitos mais benéficos para a paciente do que o próprio posicionamento em decúbito lateral, por permitir a RCP de alta qualidade, portanto, deve ser empregado sempre que possível.

A manobra deve ser realizada com as duas mãos tracionando o útero para a esquerda ou com uma mão quando o médico for posicionado à direita e conseguir empurrar a cavidade uterina para a esquerda. Caso a técnica seja ineficiente, deve-se tomar a decisão de aplicar a técnica do decúbito lateral esquerdo, posicionando um coxim para deslocar pelve e tórax e inclinando a paciente aproximadamente 30°.

Pacientes grávidas podem desenvolver hipoxemia mais rapidamente, portanto o uso de bolsa-válvula-máscara oferecerá menor eficácia no manejo da via aérea, mas quando usada deve ser com oxigênio a 100%. A IOT pode oferecer maior dificuldade por alterações anatômicas, às vezes próprias da gravidez.

Para mais detalhes sobre o manejo de gestantes na sala de emergência, ver Capítulo 15: *Trauma na Gestante.*

PCR no afogamento

A ocorrência de afogamentos no Brasil é mais comum do que se costuma comentar, e o manejo dessa situação deve ser de domínio do médico socorrista. A vítima de afogamento pode demandar desde suporte apenas ventilatório até RCP *in situ.*

O mecanismo principal da RCP em quase afogamento é a hipóxia. Para essa situação específica, a sequência básica deve ser invertida e seguir as diretrizes mais antigas de A-B-C, priorizando a garantia da via aérea e a oxigenação efetiva. A ventilação deve ser iniciada o mais rápido possível, de preferência assim que se retirar a vítima da água. Manobras para retirada de água possivelmente engolida não estão indicadas.

Além disso, deve-se lembrar que o paciente afogado é sempre um potencial traumatizado, portanto a sequência do ATLS ABCDE deve ser realizada adequadamente.

Atenção também deve ser dada à utilização do DEA, dispositivo que **não pode** ser aplicado em superfícies corporais molhadas.

PCR pediátrica

Quando uma criança é encontrada em parada cardíaca, antes mesmo de chamar pelas equipes de resgate é necessário que se inicie a RCP, com atenção especial para as ventilações de resgate, tendo em vista que as principais causas de PCR em crianças são as de origem respiratória. Deve-se estar atento à prática da RCP de alta qualidade com maiores detalhes no atendimento à criança. Já se sabe que a RCP mal executada é uma das principais causas de morte preveníveis em crianças.

Muitas vezes, a falha na RCP advém da incapacidade de garantir uma via aérea pérvia. As crianças possuem uma desproporção importante do perímetro cefálico em comparação com o restante do corpo, portanto para garantir a posição mais adequada para o occipício no momento de abertura da via aérea pode-se necessitar da utilização de um coxim.

CAPÍTULO 4 – Parada Cardiorrespiratória no Trauma

Assistolia e bradicardia com QRS largo são mais comuns em parada por asfixia, e fibrilação ventricular, apesar de menos comum, é um ritmo mais encontrado em crianças mais velhas.

Não existem estudos que comprovem a efetividade do uso de vasopressores na parada cardíaca pediátrica, apesar de eles ainda constarem nos algoritmos internacionais. Quando usados, as doses devem ser de:

- Epinefrina: 0,01 mg/kg também com repetição a cada 3-5 minutos (na ausência de acesso endovenoso pode-se ofertar uma dose endotraqueal de 0,1 mg/kg).
- Amiodarona: 5 mg/kg em bólus durante a RCP, podendo repetir até duas vezes em caso de parada refratária.
- Lidocaína: tem indicação pelos algoritmos internacionais no manejo da PCR pediátrica. Deve ser ofertada em dose inicial de 1 mg/kg para dose de ataque. Dose de manutenção de 20-50 mcg/kg por minuto em bomba de infusão contínua iniciada em menos de 15 minutos da aplicação da dose de ataque. Caso mais de 15 minutos, repetir.

De resto, o procedimento de salvamento pediátrico deve seguir os mesmos procedimentos de um salvamento adulto, com o algoritmo proposto e validado pelo ATLS, de acordo com o ritmo detectado.

CUIDADOS PÓS-PARADA

Os cuidados pós-ressuscitação são de extrema importância, visto que uma parcela considerável de vítimas morre entre 24 e 36 horas após a PCR, muitas vezes por disfunção miocárdica, ou sobrevive com sequelas pelo tempo de hipóxia cerebral, por exemplo. Desse modo, os cuidados pós-PCR são intervenções e atitudes realizados imediatamente após o retorno da circulação espontânea no intuito de evitar síndromes de falência múltipla de órgãos, incluindo busca pela causa precipitante da PCR, controle hemodinâmico, hidroeletrolítico, metabólico e respiratório (**Tabela 4.2**).

TABELA 4.2. MONITORIZAÇÃO DO PACIENTE EM UTI			
Oximetria de pulso	Saturação venosa de oxigênio central	Débito urinário	Pressão arterial invasiva e venosa central
Temperatura central	Laboratório geral + Lactato sérico	Radiografia de tórax à beira do leito	Eletrocardiograma contínuo

A síndrome de lesão tecidual secundária à isquemia, com injúria adicional de reperfusão, pode se manifestar ainda com lesão cerebral e disfunção miocárdica, agravada ainda pela persistência da patologia de base. Nessa perspectiva, a isquemia de fluxo cerebral > 5 min causa apoptose neuronal e liberação de diversos mediadores que ocasionam a injúria de reperfusão.

Nesse contexto, os pacientes devem ser transferidos para a UTI o mais breve possível, para que sejam reavaliados periodicamente, com checagem de posicionamento de cânulas e acompanhamento da capnografia. Além disso, o paciente deve ser estabilizado com uma PA sistólica em alvo > 90 mmHg e PAM > 65 mmHg.

Em relação à ventilação, deve-se evitar a hipoxemia, sendo recomendada suplementação de O_2 a 100%, tendo como meta a saturação de oxigênio entre 94-96%. O acompanhamento pode ser feito com gasometria e oximetria de pulso, evitando hipo ou hipercapnia. A cabeceira da cama deve ser elevada a 30° para evitar broncoaspiração e edema cerebral.

Segundo a AHA, uma temperatura controlada deve ser almejada para evitar danos neurológicos, e a meta estabelecida é entre 32 e 36 °C por pelo menos 24 horas após PCR. Após esse período, deve-se evitar a febre. Ademais, no suporte metabólico, hiperglicemias não são toleradas acima de 180 mg/dL.

O prognóstico é avaliado somente 72 horas após a PCR, visto que é necessário considerar lesões e sequelas neurológicas a partir de exames clínicos. Um período menor que o mencionado pode falsear exames, devido principalmente ao uso de medicamentos.

RESOLVENDO O CASO CLÍNICO...

Paciente evoluiu irresponsivo. Solicitada equipe de reanimação cardiopulmonar de acordo com o código vermelho do hospital. Reconhecido o ritmo da parada, que no caso foi AESP, devem-se iniciar prontamente os esforços de reanimação. Durante o evento foi realizada ultrassonografia *point-of-care*, que observou deslizamento anormal das pleuras, associado à imagem em estratosfera em seu modo monodimensional. O radiologista, que havia realizado a radiografia de tórax anteriormente, confirmou uma imagem sugestiva de pneumotórax hipertensivo. Concomitantemente aos exames complementares foi realizada toracotomia em hemitórax esquerdo, associada a drenagem torácica em selo d'água. Paciente

CAPÍTULO 4 – Parada Cardiorrespiratória no Trauma

retornou à circulação espontânea na checagem de ritmo/pulso seguinte à intervenção cirúrgica.

REFERÊNCIAS

1. American Heart Association. Destaques da American Heart Association 2015. Atualização das diretrizes de RCP e ACE. Versão em português. AHA [Internet]. 2015.

2. Bertelli A, Bueno MR, de Sousa RM. Estudo preliminar das relações entre duração da parada cardiorrespiratória e suas consequências nas vítimas de trauma. Revista da Escola de Enfermagem da USP 1999 Jun 1;33(2):130-41.

3. Lopez FA, Burns DAR, Campos Júnior, D. Tratado de Pediatria - Sociedade Brasileira de Pediatria. 3ª edição. Barureri: Manole, 2014.

4. Gonzalez M, Timerman S, Gianotto-Oliveira R, Polastri T, Canesin M, Schimidt A et al. I Diretriz de Ressuscitação Cardiopulmonar e Cuidados Cardiovasculares de Emergência da Sociedade Brasileira de Cardiologia [Internet]. 2nd ed. Rio de Janeiro: Sociedade Brasileira de Cardiologia, 2013 [cited 28 January 2018]. Disponível em: http://www.arquivosonline.com.br/2013/10002/pdf/interativa-10002.pdf.

5. Madeira DB, Guedes HM. Parada cardiorrespiratória e ressuscitação cardiopulmonar no atendimento de urgência e emergência: uma revisão bibliográfica. Revista Enfermagem Integrada-Ipatinga: Unileste-MG 2010 Nov;3(2): 533-42.

6. Martins HS, Brandão Neto RA, Velasco IT. Medicina de emergências: abordagem prática.

7. Nolan JP, Soar J, Cariou A, Cronberg T, Moulaert VR, Deakin CD, Bottiger BW, Friberg H, Sunde K, Sandroni C. European Resuscitation Council and European Society of Intensive Care Medicine 2015 guidelines for post-resuscitation care. Intensive Care Medicine 2015 Dec 1;41(12):2039-56.

8. Pediatric Cardiac Arrest Algorithm — 2015 Update [Internet]. American Heart Association; 2015 [cited 28 January 2018]. Disponível em: http://eccguidelines.heart.org/wp-content/uploads/2015/10/PALS-Cardiac-Arrest--Algorithm.pdf.

9. Soar J, Nolan JP, Böttiger BW, Perkins GD, Lott C, Carli P, Pellis T, Sandroni C, Skrifvars MB, Smith GB, Sunde K. European Resuscitation Council guidelines for resuscitation 2015. Resuscitation. 2015 Oct 1;95:100-47.

10. Stapczynski J, Tintinalli J. Tintinalli's Emergency Medicine. New York: McGraw-Hill, 2011. Part 12: Pediatric Advanced Life Support. Circulation 2005;112(24_suppl):IV-167-IV-187.

5

Choque Hipovolêmico

Lucas Arnaud
Daniel Linhares Cardoso
Bruno Gabriele Costa
Guilherme Pinho Mororó
Frederico Carlos de Sousa Arnaud

Paciente masculino, 54 anos, natural e procedente de Fortaleza, CE. Vítima de atropelamento. Fonte da história: acompanhante. História da doença atual: Paciente dá entrada no setor de emergência, vítima de atropelamento, apresentando quadro ansioso, sonolento e confuso, além de escoriações em extremidades e dor abdominal acentuada em hipocôndrio esquerdo. Apresenta dor moderada no restante do abdome. Antecedentes pessoais: tabagista ativo 30 maços/ano. Faz uso frequente de AINEs devido a uma lombalgia crônica. Antecedentes familiares: nega casos semelhantes. Exame físico: estado geral ruim, desidratado, hipocorado, taquipneico, acianótico, anictérico PA: 90 x 60 mmHg FC: 130 bpm; FR: 35 irpm. Ausculta respiratória: murmúrios vesiculares presentes sem ruídos adventícios. Ausculta cardíaca: ritmo cardíaco regular em dois tempos, bulhas normofonéticas, sem sopros. Abdome: distendido, doloroso difusamente (principalmente em hipocôndrio direito), Blumberg negativo. Extremidades: mal perfundidas, sem edemas, pulsos simétricos, filiformes nos quatro membros. Neurológico: pupilas isocóricas e fotorreagentes, campimetria visual preservada, MOE+, mímica facial simétrica, língua trófica sem desvios. Sensibilidade tátil e proprioceptiva preservada. Normorreflexia (bicipital, tricipital, patelar e aquileu). Reflexos cutaneoplantar flexor bilateral e cutaneoabdominal presentes. Coordenação sem alterações. O lavado peritoneal foi positivo para sangue. Qual o problema do nosso paciente? Como identificá-lo, tratá-lo e classificá-lo?

INTRODUÇÃO

O choque hipovolêmico (ou choque hemorrágico) consiste na diminuição da perfusão tecidual (e eventual lesão celular irreversível) causada por diminuição de fluxo sanguíneo, que pode ter como causa queimaduras, desidratação e hemorragias. É importante notar que o choque hipovolêmico é a causa mais comum de morte em pacientes politraumatizados. Estima-se que quase 2 milhões de pessoas morrem anualmente devido a hemorragia e mais de 75% desse número advém do trauma. Portanto, a princípio, todo paciente politraumatizado em choque é portador, até que provado o contrário, de choque hipovolêmico hemorrágico.

Epidemiologicamente, as mortes por causas externas (entre elas o politraumatismo) são a terceira maior causa de óbito no Brasil, e a segunda se considerarmos apenas óbitos em homens. Esse dado torna-se ainda mais significativo quando se nota que muitas das ocorrências de choque hipovolêmico têm potencial reversível se reconhecidas precocemente e tratadas adequadamente, considerando-se, é claro, a situação clínica do paciente como um todo.

MECANISMOS FISIOPATOLÓGICOS

Como a própria nomenclatura já informa, o choque hipovolêmico é decorrente de uma perda súbita de volume intravascular (que pode ocorrer por desidratação, hemorragias ou queimaduras). Tal perda tem por consequência a diminuição do retorno venoso para o coração, gerando, pois, uma redução do débito cardíaco. Inicialmente há uma tentativa de compensação por meio de taquicardia e da ativação de fatores que geram vasoconstrição, como a atividade simpática e o sistema renina-angiotensina-aldosterona. Há também respostas neuroendócrinas, como o aumento de liberação de endotelina e a adaptação dos próprios tecidos, que se tornam mais ávidos por oxigênio. No decorrer da evolução do quadro, a resposta compensatória não demonstrará mais efetividade, e, caso não haja reposição de volume (conduta fundamental para reverter a situação clínica), as células dos tecidos passarão a utilizar o metabolismo anaeróbico, desencadeando acidose lática (que, por definição, apresenta *anion gap* aumentado). Persistindo a falta de oxigênio, surge resposta inflamatória e imunológica associada a disfunção de órgãos (lesão renal, isquemia miocárdica), chegando a um estágio de lesão celular irreversível, que justifica o surgimento de disfunções orgânicas ou até mesmo da morte.

Além do trauma, outros mecanismos podem estar presentes no processo fisiopatológico do choque hemorrágico, como fraturas ósseas e lesão direta tecidual, que liberam substâncias tóxicas na circulação e promovem uma resposta inflamatória exacerbada. A presença de contusão ou isquemia miocárdica pode significar um componente cardiogênico em alguns pacientes. A presença de

CAPÍTULO 5 – Choque Hipovolêmico

pneumotórax e tamponamento cardíaco, por sua vez, é possível componente de caráter obstrutivo. A existência de trauma torácico (e lesão pulmonar) pode agravar a hipoxemia.

CLASSIFICAÇÃO E INVESTIGAÇÃO DIAGNÓSTICA

No atendimento em trauma, a correta execução do exame primário, o "ABCDE" – ver Capítulo 1: *Atendimento Inicial ao Politraumatizado* – é capaz de identificar a clínica do choque e possíveis focos de hemorragia, podendo tratá-lo precocemente. O paciente normalmente apresenta hipotensão, taquicardia, extremidades frias, cianose, oligúria, sonolência, desorientação e confusão.

O ponto-chave do exame primário na identificação do choque é o "C", ou "*Circulation*", que consiste na avaliação hemodinâmica do paciente politraumatizado. Devem-se monitorizar a pressão arterial sistêmica e o pulso periférico, além de procurar possíveis sítios de sangramento (principais exemplos: tórax, abdome, pelve e ossos longos, como o fêmur). Deve-se realizar dois acessos periféricos calibrosos (em crianças menores de 6 anos, nas quais se encontra dificuldade para realizar acessos periféricos, pode-se utilizar a via intraóssea – ver capítulo 13: *Trauma Pediátrico*). Caso haja dificuldade na obtenção dos acessos periféricos, pode-se buscar obter um acesso central pela veia subclávia ou veia femoral, principalmente, ou a via intraóssea (em geral feita na tíbia) em adultos também. Se em atendimento pré-hospitalar, a primeira medida seria o controle da perda sanguínea por compressão da ferida e emprego de curativos compressivos. Os principais fatores que evidenciam choque em um paciente hipovolêmico seriam o pulso, a pressão arterial sistólica e a diurese, que estão diminuídos.

Nos casos de trauma, a maioria dos pacientes apresenta hipovolemia como causa básica do choque, mas deve-se considerar a possibilidade de outros fatores causais, como os choques dos tipos cardiogênico, obstrutivo, neurogênico e séptico. Um quadro de pneumotórax hipertensivo ou de tamponamento cardíaco, por exemplo, pode gerar choque obstrutivo. Acometimento traumático grave na coluna vertebral em nível cervical ou torácico pode diminuir o tônus simpático do paciente, gerando vasodilatação e consequente choque neurogênico. Segundo o *ATLS*, o choque séptico é incomum no cenário do trauma, sendo mais importante considerá-lo em pacientes que demoraram horas para chegar à emergência do hospital. A septicemia pode estar presente quando a causa de trauma em pacientes idosos é uma infecção oculta, com destaque para a infecção do trato urinário. Nesse contexto, o choque hipovolêmico é dividido em quatro classes, conforme a **Tabela 5.1**.

TABELA 5.1. CLASSIFICAÇÃO DO CHOQUE HIPOVOLÊMICO				
	Classe I	Classe II	Classe II	Classe IV
Perda volêmica em %	< 15%	15-30%	30-40%	> 40%
Perda volêmica em mL (paciente 70 kg)	< 750	750-1.500	1.500-2.000	> 2.000
Frequência cardíaca	< 100/min	> 100/min	> 120/min	> 140/min
Pressão arterial	Sem alterações	Sem alterações	Hipotensão	Hipotensão
Reenchimento capilar	Sem alterações	Prolongado	Prolongado	Prolongado
Frequência respiratória	< 20/min	20-30/min	30-40/min	> 35/min
Débito urinário	> 30	20-30	5-20	Desprezível
Nível de consciência	Pouco ansioso	Ansioso	Ansioso-confuso	Confuso-letárgico
Reposição volêmica	Cristaloides	Cristaloides	Cristaloides + CH	Cristaloides + CH

CONDUTA

A própria classificação das classes do choque hipovolêmico nos adianta o fundamento da conduta clínica nessa situação: a reposição volêmica. De modo geral, deve-se realizar uma restauração rápida da perfusão sanguínea aos tecidos, por meio da ressuscitação com fluidos, vasopressores (se necessário) e suporte respiratório. É importante a correção da causa base. O uso de fluidos (preferencialmente cristaloides) para reposição volêmica deve seguir os preceitos da hipotensão permissiva, em especial deixando a pressão sistólica aproximadamente igual a 90 mmHg, com o uso de 250 a 500 mL de fluidos. Isso é importante, porque diminui as comorbidades causadas pelo uso de cristaloides excessivamente, como coagulopatia, além de acidose e aumento do sangramento (devido a diminuição da pressão osmótica e aumento da permeabilidade capilar). Essa terapêutica porém é contraindicada em pacientes grávidas, idosos e com lesões corporais. Essa medida parece ser mais vantajosa que a transfusão maciça com cristaloides, que antes era preconizada por ser uma terapêutica de baixo custo, por ter fácil acesso e por não necessitar de testes para patógenos, como o sangue precisa.

Foi cogitada também a possibilidade do uso de coloides para ressuscitação, por ter um componente osmótico favorecendo a expansão do volume circulante nos vasos. Contudo, eles estão relacionados a várias desvantagens, como custo e reações de hipersensibilidade. Outra opção era o uso de plasma, que se demonstrou ser bem mais eficaz, aumentando, também, o volume circulante e possuindo componentes plaquetários que favorecem a contenção dos sangramentos. No entanto, a compatibilidade e o risco de transmissão de infecções limitam seu uso. Nesse contexto foi proposta uma terapêutica de 1:1:1 (plasma: sangue + plaquetas: sangue) nos pacientes acometidos por trauma. Interessante notar que todos esses produtos possuem citrato, o qual, em pessoas que estão expostas a uma reposição volêmica excessiva, como nos pacientes em choque, acaba sendo tóxico, podendo causar hipocalcemia e coagulopatia progressiva. Logo, deve ser feita a dosagem de cálcio sérico comparado com outros eletrólitos.

No ambiente pré-hospitalar não se recomenda a transfusão excessiva com cristaloides. Notou-se que seu uso deve ser controlado e que o uso de plasma e sangue está sendo cogitado nesse cenário devido aos grandes benefícios que trazem. Contudo, há dificuldades para seu uso, como risco de infecção e acesso nem sempre fácil a esses produtos. No trauma, a causa principal seriam os sangramentos, que devem estar controlados, seja por compressão ou por uma possível abordagem invasiva em ambiente hospitalar. A escolha da solução ideal para reposição é controversa. Todavia em nosso país utilizam-se principalmente cristaloides (como o Ringer lactato), recomendados pelo seu baixo custo.

Assim que o paciente chega ao hospital, busca-se restaurar o volume vascular e controlar hemorragias, com as medidas de controle de dano:

- Controlar e evitar a hipotermia (explicados adiante).
- Uso de medidas como compressão direta ou uso de equipamentos para interromper sangramentos.

SOS TRAUMA – MANUAL DE ATENDIMENTO AO POLITRAUMATIZADO

▶ Diminuir a quantidade de cristaloides infudidos.

▶ Usar o protocolo de transfusão maciça, para garantir reposição adequada dos produtos sanguíneos, evitando desequilíbrios nesses produtos.

▶ Atrasar a reposição de fluidos até a hemostasia definitiva.

▶ Evitar atrasos nas medidas definitivas para correção (cirurgia, endoscopia, angiografia etc.).

▶ Obter informações sobre a coagulação do paciente para orientar no tratamento.

Classicamente, a literatura recomenda a reposição de 20-40 mL/kg nas primeiras horas, devendo-se administrar ao todo, em geral, 1 a 2 L no adulto e 20 mL/kg na criança. O parâmetro do débito urinário indica boa resposta à reposição se maior que 0,5 mL/kg/h em adultos e 1 mL/kg/h em menores de 12 anos. O nível de consciência, a perfusão periférica e os valores de lactato também permitem avaliar a efetividade do tratamento. Se o quadro for refratário, pode ser necessária a utilização de vasopressores.

Em pacientes com choque em graus III e IV deve-se transfundir concentrado de hemácias. Além disso, vale relembrar que é importante a identificação do local do sangramento para este seja contido. Nesse contexto, alguns métodos complementares podem ajudar, como o ultrassom *FAST*, exame útil no diagnóstico de sangramentos abdominais e de rápida realização, tendo em vista a contraindicação ao uso da tomografia computadorizada (TC) em pacientes instáveis – ver Capítulo 17: *Ultrassom* Point-of-Care *no Trauma*. Pacientes com profunda hipotensão com lesões abdominais e pélvicas podem ser beneficiados com a oclusão de balão endovascular ressuscitante da aorta (REBOA), que tem como princípio a diminuição da perfusão distal e o aumento da pós-carga, no intuito de tentar manter a perfusão adequada nos órgãos mais essenciais, como cérebro e coração. Vale ressaltar que seu uso ainda está em estudo, porém sabe-se que não substitui a toracotomia de reanimação em extensos sangramentos de tórax.

Em sua décima edição, o manual *ATLS* propõe algumas modificações (conceituais e práticas) nessa abordagem. Segundo essa literatura, torna-se mais importante avaliar a resposta individual de cada paciente à reposição de fluidos no sentido de optar por um maior ou menor volume final infundido. Nesse contexto, o *ATLS* recomenda uma infusão inicial em bolo de fluidos isotônicos, cerca de 1 L para adultos e 20 mL/kg para pacientes pediátricos com menos de 40 kg. A resposta à terapia pode ser avaliada segundo critérios da **Tabela 5.2**.

CAPÍTULO 5 – Choque Hipovolêmico

TABELA 5.2. RESPOSTA INICIAL À RESSUSCITAÇÃO COM FLUIDOS

	Resposta rápida	Resposta moderada	Resposta mínima ou ausente
Sinais vitais	Retornam ao normal	Relativa melhora, pode haver recorrência de baixa pressão sanguínea ou frequência cardíaca	Continuam anormais
Perda sanguínea estimada	Mínima (< 15%)	Moderada e continuando (15%-40%)	Severa (> 40%)
Necessidade de transfusão	Pequena	Moderada a alta	Imediata
Preparação do sangue	Tipagem e prova cruzada	Tipagem	Transfusão de emergência
Necessidade de intervenção operatória	Possivelmente	Provável	Muito provável
Presença precoce de cirurgião	Sim	Sim	Sim

* Soluções cristaloides isotônicas, até 1000 mL em adultos; 20 mL/kg em crianças.

É importante ressaltar que o uso de fluidos cristaloides isotônicos, apesar de ainda muito utilizado de modo indiscriminado, quando em excesso traz prejuízos como coagulopatia, insuficiência respiratória e síndrome de compartimento, trazendo como benefício apenas o aumento da volemia intravascular. Nesse contexto, tem-se preconizado agora que não se passem 3L de fluidos cristaloides isotônicos infundidos em 24 horas em pacientes com sangramento agudo devido a trauma.

Outra medida secundária na abordagem ao choque hipovolêmico já consta na avaliação primária do trauma: a prevenção de hipotermia (principalmente com aquecimento a 39° dos líquidos infundidos). Em até 30% dos pacientes com lesões traumáticas graves pode haver coagulopatia importante associada. O principal mecanismo fisiopatológico nesse contexto é o consumo de fatores da coagulação devido às perdas sanguíneas por hemorragia, gerando distúrbios na hemostasia secundária (situação que pode ser avaliada pelo tempo parcial de tromboplastina ativada, em se falando de fatores da via intrínseca, e pelo tempo de protrombina, em se falando da via extrínseca). Os grandes volumes de fluidos podem gerar trombocitopenia por diluição, acometendo desse modo a hemostasia primária (sendo importantes na avaliação desta a contagem de plaquetas e o tempo de sangramento na primeira hora de atendimento).

Atualmente, o uso de substâncias pró-coagulantes tem crescido bastante. Entre essas substâncias encontramos o ácido tranexâmico, o fator VII recombinante ativado, o concentrado complexo de protrombina e de fibrinogênio. Em geral, o uso dessas substâncias, em muitos lugares, está restrito a pacientes hemofílicos ou que fazem uso de varfarina, diminuindo a necessidade do protocolo de transfusão maciça e, consequentemente, diminuindo seus efeitos colaterais. Atualmente, além do uso já mencionado, o ácido tranexâmico pode ser utilizado quando se faz transfusão maciça.

PROGNÓSTICO E COMPLICAÇÕES

O prognóstico do choque hemorrágico depende de algumas variáveis. A situação clínica do paciente como um todo deve ser levada em consideração. Pacientes com múltiplos sítios de sangramentos, nos extremos de idade (prematuros e idosos), têm manejo dificultado e, muitas vezes, prognóstico mais reservado. As complicações diretamente decorrentes do choque hipovolêmico são as lesões celulares irreversíveis que geram disfunções orgânicas, como insuficiência renal, hepática ou até cardíaca.

A reposição volêmica também pode gerar complicações. Uma delas é a hipotermia, que ocorre quando há negligência no aquecimento dos fluidos. A hipotermia gera problemas como coagulopatias (principalmente relacionados a plaquetas), aumento da viscosidade sanguínea, desvio da curva de dissociação da oxiemoglobina para a esquerda (o que dificulta o fornecimento de oxigênio para os tecidos), além de arritmias cardíacas (potencialmente fatais). Outro problema, cada vez mais frisado, é a reposição volêmica em pacientes cujo foco de sangramento não foi controlado. Uma reposição vigorosa nesses pacientes pode desencadear agravamento do sangramento. Se tal situação for necessária, deve-se buscar a "ressuscitação balanceada", na qual se repõe menos volume que o habitual. Outras complicações seriam coagulopatia diluicional e edema pulmonar.

Para monitoramento do prognóstico desses pacientes graves pode-se fazer uso de tromboelastogragia ou tromboelastografia rotacional, identificando precocemente coagulopatia e suas complicações, por meio do valor do lactato e de bases.

RESOLVENDO O CASO CLÍNICO...

Paciente dá entrada no setor de emergência, vítima de atropelamento, apresentando quadro ansioso moderado, escoriações em extremidades e dor abdominal acentuada em hipocôndrio esquerdo. Apresenta dor moderada no restante do abdome. PA: 90 x 60 mmHg; FC: 130 bpm; Fr: 35 irpm. O lavado peritoneal foi positivo para sangue.

Pela realização do exame primário preconizado pelo *ATLS*, encontramos, na fase C ou *Circulation*, um paciente com hipótese diagnóstica de hemorragia em sítio abdominal gerando choque hipovolêmico. Desse modo, o lavado peritoneal positivo nos confirma a origem do sangramento. Os parâmetros expostos no caso clínico devem ser medidos durante o "C", ou "*Circulation*", do atendimento inicial ao politraumatizado, classificando nosso paciente, portanto, em um choque hemorrágico classe III. Pressão de 90 x 60 mmHg (reduzida), frequência de 130 (classe III: > 120/min), frequência respiratória de 35 (classe III: 30-40/min). A perda volêmica esperada para um paciente em tal situação clínica seria de cerca de 20-40%, o que equivale, em um paciente de 70 kg, a 1.500-2.000 mL de sangue. O tempo de reenchimento capilar, ainda que não explicitado no caso-texto, estará diminuído. O débito urinário esperado é de 5-20 mL/h. Atentar para o estado mental do paciente, que além de ansioso (característica da classe II) está confuso (classe III: ansioso-confuso). A conduta para esse paciente seria a reposição volêmica, sendo ao todo 1-2 L de Ringer lactato por dois acessos periféricos calibrosos, iniciando em bolo de 20-40 mL/kg, além de transfusão de concentrado de hemácias, devendo o médico sempre verificar parâmetros como débito urinário, nível de consciência e perfusão periférica. O uso de vasopressores pode ser necessário. Também é importante a monitorização ventilatória, além de aporte de oxigênio.

REFERÊNCIAS

1. American College of Surgeons Committee on Trauma. ATLS student course manual. 10th ed. Chicago: American College of Surgeons, 2018.
2. Cannon JW. Hemorrhagic shock. New England Journal of Medicine 2018 Jan 25;378(4):370-9.

3. Cantle, PM, Cotton, BA. Balanced resuscitation in trauma management. Surgical Clinics of North America 2017 Oct; [s.l.] 97(5): 999-1014. Elsevier BV. http://dx.doi.org/10.1016/j.suc.2017.06.002.

4. Gaieski D. Shock in adults: types, presentation and diagnostic approach. Disponível em: http://www.uptodateonline.com/online/content/topic.do?topicKey=cc_medi/11364&selectedTitle=1%7E150&source=search_result. (Última atualização 2009.)

5. Gondek S, Schroeder ME, Sarani B. Assessment and resuscitation in trauma management. Surgical Clinics of North America 2017 Oct; [s.l.] 97(5): 985-98. Elsevier BV. http://dx.doi.org/10.1016/j.suc.2017.06.001.

6. Gonsaga RAT, Rimoli CF, Pires EA, Zogheib FS, Fujino MVT, Cunha MB. Mortalidade por causas externas em uma microrregião do estado de São Paulo. Rev Col Bras Cir 2012; 39:4.

7. Hall JE. Guyton & Hall: Tratado de Fisiologia Médica. 12. ed. Rio de Janeiro: Elsevier, 2011.

8. Harris T, Davenport R, Mak M, Brohi K. The evolving science of trauma resuscitation. Emergency Medicine Clinics 2018 Feb 1;36(1):85-106.

9. Martins HS. Hipotensão e choque no departamento de emergência. In: Martins HS et al., ed. Emergências Clínicas. Abordagem prática. 12ª ed. São Paulo: Manole, 2017. pp. 61-74.

10. Petrosoniak A, Hicks C. Resuscitation resequenced: A rational approach to patients with trauma in shock. Emergency Medicine Clinics 2018 Feb 1;36(1):41-60.

11. Settervall CH, Domingues CD, Sousa RM, Nogueira LD. Mortes evitáveis em vítimas com traumatismos. Revista de Saúde Pública 2012 Feb 3;46:367-75.

12. Vincent JL, De Backer D. Circulatory shock. New England Journal of Medicine 2013 Oct 31;369(18):1726-34.

6

Trauma Torácico

Erika Feitosa Queiroz
Matheus Arrais Alves
Vinícius Torres Bezerra
Carlos Matheus Teles Ponte
Israel Lopes de Medeiros

Paciente, masculino, 58 anos, sofreu queda de aproximadamente 4 metros de altura, sendo socorrido pelo Samu cerca de 20 minutos após o acidente. Ao exame físico, estava taquipneico, havia desconforto respiratório com enfisema subcutâneo, crepitações e dor torácica difusa à palpação por possível fratura de 4ª e 5ª costelas esquerdas, com ausculta de redução do murmúrio vesicular e macicez à percussão. Na inspeção, havia também certo desvio de traqueia. Foi levado ao hospital de referência em trauma da região. Chegando ao hospital, o que fazer para determinar o diagnóstico e a conduta terapêutica adequada ao doente? Qual o seu prognóstico?

INTRODUÇÃO

O trauma torácico é uma das principais causas de morte em pacientes politraumatizados, principalmente entre adultos jovens. Nos Estados Unidos, cerca de 25% das mortes por politrauma estão diretamente associadas ao traumatismo torácico. Grande parte desses doentes pode ser tratada precocemente com procedimentos realizados por médicos capacitados, reduzindo a morbimortalidade.

O atendimento inicial consiste na avaliação primária ao politraumatizado para normalização dos sinais vitais, preconizada pelo Colégio Americano de Cirurgiões (ATLS), seguido de avaliação secundária criteriosa, em que se institui o tratamento definitivo. A avaliação secundária é orientada pela anamnese detalhada e por suspeita de lesão específica. A maior preocupação durante a avaliação torácica é o achado de hipóxia, que deve ser tratado de modo rápido e eficaz, já que pode caracterizar lesão grave no tórax, com risco à vida.

O traumatismo torácico tem se destacado devido a fatores relacionados aos avanços na tecnologia, com meios de transporte mais velozes e aumento na violência urbana. O trauma torácico pode ser classificado quanto ao mecanismo de trauma em contuso (traumatismos fechados) ou penetrante (traumatismos abertos). Uma simples conversa com o paciente e seus familiares pode sugerir o mecanismo do trauma e, associado ao exame físico, estimar sua gravidade (**Tabela 6.1**).

O trauma contuso possui mortalidade superior à do trauma penetrante, tendo como causas os acidentes de trânsito, as quedas (principalmente em crianças) e impactos em geral. Já no trauma penetrante, as principais causas são os ferimentos por arma branca (FAB) e por arma de fogo (FAF), devendo-se considerar a possibilidade de lesão abdominal a partir do 4º EIC. Há ainda os traumatismos ocorridos com associação dos mecanismos supracitados.

As lesões torácicas com risco iminente de vida são: obstrução de via aérea, pneumotórax hipertensivo, pneumotórax aberto, lesão traqueobrônquica, hemotórax maciço e tamponamento cardíaco. As lesões com potencial risco de vida são: pneumotórax simples, hemotórax, contusão pulmonar, tórax instável, traumatismo contuso do coração, ruptura traumática de aorta, ruptura traumática de diafragma e ferimentos transfixantes do mediastino.

A "zona perigosa de Ziedler", que consiste em um quadrado imaginário tendo como limite superior o ângulo de Louis, como limite inferior o apêndice xifoide e como limites laterais as linhas mamilares direita e esquerda, contém estruturas que, se atingidas, podem comprometer a vida, implicando complicações. São destaques dessa área: coração, aorta torácica e arco aórtico, além da veia cava superior e inferior.

TABELA 6.1. ETIOLOGIAS SEGUNDO O TEMPO DE MORTE		
Morte Imediata (segundos a minutos)	**Morte Precoce (minutos a horas)**	**Morte Tardia (horas a dias)**
Lesões cardíacas e de grandes vasos	Obstrução das vias aéreas	Complicações pulmonares
	Pneumotórax hipertensivo	Sepse
	Contusão pulmonar	Lesões não diagnosticadas
	Tamponamento cardíaco	

ANATOMIA DO TÓRAX

O tórax é a porção mais superior do tronco e possui formato triangular, com o vértice na porção mais superior em contato com o pescoço. A caixa torácica é formada pela união das costelas (12 pares), do osso esterno, das cartilagens costais, dos músculos intercostais e das vértebras torácicas. Juntos compõem uma parte do esqueleto axial.

As costelas são ossos alongados que se conectam ao osso esterno e às vértebras torácicas, sendo divididas em 14 verdadeiras (sete pares), seis falsas (três pares) e quatro falsas flutuantes (dois pares). As costelas verdadeiras se unem diretamente ao esterno, enquanto as falsas conectam-se ao esterno por meio de cartilagens costais (**Figura 6.1A**).

A caixa torácica apresenta como funções a proteção de órgãos do tórax (como pulmões, grandes vasos e coração) e de órgãos localizados nas regiões adjacentes (como fígado, rins, pâncreas,

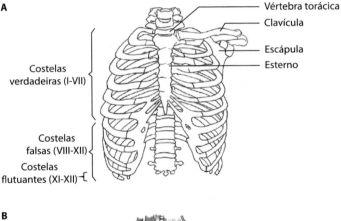

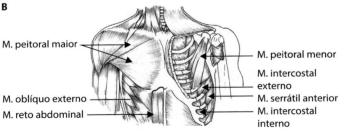

Figura 6.1 – A: Ossos da caixa torácica; B: Músculos da caixa torácica.

estômago e baço), além de possibilitar a expansão dos pulmões durante a respiração. Já a parede torácica é formada pelos tecidos e músculos dessa região (**Figura 6.1B**).

MECANISMOS FISIOPATOLÓGICOS

A fisiopatologia do trauma torácico envolve três alterações básicas: a acidose, a hipoxemia e a hipercapnia. Os mecanismos de lesão são de aceleração-desaceleração, lesão por objeto em alta velocidade, lesão com penetração em baixa velocidade e compressão.

A acidose metabólica ocorre por choque (hipoperfusão tecidual), estando presentes também em outras modalidades de trauma. Porém, no trauma torácico, ela pode ser agravada pela associação com acidose respiratória devido à possível hipoventilação.

A hipoxemia é definida como uma oferta insuficiente de oxigênio aos tecidos. A hipovolemia, secundária à hemorragia, é uma condição que acompanha a hipóxia em qualquer tipo de trauma que origine sangramento importante. Entretanto, o trauma torácico tem potencial para fazer surgir ou agravar a hipóxia por outros fatores: alteração na relação ventilação–perfusão ou alteração dos índices pressóricos na cavidade torácica. A hipóxia é a principal consequência da injúria torácica, devendo ser corrigida o mais rápido possível.

A hipercapnia, definida como o acúmulo de CO_2 no organismo, ocorre por uma ventilação ineficaz. Esta é ocasionada por alterações nas relações pressóricas da cavidade torácica, que podem gerar colapso pulmonar, ou pelo rebaixamento do nível de consciência, com queda do estímulo respiratório, podendo levar inclusive à parada respiratória.

ATENDIMENTO INICIAL

Com a chegada do doente à emergência, o profissional deve realizar o atendimento segundo o ABCDE – ver Capítulo 1: *Atendimento Inicial ao Politraumatizado*, em busca de lesões que ameaçam a vida (**Tabela 6.2**).

INVESTIGAÇÃO DIAGNÓSTICA E CONDUTA NAS LESÕES CONTUSAS E PENETRANTES

A contusão torácica pode levar a fraturas de costelas e do esterno, hemotórax, pneumotórax, síndrome do desconforto respiratório, ruptura traqueobrônquica, ruptura de aorta e tamponamento cardíaco.

TABELA 6.2. SISTEMATIZAÇÃO PROPOSTA PARA O ATENDIMENTO INICIAL AO POLITRAUMATIZADO (ATLS)

A (*Airway*)	Manutenção de vias aéreas pérvias e controle cervical
B (*Breathing*)	Avaliação e manutenção da respiração e da mecânica ventilatória
C (*Circulation*)	Manutenção da circulação e controle da hemorragia
D (*Disability*)	Avaliação do estado neurológico
E (*Exposure*)	Exposição do paciente (retirada das roupas) e controle do ambiente (por exemplo, evitar hipotermia)

Contusão Pulmonar

São lesões pulmonares que surgem, geralmente, nas primeiras 6 horas após um trauma fechado e somem comumente após 72 horas, sendo suas principais causas os acidentes de trânsito e as ocorrências domésticas. As lesões são visíveis no local do impacto ou no lado oposto (pelo contragolpe). O paciente pode não apresentar sintomas ou relatar dores de intensidades diversas, dispneia, taquicardia e hemoptise (50%), variando sua apresentação.

Em casos de franca insuficiência respiratória, instala-se a síndrome do desconforto respiratório. Os achados radiológicos dependem da extensão do edema/sangue no interstício e no espaço aéreo (**Figura 6.2**). Devem ser realizados o controle da dor e fisio-

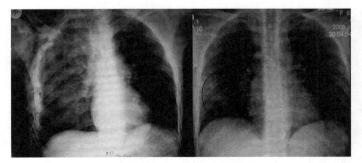

Figura 6.2 – *Radiografia na contusão pulmonar. Podem ser descritas também opacidades periféricas que dificultam a visualização de fraturas e lesões sem distribuição anatômica específica, que vão aumentando em radiografias sequenciais, podendo regredir em 2-4 dias.*

terapia respiratória. Quando estado grave, além da conduta citada, providenciar restrição hídrica, após estabilização do possível choque, diuréticos e assistência ventilatória.

Pneumotórax

É o acúmulo de ar na cavidade pleural, podendo levar a compressão do pulmão e dificuldade respiratória. O extravasamento ocorre por uma laceração aguda do pulmão em compressão ou por um fragmento ósseo, resultante de fratura de arcos costais, perfurando o pulmão. Se houver fístula de parênquima pulmonar com mecanismo valvulado, o pneumotórax pode se tornar hipertensivo. O paciente apresenta dispneia (taquipneia), expansão torácica reduzida e dor torácica, acompanhadas de cianose tardia. Ao exame físico, podem-se identificar o hipertimpanismo à percussão e a diminuição ou ausência de murmúrio vesicular à ausculta.

Nos casos de pneumotórax hipertensivo, aparecem sinais de choque com pressão venosa alta, turgência jugular (quando o choque ainda não está estabelecido), além de desvio do mediastino contralateral na radiografia de tórax (algumas vezes mais discreto). Pode ocorrer ainda compressão de grandes vasos e câmaras cardíacas, com achado mais tardio de desvio da traqueia à inspeção do tórax. O paciente pode apresentar dor torácica, dispneia e baixa saturação ao oxímetro de pulso. Quando disponível, o pneumotórax hipertensivo pode ser diagnosticado com exame por eFAST.

É importante lembrar que se deve instituir a terapêutica com drenagem do tórax, mesmo sem os exames radiográficos, até o momento do tratamento definitivo, pois tais casos exigem ação rápida para evitar a morte do doente por hipóxia. Primeiramente, a conduta consiste em realizar uma punção torácica de alívio do hemitórax (toracocentese), por ser mais fácil e rápida, para posterior drenagem adequada do tórax e, se necessário, tratamento com toracotomia.

Na descompressão com agulha há um risco de se instituir novo pneumotórax, sendo necessária reavaliação contínua do paciente. Uma descompressão bem- sucedida converte o pneumotórax hipertensivo em pneumotórax simples. Caso não seja possível realizar a punção de alívio com agulha ou a tentativa não tenha sido bem-sucedida, é indicado como alternativa realizar uma descompressão com o dedo até o momento da instituição do tratamento definitivo.

Punção Torácica de Alívio (Descompressão Rápida)

Utiliza-se uma agulha calibrosa (jelco 14) no 5º EIC introduzida a 90º, na linha axilar média, na borda superior da costela inferior, para evitar lesão de feixe vasculonervoso (**Figura 6.3**). Quando o jelco atinge a cavidade torácica, ocorre a rápida saída de ar, momento em que deve ser retirada a agulha e introduzido o plástico do material para prevenir perfuração pulmonar.

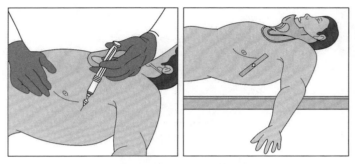

Figura 6.3 – *Iniciar com identificação do local adequada para punção de alívio, no 5º EIC do hemitórax acometido. Em seguida, inserir agulha com seringa. Por vezes, durante preparação do material, deixa-se certa quantidade de soro fisiológico na seringa para evidenciar a saída do ar com borbulhamento do líquido.*

Drenagem do Tórax (em selo d'água)

Realizada no 5º EIC do hemitórax acometido entre a linha axilar anterior e a linha axilar média. Deve-se proceder com a demarcação da região de incisão (na borda superior da costela inferior), a mensuração do dreno (com uma extremidade na fúrcula esternal e a outra na região demarcada para incisão, fixando nessa última extremidade uma pinça cirúrgica), checagem do material com assepsia e antissepsia local, assim como posterior aposição do campo cirúrgico. Após essa preparação inicial, a anestesia do local para incisão deve ocorrer na região entre a borda externa do músculo peitoral maior, a linha axilar média e a projeção da linha intermamilar (triângulo de segurança), passando por todos os planos até o periósteo.

Após incisão de 2-3 cm, proceder à divulsão dos planos até a cavidade pleural. Em seguida, realizar exploração digital para confirmação de chegada à cavidade torácica e inserção cuidadosa do dreno (28-32 French) marcado com pinças em sentido cranial e posterior, sendo conectado ao selo d'água, posicionando-o abaixo da altura do paciente (funciona por diferença de pressão).

A fixação do dreno à pele deve ocorrer com fio de sutura em nó de bailarina, finalizando com curativo (**Figura 6.4**). É importante observar o conteúdo do material drenado para indicação de conduta cirúrgica associada. Se o borbulhamento persistir por mais de 10 dias, indica-se cirurgia para a sutura do pulmão.

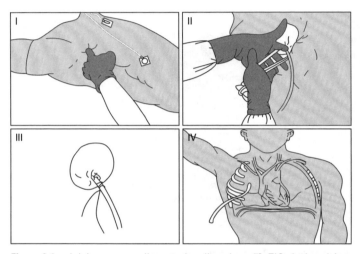

Figura 6.4 – *Iniciar o procedimento localizando o 5º EIC do hemitórax acometido (I). Após material separado, paramentar-se e medir o dreno (do local à fúrcula esternal). Realizar anestesia e incisão, seguidos de divulsão dos músculos até a cavidade pleural. Realizar exploração digital. Posicionar pinça Kelly no início do dreno e no local medido. Introduzir o dreno no sentido posterior e superior (II). Fixar o dreno, finalizando com nó de bailarina (III). Imagem interior do dreno no local adequada.*

Pneumotórax Aberto

É conhecido como ferida sobrante e consiste em perda de áreas da parede torácica, formando comunicação da cavidade pleural com o ambiente. Costuma ser visível no momento da inspeção no exame físico e também pela percepção do ruído de entrada e saída do ar pelo orifício. Se o diâmetro da ferida for maior que dois terços do diâmetro da traqueia, durante a inspiração o ar adentrará através da ferida e não pelas vias aéreas aos pulmões, ocasionando intensa insuficiência respiratória.

O paciente apresenta dor torácica, dispneia, murmúrio vesicular diminuído no hemitórax afetado à ausculta e som ruidoso à passagem do ar pela parede do tórax. A conduta consiste em realizar oclusão da ferida orificial com curativo de três pontas (deixando um lado solto e três vedados), formando uma espécie de válvula que, na inspiração, impede a entrada de ar que não seja pelas vias aéreas que levam ao pulmão, levando a um pneumotórax fechado (**Figura 6.5**).

Por isso, o tórax deve ser drenado e o paciente encaminhado ao tratamento definitivo, o qual corresponde ao desbridamento e à reconstrução da caixa torácica, restabelecendo sua integridade. Caso a conduta não seja realizada imediatamente, o paciente corre risco iminente de vida, chegando a óbito.

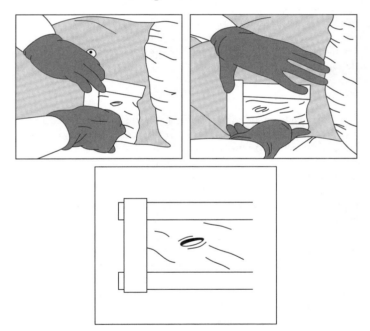

Figura 6.5 – *O curativo deve ser posicionado de modo que funcione a favor da gravidade, a depender da posição do paciente no leito.*

Hemotórax

Definido como sangue na cavidade pleural, decorrente de lesões do pulmão, parede torácica, grandes vasos da base do coração, lesões cardíacas ou abdominais. Ao exame físico, encontra-se redução ou ausência de murmúrio vesicular e macicez à percussão (sugestivos de derrame pleural).

A presença de dispneia é dependente da gravidade da compressão pulmonar, bem como sinais de choque hipovolêmico dependem do volume de sangue extravasado. Grande parte dos doentes apresenta-se sem sintomas por um hemotórax leve. A radiografia do tórax mostra linha de derrame pleural ou velamento difuso do hemitórax acometido (em decúbito dorsal).

O hemotórax maciço é caracterizado por saída igual ou superior a 1.500 mL à drenagem torácica do lado acometido; perda de um terço da volemia à drenagem do hemitórax; sangramento superior a 200 mL/h por tempo igual ou superior a 2 horas, sem estabilização hemodinâmica (sendo eliminada qualquer outra causa); ou sangramento contínuo pelo dreno, com necessidade de transfusões sequenciais e sem outro local de sangramento. Deve ser tratado com reposição volêmica vigorosa e controle da perda de sangue (em geral, cirúrgico).

Tórax Instável

O tórax instável corresponde a três ou mais costelas fraturadas consecutivas, com fraturas em diferentes pontos da costela, sendo o resultado, portanto, de múltiplas fraturas de costelas. A intensidade da dispneia depende da gravidade da contusão pulmonar e da capacidade muscular para ventilação. Fraturas de últimos arcos costais podem desencadear lesão hepática ou esplênica, enquanto dos arcos iniciais (um-quatro arcos costais) podem levar a lesões vasculares.

No exame físico, observa-se o movimento paradoxal do tórax, com expansibilidade assimétrica à inspeção, e a palpação pode revelar crepitação de arcos, assim como dor forte. O grande problema nesses casos é a contusão pulmonar consequente ao trauma grave, gerando os achados clínicos da condição. Como achado mais tardio, entre 12 e 24 horas após o trauma, instala-se um quadro de insuficiência respiratória, com necessidade de monitorização rigorosa para prevenção de agravos.

O manejo adequado do tórax instável começa com controle da dor, apesar de a maioria dos analgésicos comuns (acetaminofeno, narcóticos e AINES) não ser suficiente para controlar a dor e promover o conforto respiratório. Alguns estudos defendem a anestesia epidural como procedimento de escolha ideal para alívio da dor no tórax instável. Deve ser realizado também o tratamento das complicações pleurais. A assistência ventilatória deve ser instituída, utilizando-se suplementação de O_2 até ventilação mecânica com pressão positiva para manter $PO_2 > 60$ mmHg e $PCO_2 < 48$ mmHg.

Diante de falha terapêutica com analgesia agressiva, estudos recentes investigam o manejo cirúrgico para esse tipo de lesão torácica. Existem apenas três estudos prospectivos randomizados que comparam estratégias clínicas e cirúrgicas. A diretriz europeia sugere que, apesar de evidências reduzidas para melhores resultados com a fixação cirúrgica da parede torácica, nos pacientes que não conseguem realizar o desmame da ventilação mecânica ou naqueles que serão submetidos a toracotomia deve-se considerar a reconstrução de parede torácica (fixação). A estabilização cirúrgica precoce pode ser recomendada também em pacientes que exigiriam ventilação mecânica por um período > 48 horas (**Figura 6.6**).

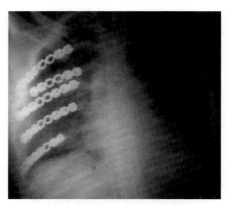

Figura 6.6 – *Pós-operatório (PO) de paciente vítima de tórax instável, com estabilização cirúrgica com placas de metal em fraturas em cinco arcos costais do hemitórax direito.*

Tamponamento Cardíaco

Consiste no acúmulo de líquido entre a dupla membrana pericárdica, em geral sangue decorrente do trauma, causando falência da bomba cardíaca. Uma pequena quantidade de líquido pode ser suficiente para restringir o enchimento cardíaco.

O quadro clínico clássico do tamponamento, a tríade de Beck – elevação da pressão venosa central, hipotensão e abafamento de bulhas –, é difícil de ser identificado no atendimento emergencial devido às condições do ambiente (barulho, grande movimentação), estando presente também em menos de metade dos casos. O pneumotórax hipertensivo, particularmente no hemitórax esquerdo, pode inicialmente mimetizar o tamponamento cardíaco, sendo diferenciado deste pela percussão com hipertimpanismo.

O pulso paradoxal, que é a redução da pressão sistólica em mais de 10 mmHg durante a inspiração, e o sinal de Kussmaul, que é o aumento da pressão venosa durante a inspiração, podem estar presentes, sendo também algumas vezes de difícil identificação.

A atividade elétrica sem pulso (AESP) em paciente vítima de trauma é um achado do ECG sugestivo de tamponamento cardíaco. A utilização do FAST identifica líquido no saco pericárdico com cerca de 90-95% de precisão (**Figura 6.7**).

Para a retirada do líquido, recomenda-se pericardiocentese ou drenagem pericárdica cirúrgica. A escolha do melhor tratamento vai depender dos materiais disponíveis e da experiência e treinamento da equipe de atendimento.

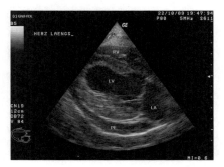

Figura 6.7 – *RV: ventrículo direito; LV: ventrículo esquerdo; LA: átrio esquerdo; PE: pericárdio. Ecocardiograma com achado de derrame pericárdico importante, sugestivo da condição clínica do tamponamento cardíaco, visível por região anecoica no pericárdio inferior. Deve-se proceder à pericardiocentese.*

Laceração de Vias Aéreas

Decorrente de impacto direto com contusão traqueal, de hiperextensão do pescoço em traumas frontais ou de instrumentos penetrantes na região. Ao exame físico encontram-se escoriações e equimoses em pescoço, alteração da voz (rouquidão), crepitações e dispneia.

A confirmação diagnóstica ocorre por broncoscopia. A conduta terapêutica visa estabelecer vias aéreas pérvias, estabilização hemodinâmica, bem como avaliação cirúrgica.

O doente deve permanecer em observação (tratamento conservador) até avaliação da equipe de cirurgia. Outro local comum de lesão é a carina ou o brônquio principal direito. O doente apresenta hemoptise moderada a intensa, desconforto respiratório e enfisema subcutâneo disseminado, assim como a presença de cianose.

A fibrobroncoscopia ajuda a identificar o local lesionado. Para restabelecer a oxigenação adequada, proceder com intubação seletiva contralateral. Diante de pacientes mais estáveis com indicação cirúrgica, espera-se que a inflamação e o edema se resolvam.

Ferimento Transfixante do Mediastino

A conduta cirúrgica é mandatória. Se o paciente estiver estável, são indicados exames de imagem para avaliar a melhor técnica cirúrgica. Se o paciente estiver instável, a exploração cirúrgica deve ser realizada imediatamente. Deve-se fixar o objeto caso ainda esteja presente no tórax, evitando lesões adicionais.

Lesão Esofágica

O esôfago torácico pode ser traumatizado por iatrogenia (por exemplo, em IOT) e por arma de fogo e outros instrumentos penetrantes. A lesão do esôfago é "silenciosa" na sua fase inicial, demonstrando poucos sintomas ou nenhum.

Quando sintomática, apresenta mediastinite, febre e dor à mobilização, por vezes associada a coleção purulenta. Portanto, a função do emergencista é identificar a lesão, confirmando-a por EDA quando necessário, e encaminhar à equipe cirúrgica, tendo iniciado antibioticoterapia de amplo espectro.

Lesão da Aorta

Cerca de 80% dos pacientes com ruptura de aorta morrem no local do acidente, com apenas 20% chegando vivos ao hospital e 10% sobrevivendo às primeiras 24 horas no hospital. A conduta nesse caso precisa ser efetuada de modo correto e precoce, caso contrário o paciente pode chegar a óbito. A lesão de aorta torácica representa não só um marco da gravidade do trauma como também indica a presença de outras lesões importantes que necessitam de tratamento.

Os sinais e sintomas no exame físico não são significativos, ocorrendo hematoma restrito ao mediastino, que pode disseminar para o espaço pleural, levando a hipotensão, choque hipovolêmico e óbito em pouquíssimo tempo. Portanto, ao pensar em tal lesão, questiona-se qual o método diagnóstico ideal, qual o momento para tratar a lesão e que tipo de técnica deve ser escolhida para realizar o reparo. Na radiografia, pode haver alargamento do mediastino e velamento do espaço aortopulmonar. A tomografia computadorizada com contraste completa a investigação do tórax para diagnosticar a lesão.

Quando identificada a lesão em aorta torácica, deve-se considerar o tratamento cirúrgico. Nem todos os pacientes com esse tipo de injúria necessitam de intervenção cirúrgica. Naqueles em que a cirurgia deve ser realizada de imediato a técnica endovascular é a recomendada, em comparação com a abordagem aberta do tórax.

Caso seja possível realizar o reparo cirúrgico mais tardiamente, essa deve ser a opção eleita, visto que proporciona melhores resultados, desde que a pressão arterial seja rigorosamente controlada no pré-operatório. Para os pacientes que não serão submetidos à cirurgia, é recomendado manter a pressão arterial sistólica abaixo de 120 mmHg pela ação, preferencialmente, de agentes betabloqueadores.

Hérnia Diafragmática Traumática

É mais comum à esquerda nos casos de trauma contuso. Pode passar despercebida na fase aguda, podendo ser diagnosticada em fase crônica até anos após o trauma (nesse caso, tamponada pelo omento) estrangulando as vísceras por espaço herniário (principalmente estômago). Durante a drenagem de tórax a exploração digital pode sugerir a presença das vísceras abdominais. Pode haver presença de ruídos hidroaéreos no tórax (difíceis de serem auscultados).

A radiografia de tórax pode demonstrar a presença de conteúdo aéreo próprio do abdome em cavidade torácica, além da posição anômala de sondas gástricas. Como conduta, a sutura do diafragma (frenorrafia) é necessária até mesmo nos pequenos ferimentos. A via de acesso depende do período em que o diagnostico foi realizado.

Traumatismo Penetrante do Coração

Condição severa que pode ocasionar choque hemorrágico e tamponamento cardíaco. É caracterizado por lesão na região de

Ziedler (quadrado delimitado pelo ângulo de Louis, apêndice xifoide e linhas mamilares), acompanhada de sinais de choque, hemorragia e sinais de tamponamento cardíaco. O tratamento com toracotomia de urgência precisa ser imediato para garantir a sobrevivência do paciente.

Toracotomia e Videotoracoscopia na Emergência

O manejo cirúrgico no trauma torácico fechado, durante as primeiras 48 horas, ocorre em três situações:

- *In extremis* para um paciente agônico, caracterizando a toracotomia de emergência (TE).
- Em pacientes drenados com sangramento ativo ou instabilidade hemodinâmica, correspondendo à toracotomia de controle de dano.
- Avaliar lesões intratorácicas ou tratar hemotórax residuais. Essas situações clínicas representam as principais indicações para a videotoracoscopia (VATS).

A toracotomia no departamento de emergência pode ser realizada no manejo do trauma torácico em pacientes críticos já que oferece acesso direto ao coração, aos pulmões e aos grandes vasos, permitindo reanimação (drenagem do derrame pleural ou pericárdico, massagem cardíaca aberta e clampeamento da aorta descendente). Entretanto, Rhee et al. mostraram que a taxa de sobrevivência após TE é de 8,8% no trauma torácico penetrante em comparação com 1,4% no trauma torácico fechado. Diversos autores concordam em não realizar TE se nenhum sinal de vida é identificado na avaliação primária. A TE não é eficaz em três situações de trauma torácico:

- Trauma torácico fechado com reanimação cardiopulmonar pré-hospitalar irresponsiva por mais de 10 minutos.
- Trauma torácico penetrante com reanimação cardiopulmonar pré-hospitalar irresponsiva durante mais de 15 minutos.
- Persistência de assistolia sem derrame pericárdico compressivo.

As contraindicações de toracotomia de emergência consistem na ausência de sinais vitais na avaliação inicial, assim como reanimação cardiopulmonar por mais de 10 minutos. Já a toracotomia de controle de dano deve ser considerada para pacientes com hemorragia em curso, instabilidade hemodinâmica ou pneumotórax maciço. Segundo o *ATLS*, a toracotomia de controle deve ser realizada quando há drenagem igual ou superior a 1.500 mL/24h ou 200 mL/h durante 3 horas consecutivas no caso de estabilidade hemodinâmica.

Os cirurgiões de trauma utilizam a videotoracoscopia para diferentes situações em pacientes hemodinamicamente estáveis: empiema, pneumotórax persistente, hemotórax retido, exploração diafragmática e mediastinal.

Estudos retrospectivos mostraram os benefícios econômicos do uso de VATS precoce quando há pneumotórax persistente, que é definido como vazamento persistente de ar e achados radiográficos de pneumotórax dentro de 72 horas após inserção do tubo torácico. O hemotórax retido, que consiste em derrame persistente na radiografia do tórax após a inserção do tubo torácico, também se mostra como indicação de VATS.

RESOLVENDO O CASO CLÍNICO...

Diante do exposto, vê-se que o paciente é acometido por um provável pneumotórax e/ou hemotórax, apresentando características comuns às duas condições, com alguns sinais e sintomas de uma afecção se sobressaindo em relação à outra.

A conduta ao chegar ao hospital consiste em realizar o atendimento inicial (ABCDE), identificando as lesões com potenciais e iminentes riscos à vida, validando ou refutando a avaliação primária feita pela equipe pré-hospitalar. Realizar a reposição volêmica vigorosa e intubação orotraqueal para garantir a via aérea pérvia e segura, já que as chances de o paciente apresentar hipóxia são elevadas pelo tipo de lesão que ele apresenta.

Em seguida, deve-se proceder à drenagem do tórax em selo d'água para restabelecer a efetiva oxigenação e a troca gasosa por via adequada, caso o exame do paciente confirme o pneumotórax e/ou hemotórax. Observar o material eliminado pelo dreno e verificar as indicações de toracotomia exploradora se não houver a estabilização hemodinâmica. Com o paciente estável, indicam-se fisioterapia respiratória e suporte analgésico para dor.

REFERÊNCIAS

1. Abib, S.C.V; Perfeito, J.A.J. Guia de Trauma. Barueri, SP: Manole, 2012. – Série Guias de Medicina Ambulatorial e Hospitalar.
2. American College of Surgeons Committee on Trauma. ATLS – Advanced Trauma Life Support course for physicians. 9ª 9. ed. Chicago: American College of Surgeons; 2012.

3. American College of Surgeons Committee on Trauma. ATLS Student Course Manual. 10th ed. Chicago: American College of Surgeons., 2018.

4. De Lesquen, H. et al. Surgical management for the first 48 h following blunt chest trauma: state of the art (excluding vascular injuries). Interactive CardioVascular and Thoracic Surgery, 2014; v. 20, n.(3): 3, p. 399-408, 2014.

5. Freire, E et. al. Trauma: A doença dos séculos. Rio de Janeiro: Atheneu;, 2001.

6. Majercik, S.; Pieracci, F. Chest wall trauma. Thoracic Surgery Clinics, 2017; v. 27, (2): n. 2, p. 113-121, 2017.

7. Molnar, T. Thoracic trauma. Thoracic Surgery Clinics, 2017; v. 27, n. 1, p.(1): 13-23, 2017.

8. Parry, N.; Moffat, B.; Vogt, K. Blunt thoracic trauma. Current Opinion in Critical Care, 2015; v. 21, n. 6, p.(6): 544-548, 2015.

9. Pearson, G. et al. Thoracic surgerySurgery. 2ª 2. ed. Philadelphia: Churchill Livingstone;, 2002.

10. Ribeiro Jr, M.A.F. Fundamentos em cirurgia do trauma. 1ª 1. ed. – Rio de JaneiroSão Paulo: Roca, 2016.

7

Trauma Abdominal

Olavo Napoleão de Araújo Neto
Igor Rodrigues da Silva
Gabriel Pinho Mororó
Emmanuella Passos Chaves Rocha
Olavo Napoleão de Araújo Júnior

Paciente, 25 anos, vítima de acidente automobilístico (colisão frontal) há cerca de 2 horas, em uso de cinto de segurança e relato de perda momentânea da consciência. Chega ao hospital terciário de Emergência, trazido pelo Samu, com dois acessos venosos periféricos, por onde já haviam sido infundidos 1.000 mL de SF 0,9%, cateter de O_2 nasal, $SatO_2$: 94%, sonolento, pouco responsivo aos comandos, ECG: 11, PA: 90 x 60 mmHg, FC: 118 bpm, FR: 28 irpm. Apresenta colar cervical, ausência de escoriações de face ou couro cabeludo, bem como otorragia. Ao exame físico: tórax – presença da marca do cinto de segurança, sem sinais de enfisema subcutâneo ou crepitações costais, ausculta pulmonar limpa, RCR, taquicardia; abdome – sem evidência de distensão, marca do cinto (equimose) ao nível da cicatriz umbilical. Diminuição dos ruídos à ausculta. Doloroso difusamente à palpação superficial e profunda, principalmente no andar inferior, onde era mais evidente sinal de defesa peritoneal. Diante do quadro clínico apresentado pelo paciente, como deverão ser a avaliação inicial e a conduta no caso?

INTRODUÇÃO

O trauma no abdome é resultado de uma ação rápida e inesperada, exercida contra a região abdominal por diferentes agentes, sejam eles mecânicos, químicos, elétricos ou irradiações. O surgimento desse tipo de traumatismo vem aumentando nos últimos anos, e sua gravidade depende da estrutura acometida e da associação com outras lesões, principalmente crânio e tórax.

O sucesso na condução do trauma abdominal é determinado pela eficácia da abordagem inicial, que permite instituir o diagnóstico precoce e o tratamento em tempo hábil das lesões.

A lesão intra-abdominal não diagnosticada continua sendo causa frequente de morte evitável, sendo a avaliação do abdome um dos componentes críticos da avaliação inicial ao paciente traumatizado. As mortes decorrentes de trauma abdominal resultam, em grande parte, de hemorragia grave aguda e coagulopatia, além de sepse tardia.

O trauma abdominal pode ser decorrente de mecanismos tanto contusos/fechados quanto abertos/penetrantes, sendo a avaliação clínica, algumas vezes, insuficiente para identificar a lesão com exatidão, uma vez que grande parte desses pacientes chega à emergência com alteração do nível de consciência devido a um traumatismo craniano, uso de drogas ou álcool, além da dificuldade na palpação de órgãos pélvicos, da área superior do abdome e do retroperitônio.

Assim, várias modalidades diagnósticas evoluíram nas últimas décadas, incluindo a ultrassonografia, a tomografia abdominal e a laparoscopia, todas possuindo vantagens, desvantagens e limitações no exame complementar ao paciente vítima de trauma abdominal.

ANATOMIA ABDOMINAL

A cavidade abdominal contém órgãos ocos e sólidos. Os órgãos ocos são representados por intestino, vesícula biliar, estômago e bexiga, os quais, quando lesados, podem derramar conteúdo na cavidade, como ácidos, enzimas e bactérias, fato que pode gerar peritonite e ter como consequência sepse abdominal. Porém, quando há extravasamento de urina e bile, a peritonite não se manifesta de uma maneira tão catastrófica, uma vez que a inflamação peritoneal é de origem química, e não bacteriana. Os órgãos sólidos são representados por fígado, pâncreas, rins e baço. Tais órgãos podem acarretar sangramentos importantes, levando a estados hipovolêmicos e choque.

Uma divisão comumente usada é a que divide o abdome em quatro quadrantes delimitados por dois planos: o plano transumbilical, que atravessa a cicatriz umbilical e divide as metades superior e inferior do corpo; e o plano mediano vertical, que atravessa o corpo longitudinalmente, dividindo as metades esquerda e direita (**Figura 7.1**).

A cavidade abdominopélvica também pode ser dividida em nove regiões, delimitadas por dois planos sagitais, os quais geralmente são os planos medioclaviculares, que seguem do ponto médio das clavículas até os pontos medioinguinais, unindo a espinha ilíaca anterossuperior (EIAS) à margem superior da sínfise púbica de cada lado (**Figura 7.1**). Normalmente, os planos transversos

CAPÍTULO 7 – Trauma Abdominal

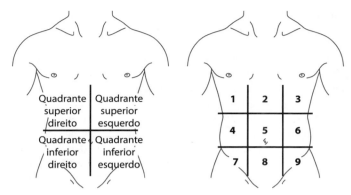

Figura 7.1 – *Divisão do abdome em quadrantes. Na imagem à esquerda, a divisão por dois planos perpendiculares. Na imagem à direita, a divisão por planos sagitais: 1. hipocôndrio direito; 2. epigástrio; 3. hipocôndrio esquerdo; 4. flanco direito; 5. mesogástrio; 6. flanco esquerdo; 7. região inguinal direita; 8. hipogástrio; 9. região inguinal esquerda.*

são o plano subcostal, o qual percorre a margem inferior da 10ª cartilagem costal de cada lado, e o plano intertubercular, o qual atravessa os tubérculos ilíacos e o corpo da vértebra L5.

MECANISMOS FISIOPATOLÓGICOS

O trauma fechado/contuso é o mecanismo mais frequente de trauma abdominal, havendo mais em áreas rurais, sendo definido como aquele em que não ocorre penetração do agente agressor na cavidade peritoneal. Acontece geralmente devido a acidentes com veículos automotores, motocicletas, quedas e atropelamentos.

Em um acidente automobilístico, por exemplo, pode haver compressão ou esmagamento de vísceras abdominais pelo choque contra as partes do veículo, o que pode levar a rupturas, causando hemorragias, contaminação pelo conteúdo intestinal e peritonite. Além disso, nesses casos, podem ocorrer lesões por desaceleração, em que há um deslocamento desigual e oposto de partes fixas e não fixas do corpo, levando a avulsão intestinal por mecanismo de cisalhamento, o qual se dá quando há deslocamento de uma estrutura ou parte dela por mudança brusca de velocidade, acarretando a laceração da mesma. Como exemplo, podemos citar lacerações do fígado e do baço, órgãos móveis, que se laceram, nesses casos, nos locais de inserção de seus ligamentos de sustentação, os quais são estruturas fixas. Os órgãos mais comumente lesados no trauma fechado são baço (40-55%), fígado (35-45%) e o intestino delgado (5-10%) (**Figura 7.2**). Além disso, observa-se uma taxa de 15% de hematoma retroperitoneal nesses pacientes.

Os ferimentos abdominais penetrantes ocorrem quando há penetração do agente agressor na cavidade peritoneal, sendo usualmente causados por arma de fogo ou arma branca.

Em ferimentos abdominais por arma de fogo, as lesões dependem da trajetória, do efeito de cavitação e da possível fragmentação do projétil. Nessas lesões, quando o projétil invade a cavidade peritoneal, é mandatória a exploração por meio de laparotomia para controle de sangramento e de contaminação intestinal – salvo em raras exceções, como em lesão por arma de fogo exclusiva do hipocôndrio direito (muito extravasamento de bile e sangue) –, podendo ser acompanhada por ultrassonografia e hemograma.

Nos casos de ferimento por arma de fogo (FAF), o número de lesões é maior e os órgãos mais acometidos são, em geral, intestino delgado (50%), cólon (40%), fígado (30%) e estruturas vasculares do abdome (25%) (**Figura 7.3**).

Já os ferimentos por arma branca (FAB) representam um risco significativamente menor de lesão intraperitoneal, e, uma vez que o paciente esteja estável hemodinamicamente, a laparotomia exploradora de rotina pode não estar indicada. Esses ferimentos podem atravessar as estruturas abdominais e são mais causadores de lesão no fígado (40%), intestino delgado (30%), diafragma (20%) e cólon (15%) (**Figura 7.4**).

INVESTIGAÇÃO DIAGNÓSTICA

Todo paciente traumatizado deve ser atendido de acordo com a sistematização do exame primário presente no ATLS (*Advanced Trauma Life Support*). Na avaliação do paciente com suspeita de trauma abdominal, todos os esforços concentram-se em fazer o diagnóstico da lesão abdominal ou excluí-la, sendo de menor importância o diagnóstico topográfico específico da lesão.

O quadro clínico mais comum é a presença de choque hemorrágico sem causa aparente, devendo-se excluir outras causas de choque hemorrágico em locais como tórax, retroperitônio/bacia e ossos longos, como o fêmur. Também devem-se excluir causas de choque não hemorrágico.

Algumas informações sobre o mecanismo do trauma são necessárias, como em casos de colisões automobilísticas, em que

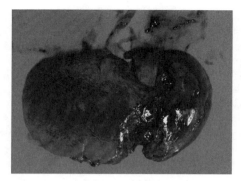

Figura 7.2 – *Esplenectomia total após lesão esplênica em paciente vítima de trauma abdominal contuso. (Imagem gentilmente cedida pelo professor Francisco Julimar Correia de Menezes.)*

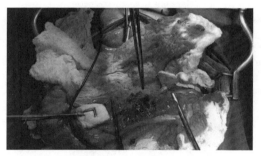

Figura 7.3 – *Lesão de cólon transverso após FAF em abdome.*

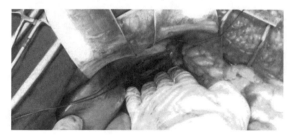

Figura 7.4 – *Lesão penetrante por arma branca em diafragma. (Imagem gentilmente cedida pelo professor Francisco Julimar Correia de Menezes.)*

se deve perguntar sobre a velocidade do veículo no momento do acidente, o tipo de colisão (por exemplo, capotamento ou impacto frontal, lateral ou traseiro), tipos de dispositivos de contenção, acionamento de *airbags*, posição do paciente no veículo e as condições dos passageiros, se houver.

Em situações de quedas, deve-se questionar a respeito da altura da queda, pensando em lesões por desaceleração em grandes alturas. Em relação ao trauma penetrante, é imprescindível questionar sobre o tempo de lesão, tipo de arma utilizada, distância do agressor (a chance de lesão visceral grave diminui quando a distância é maior que 3 metros), número de tiros ou facadas que o paciente recebeu e o volume de sangue perdido pela vítima desde o momento do acidente.

Inspeção

Preferencialmente, a vítima deve estar completamente desnuda, a fim de se obter uma inspeção completa. O abdome deve ser completamente inspecionado nas suas faces anterior e posterior, como também as nádegas e a região perineal. A presença de escoriações, contusões, hematomas localizados e ferimentos abertos são sugestivos de trauma e devem ser bem caracterizados (**Figura 7.5**). Além disso, o flanco, o escroto e a área perianal devem ser inspecionados à procura de sangue no meato uretral, presença de edemas ou de hematomas. Ao término do exame, o doente deve ser coberto para prevenir hipotermia.

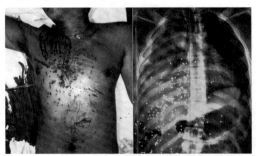

Figura 7.5 – *Paciente vítima de FAF apresentando múltiplas lesões em tórax e abdome.*

Ausculta

A ausculta do abdome, apesar da difícil realização na sala de emergência, pode ser realizada a fim de verificar a presença ou não de ruídos hidroaéreos, os quais podem estar ausentes ou diminuídos caso o paciente apresente peritonite ou quando houver sangramentos ativos ou conteúdo gastrointestinal na cavidade abdominal. Além disso, estridores agudos podem ser auscultados no caso de obstrução.

Percussão

A percussão do abdome pode apresentar som timpânico devido à dilatação gástrica e na presença de pneumoperitônio. Quando houver hemoperitônio pode ser identificada macicez difusa.

Palpação

A palpação abdominal deve ser iniciada superficialmente e por local em que o paciente não relate dor, seguida por palpação profunda. Simultaneamente, deve-se observar se o paciente apresenta expressão facial de dor. Importante atentar para sinais de irritação peritoneal. Ademais, em casos de ferimento por arma branca, deve ser avaliada a necessidade de exploração digital.

Avaliação Pélvica

Deve-se realizar também a avaliação da estabilidade pélvica, o exame do períneo e do pênis, o qual pode evidenciar uretrorragia e hematoma da bolsa escrotal, sugerindo lesão uretral e contraindicando sondagem vesical.

Procede-se ainda com a avaliação do reto, analisando a necessidade da realização de toque retal, com o objetivo de investigar a presença de sangue na luz retal e de fragmentos de ossos pélvicos que penetram o reto. A presença de sangue ao toque retal pode ser indicativa de cirurgia imediata em pacientes com ferimento abdominal penetrante por arma branca.

INVESTIGAÇÃO COMPLEMENTAR

Exames Laboratoriais

Amostras de sangue devem ser colhidas de rotina para realização de tipagem sanguínea, hematócrito e hemoglobina, gonadotrofina coriônica em mulheres em idade fértil, amilasemia em traumas contusos, devido à possibilidade do desenvolvimento de pancreatite aguda traumática, bem como glicemia. Outros exames podem ser considerados em casos específicos.

Exames Radiológicos

A radiografia de tórax é um exame útil para diagnosticar pneumoperitônio, conteúdo abdominal no tórax (ruptura de diafragma) ou fraturas de costelas. É efetuado de rotina em pacientes politraumatizados e, se possível, deverá ser realizado em ortostase. A radiografia do abdome em doentes estáveis pode indicar ar extraluminal no retroperitônio e apagamento da imagem do músculo psoas, sugerindo presença de lesão retroperitoneal.

Com o uso mais frequente da tomografia computadorizada com contraste endovenoso para avaliar o abdome dos pacientes estáveis com trauma fechado, tem sido questionado o uso rotineiro das radiografias de pelve. Entretanto, aqueles pacientes instáveis continuam a se beneficiar de uma radiografia pélvica, apesar de sua diferença de sensibilidade em relação à TC.

Em casos de trauma penetrante, a instabilidade hemodinâmica já indica laparotomia. Caso o paciente esteja estável e a lesão seja acima da cicatriz umbilical ou se houver suspeita de lesão toracoabdominal, um raio X de tórax em ortostase é útil para excluir a presença de hemotórax/pneumotórax ou para detectar um pneumoperitônio (**Figura 7.6**), sendo suspeitada a lesão abdominal em traumas torácicos quando estiver abaixo do 4º espaço intercostal.

Ultrassonografia FAST

A ultrassonografia FAST (*Focused Assesment with Sonography for Trauma*) é um exame não invasivo, de baixo custo, portátil e com boa sensibilidade para detectar hemoperitônio e avaliar vísceras maciças. O US é muito utilizado na avaliação do trauma abdominal fechado. Máquinas portáteis podem ser usadas na sala de reanimação mesmo nos pacientes hemodinamicamente instáveis, sem retardar a reanimação. Possui sensibilidade de 85-90% com especificidade em torno de 97% (**Tabela 7.1**).

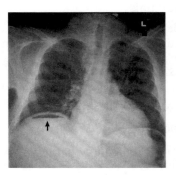

Figura 7.6 – *Radiografia de tórax em PA evidenciando pneumoperitônio (indicado na ponta da seta).*

TABELA 7.1. VANTAGENS E DESVANTAGENS DA US FAST NO TRAUMA ABDOMINAL

Vantagens	Desvantagens
Pode ser usada na emergência e sala de reanimação.	Perde acurácia quando feita em pacientes obesos.
Não utiliza radiação. Não invasiva.	Pode ocorrer transposição gasosa.
Se realizada com técnica e indicação corretas, pode acarretar um diagnóstico precoce.	Pode não excluir lesões de diafragma, intestino ou pâncreas.

O protocolo FAST consiste na obtenção de imagens dos seguintes espaços: saco pericárdico, hepatorrenal, esplenorrenal e retrovesical (fundo de saco de Douglas). A avaliação ultrassonográfica do traumatismo abdominal penetrante deixa muito a desejar, pois sua sensibilidade é de apenas 45%, não sendo tão confiável quanto no traumatismo fechado. Geralmente, quando o resultado for positivo, o paciente irá se beneficiar de exploração cirúrgica; se negativo, outros exames devem complementar a investigação.

Tomografia Computadorizada

Atualmente a TC é um método complementar de diagnóstico que vem sendo utilizado com muita frequência na avaliação do trauma abdominal contuso. Sua principal função é definir a localização e a magnitude das lesões intra-abdominais relacionadas à contusão.

Está indicada basicamente em pacientes hemodinamicamente estáveis, sobretudo pela necessidade de deslocamento do paciente ao centro de imagens, e pela utilização de contraste endovenoso, o que acarreta demora na realização do exame (**Tabela 7.2**).

A tomografia computadorizada de abdome é importante na informação sobre a presença e a extensão de lesões de órgãos específicos, principalmente do retroperitônio e da região pélvica, cuja avaliação pode ser difícil pelo exame físico, lavado peritoneal e ultrassonografia abdominal (**Figura 7.7**).

Em pacientes com lesão de órgãos sólidos com ultrassonografia positiva, a TC está indicada para graduar a lesão e avaliar o extravasamento do meio de contraste. Em caso de extravasamento do contraste, mesmo nas pequenas lesões hepáticas e esplênicas, está indicada laparotomia exploradora.

TABELA 7.2. PRINCIPAIS INDICAÇÕES E CONTRAINDICAÇÕES DA TOMOGRAFIA COMPUTADORIZADA DE ABDOME

Indicações	Contraindicações
Forte suspeita de lesão, mas exame físico normal ou não confiável	Agitação psicomotora exacerbada
Trauma fechado com estabilidade hemodinâmica quando a US FAST não se mostra conclusiva	Instabilidade hemodinâmica
Suspeita de trauma duodenal ou pancreático	Clara indicação de laparotomia
Traumas penetrantes no dorso e flanco	Alergia ao meio de contraste, devendo-se pesar os benefícios que o exame irá proporcionar ao paciente

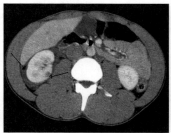 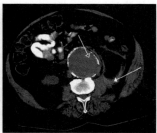

Figura 7.7 – À esquerda, tomografia computadorizada de abdome demonstrando lesão renal direita com acúmulo de sangue perirrenal. À direita, tomografia computadorizada de abdome demonstrando ruptura de aorta abdominal.

Atualmente, vêm sendo de uso frequente a angiografia e a embolização de lesões vasculares, como nos casos de pacientes com lesões de alto grau de órgãos sólidos que estejam relativamente estáveis.

Outra indicação para TC é na avaliação de pacientes com lesões de órgãos inicialmente tratados, conservadoramente, mas que passam a apresentar hematócrito em queda.

A desvantagem mais importante da TC é sua dificuldade de diagnosticar, de modo confiável, lesões de vísceras ocas. Mais uma vez o maior dilema na avaliação da TC de abdome em trauma fechado é quando temos líquido livre sem lesão de órgão sólido (**Tabela 7.3**).

TABELA 7.3. PRINCIPAIS VANTAGENS E DESVANTAGENS DA TOMOGRAFIA COMPUTADORIZADA DE ABDOME

Vantagens	Desvantagens
Exame não invasivo	Não analisa bem lesões em vísceras ocas
Útil na definição do tratamento não cirúrgico das lesões de órgãos sólidos	Necessidade de deslocamento do paciente para realização do exame
Avaliação adequada do retroperitônio	Alto custo
Alta especificidade	Necessita de avaliador especializado
Permite avaliação da perfusão renal	Utiliza radiação

Considerando a sensibilidade relativamente pobre da TC no diagnóstico das lesões de vísceras ocas, a exploração cirúrgica pode ser uma opção aceitável nesses casos, mesmo sabendo da existência de uma taxa significativa de laparotomias não terapêuticas. Uma conduta alternativa seria observar e intervir quando surgirem sinais de irritação peritoneal, reavaliando o paciente periodicamente para evitar complicações.

CONDUTA TERAPÊUTICA

Sonda Naso/Orogástrica

O objetivo de inserir uma sonda gástrica no momento mais oportuno e precoce possível é o de aliviar uma dilatação aguda do estômago, esvaziando-o e diminuindo assim o risco de aspiração traqueal, além de descomprimir o estômago antes da realização de um lavado peritoneal diagnóstico e de remover o conteúdo gástrico, proporcionando mais conforto ao paciente. Se afastada a hipótese de lesão naso ou orofaríngea, a presença de sangue no conteúdo gástrico sugere lesão do esôfago ou do TGI alto. Vale lembrar que na presença de trauma de face grave com fratura de base de crânio a sonda deverá ser inserida pela boca para que ela não atravesse a placa crivosa e lesione o cérebro.

Sonda Vesical

O cateterismo vesical é indicado para aliviar a retenção urinária, buscando dar mais conforto ao paciente, permitir segurança a um possível lavado peritoneal e permitir a monitorização do débito urinário. A inspeção do meato uretral e do períneo e o toque retal são exames importantes na indicação desse procedimento.

O cateterismo deve ser feito pelo cirurgião, o qual deverá estar atento a qualquer dificuldade de progressão da sonda e, se necessário, indicar uma uretrografia para confirmar a integridade da uretra. Hematúria macroscópica é um sinal de trauma do TGU.

Lavado Peritoneal Diagnóstico

O lavado peritoneal diagnóstico (LPD) é um exame rápido, invasivo, com sensibilidade de cerca de 98% para hemorragia intraperitoneal e que, após realizado, altera de modo significativo os achados subsequentes ao exame físico do paciente.

Embora sua realização tenha sido praticamente suprimida nos grandes centros médicos, graças ao advento da ultrassonografia FAST, ele ainda possui algumas indicações, como em pacientes instáveis, devido ao tamanho do paciente, a problemas técnicos ou a enfisema subcutâneo. Tal exame apresenta algumas limitações, como baixa sensibilidade para definir local do sangramento e para detectar lesões diafragmáticas e retroperitoneais (**Tabela 7.4**).

O líquido introduzido na cavidade peritoneal dilui possíveis secreções entéricas, diminuindo ou retardando a reação peritoneal, o que inviabiliza, posteriormente, a pesquisa feita por ultrassom e tomografia.

Os critérios padrões para um lavado peritoneal positivo incluem aspiração de 10 mL de sangue, retorno sanguino-

TABELA 7.4. INDICAÇÕES E CONTRAINDICAÇÃO PARA O LPD	
Indicações	**Contraindicações Absolutas**
Dor ou sensibilidade abdominal que impeça a realização da US FAST	Indicação clara de laparotomia
Lesão medular com possíveis alterações de sensibilidade	**Contraindicações relativas**
Fratura de arcos costais inferiores	Cirurgia prévia
Impossibilidade de US e TC	Cirrose avançada
Hipotensão de origem desconhecida	Coagulopatias

lento, uma contagem de hemácias maior que 100.000/mm³, um valor de amilase maior que 175 UI/dL, bacterioscopia ou esfregaço com coloração de Gram, presença de bile ou de partículas alimentares.

Laparotomia Exploradora

O doente com trauma abdominal penetrante isolado e instabilidade hemodinâmica não necessita de qualquer exame radiológico e deve ser encaminhado para cirurgia imediatamente.

Porém, aquela vítima de lesão por arma branca e que se encontra estável irá se beneficiar de uma exploração do ferimento, pois cerca de 30% dos ferimentos na parede anterior do abdome não penetram no peritônio (**Tabela 7.5**).

Quando o trajeto não pode ser estudado adequadamente, em decorrência de obesidade, de falta de colaboração ou de qualquer outro fator, o paciente deve ser internado e mantido em observação com avaliações seriadas.

TABELA 7.5. INDICAÇÕES PARA A REALIZAÇÃO DA LAPAROTOMIA EXPLORADORA
Ferimento penetrante com instabilidade hemodinâmica
US FAST positiva em vítima de trauma fechado abdominal associado a hipotensão
Sinais de irritação peritoneal
Sangramentos do estômago ou reto em ferimentos penetrantes
Pneumoperitônio na radiografia simples de tórax com cúpulas ou de abdome
Sinais radiológicos de lesão diafragmática
Trauma penetrante no dorso com instabilidade hemodinâmica ou peritonite
Sinais de trauma abdominal com hipotensão recorrente apesar da reposição de fluidos
Evidência de lesão nos exames radiológicos contrastados: ▶ 1) Extravasamento intraperitoneal em lesões de bexiga; ▶ 2) Extravasamento de contraste em lesões de uretra; ▶ 3) Extravasamento de contraste em lesões esofágicas, gástricas/duodenais.

Videolaparoscopia Diagnóstica

Método seguro indicado principalmente em pacientes estáveis com trauma abdominal penetrante que permite a avaliação direta da cavidade abdominal, sendo possível realizar aspiração e identificação de líquidos intracavitários, possibilitando o diagnóstico seguro de muitas lesões intra-abdominais e diafragmáticas (**Tabela 7.6**).

TABELA 7.6. VANTAGENS E DESVANTAGENS DA VIDEOLAPAROSCOPIA

Vantagens	Desvantagens
Diminuição das laparotomias não terapêuticas	Dificuldade de avaliar lesões intestinais, retroperitoneais e de áreas cegas do fígado e baço
Redução da morbimortalidade PO	Custo elevado
Diminuição do tempo de internação	Necessidade de estabilidade hemodinâmica do paciente
Avaliação e identificação precoce de lesões intra-abdominais	

RESOLVENDO O CASO CLÍNICO...

A reavaliação clínica do paciente revelou uma resposta à infusão de líquidos por meio do aumento da PA (100 × 70 mmHg), FC: 108 bpm, mostrando-se um pouco mais tranquilo e responsivo. Porém, ele permanecia referindo dor em região periumbilical. Radiografia de tórax sem alterações significativas, tomografia computadorizada de crânio sem alterações. Ultrassom mostrando distensão de alças, cerca de 200 mL de sangue na cavidade peritoneal, principalmente no fundo de saco de Douglas, sem evidências de lesão de vísceras maciças.

Levando-se em consideração o mecanismo do trauma, ou seja, colisão frontal, a possibilidade de lesão/compressão de vísceras ocas deve ser sempre aventada. Nessas situações, essas lesões são decorrentes de uma forte desaceleração, que geralmente produz um estiramento dos pontos de fixação das diversas vísceras intra-abdominais, como das regiões ileocecal e sigmoidiana e do ângulo de Treitz.

Além disso, estão relacionadas com uma compressão pelo cinto de segurança contra a coluna lombar, levando a esmagamento do mesentério e da própria parede das alças intestinais. A lesão do mesentério ocasiona edema e hematoma, levando a isquemia segmentar e consequente ruptura da parede das alças, que podem ocorrer no momento do trauma ou em um tempo posterior, agravada pela isquemia, devido a trombose dos vasos. Diante dessa possibilidade diagnóstica, o paciente, agora estável, foi encaminhado para a realização de tomografia computadorizada abdominal, com a advertência de pesquisar pneumoperitônio, por provável lesão de vísceras ocas. Os exames de laboratório revelaram Hb: 11%, Leuco: 13.000, com leve desvio à esquerda.

A TC confirmou hemoperitônio, cerca de 300 mL, sem sinais de lesão de vísceras maciças ou pneumoperitônio, porém revelou espessamento de mesentério.

Na reavaliação clínica o paciente estava estável, ainda taquicárdico, lúcido, porém queixando-se de aumento da dor abdominal. O exame do abdome mostrava dor à palpação periumbilical, com sinais de irritação peritoneal nessa área.

Nesse momento, o cirurgião, levando em conta o mecanismo do trauma, equimose da parede (sinal do cinto de segurança) e achados tomográficos, associados ao exame físico, indicou laparotomia exploradora.

Os achados da laparotomia foram compatíveis com hematoma do mesentério ileocecal, laceração de vasos nessa região e sinais de isquemia da parede do íleo terminal e esgarçamento da musculatura do ceco. Não havia evidência de lesões em outros órgãos. O cirurgião procedeu à ileocolectomia com anastomose íleo transverso laterolateral.

O paciente evoluiu bem, alimentou-se por via oral, com dieta líquida, no 2º dia pós-operatório, evoluindo progressivamente e recebendo alta no 6º dia.

REFERÊNCIAS

1. American College of Surgeons Committee on Trauma. ATLS Student Course Manual. 10th ed. Chicago: American College of Surgeons., 2018.
2. Coleman, Jamie J et al. Surgical management of abdominal trauma. Surgical Clinics of North America. 2017.
3. Fernandes MD, Fracasso LA, Munhoz AD, Faversani R, De Araújo LO, Murad I. Tratamento do traumatismo hepático: revisão de literatura. IX EPCC – Encontro Internacional de Produção Científica UniCesumar. Nov. 2015, n. 9, p. 4-8.
4. Johnsen, Niels V et al. Surgical management of solid organ injuries. Surgical Clinics of North America. 2017.

5. Leite S, Taveira-Gomes A, Sousa H. Lesão visceral em trauma abdominal: Um estudo retrospectivo. Acta Médica Portuguesa. 2013 Nov 1;26(3).

6. Lima SO, Cabral FL, Neto P, Ferreira A, Mesquita FN, Feitosa MF, Santana VR. Avaliação epidemiológica das vítimas de trauma abdominal submetidas ao tratamento cirúrgico. Rev. Col. Bras. Cir. 2012 Aug;39(4):302-6.

7. Minter RM, Doherty GM. Current: Cirurgia. AMGH Editora; Porto Alegre, 2017.

8. Moore, Keith L. Anatomia orientada para a prática clínica. 4. ed. Rio de Janeiro: Guanabara Koogan, 2011.

9. Silva LF, Teixeira LC, Rezende Neto JB. Abordagem do trauma renal - artigo de revisão: review of the literature. Rev Col Bras Cir. 2009:519-24.

10. Soto JA, Anderson SW. Multidetector CT of blunt abdominal trauma. Radiology. 2012 Dec;265(3):678-93.

8

Trauma Pélvico

Marcelo Lima Gonzaga
Guilherme Pinho Mororó
Olavo Napoleão de Araújo Neto
Thiago de Paula Pessoa Franco Silva
Carlos Renato de Souza Gondim

Paciente, 35 anos, vítima de acidente automobilístico por colisão lateral carro-carro. Trazida à Emergência pelo Samu, imobilizada em prancha de transporte, com colar cervical e com imobilizador pélvico, consciente, orientada e sem sinais de TCE. Foi solicitado raio X de tórax, cervical e TC de crânio (mesmo sem indicação formal), com resultados normais. Raio X de bacia mostrava disjunção da sínfise púbica (3,5 cm) e abertura da sacroilíaca direita com ascensão vertical da hemipelve direita. Ao exame físico, ausculta cardiopulmonar fisiológica, abdome flácido, sem sinais de irritação peritoneal, FC: 154 bpm, FR: 32 irpm, PA: 80 x 40 mmHg. Extremidades sem sinais de fraturas de ossos longos. Membros inferiores em rotação externa, dor importante em região pubiana. Diante da história do paciente, o que fazer para determinar o diagnóstico e a conduta terapêutica adequada ao doente?

INTRODUÇÃO

Os traumas pélvicos são situações delicadas no cotidiano do médico emergencista e ortopedista, pois normalmente são consequências de ações de forças de alta energia e podem desencadear graves sequelas se não manejados adequadamente. Nos grandes centros urbanos a incidência de fratura de pelve é de aproximadamente 23:100 000 habitantes, com a mortalidade variando de 4% a 23%.

Desde 1964, a partir dos primeiros estudos e experimentos de Judet e Letournel, as fraturas instáveis da pelve e do acetábulo, acompanhadas de incongruência ou instabilidade articular, são tratadas cirurgicamente. As fraturas dos ramos púbicos são as fraturas pélvicas mais comuns, representando aproximadamente mais de 70% das lesões.

Diversas vezes podem-se observar, mesmo que corretamente tratados, pacientes com consequências como dor crônica, dificuldade para caminhar, disfunções gastrointestinais, urológicas, psicológicas e, até mesmo, sexuais. Em 90% dos casos, o médico depara-se com fraturas pélvicas associadas a outras estruturas lesadas, devido à alta energia desses impactos.

Para compreendermos a força presente nesses traumas, é conveniente citar que é necessário um impacto frontal a pelo menos 50 km/h ou lateral a 40 km/h para lesionar e comprometer a integridade do anel pélvico. Cirurgicamente, faz-se necessária abordagem cuidadosa, devido também à proximidade de estruturas como bexiga urinária, funículo espermático e ligamento redondo.

EPIDEMIOLOGIA

Em relação à mortalidade, verifica-se que até 60% das mortes ocorrem no local do acidente. Uma das grandes responsáveis pela mortalidade precoce do paciente traumatizado é a hemorragia retroperitoneal. Em face disso, estratégias pré-hospitalares têm diminuído a elevada mortalidade dessas lesões. A fixação externa precoce e a angiografia com embolização, em conjunto com o desenvolvimento de protocolos de transfusão e de controle de danos, acarretam diminuição da hemorragia retroperitoneal.

Pacientes com lesão instável podem apresentar uma taxa de mortalidade que varia de 14 a 50%. Como descrito anteriormente, o caráter hemodinâmico mostra-se fundamental no quesito sobrevivência do paciente traumatizado, pois pacientes hipotensos apresentam 42% de mortalidade, já os normotensos, 3,4%.

Deve ser recordado que quando há fratura exposta da pelve ou lesão perineal com contaminação fecal esse índice ultrapassa os 50%. Além disso, 10% das fraturas pélvicas são classificadas como "complexas". Fraturas complexas são as que provocam instabilidade mecânica, hemodinâmica e presença de lesões em outras regiões corporais.

As colisões de veículos correspondem a aproximadamente 67% dos casos. Já os pedestres atingidos por automóveis somam, em média, 15% do total. É importante citarmos também que, pelas características enérgicas dos traumas pélvicos, um possível achado com certa relevância epidemiológica seria a lesão de Morel-Lavallée (LML). Tal achado é uma lesão de tecido mole após um trauma, que ocorre entre o tecido subcutâneo e a fáscia subjacente. Foi descrita inicialmente pelo médico francês Maurice Morel-Lavallée em 1853.

De acordo com um amplo estudo da Revista do Colégio Brasileiro de Cirurgiões, de 2.019 politraumatizados, 43 (2,1%) apresentaram fratura de pelve, com a média etária de 39,2 ± 15,6 anos, com 31 homens e 12 mulheres.

Em uma outra análise comparativa entre os mecanismos de trauma, as lesões e o perfil de gravidade das vítimas em Catanduva - SP, com 1486 pacientes, o perfil epidemiológico demonstrou-se como o gráfico a seguir (**Figura 8.1**).

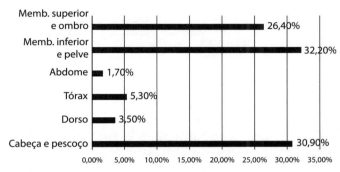

Figura 8.1 – *Distribuição das principais regiões corpóreas lesadas em porcentagens.*

ANATOMIA

A pelve é responsável pela conexão dos membros inferiores com a coluna lombar, logo é uma estrutura importante para a cinética do caminhar.

Nos seres humanos o anel pélvico serve de suporte de peso e de proteção das vísceras. Sabe-se que o anel pélvico é formado por três ossos: dois ossos inominados formados pelo ísquio, púbis e ilíacos; e o sacro. Anteriormente, essas estruturas se articulam por meio da sínfise púbica e, posteriormente, por meio das articulações sacroilíacas (**Figura 8.2**).

Os ligamentos que circundam a articulação sacroilíaca são os mais fortes do corpo. É pertinente lembrar que ligamentos como sacrotuberal, sacroespinhal, ileolombar, ligamentos sacroilíacos e da sínfise púbica podem sim ser lesionados durante o trauma pélvico. Estruturas como ânus, sigmoide, bexiga e cólon também.

Deve-se ressaltar que as fraturas na pelve podem estar associadas a lesão em nervos espinais, tornando o exame neurológico de MMII uma obrigatoriedade nessa lesão.

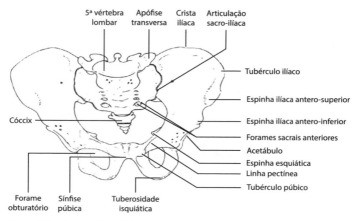

Figura 8.2 – *Anatomia pélvica.*

A exposição da pelve no momento da cirurgia não é simples devido à sua localização e à presença de conteúdo intra-abdominal adjacente (**Tabela 8.1**).

MECANISMOS FISIOPATOLÓGICOS

Os mecanismos de trauma mais frequentes foram: atropelamentos (39,5%), quedas (27,9%) e acidentes com condutores e garupas de motocicletas (25,6%).

A hemorragia do trauma pélvico, como já citado, é um fator determinante para o binômio sobrevivência-mortalidade. A pelve possui um plexo vascular muito rico, formado por diversas veias e artérias. Esses vasos se originam de vasos de grande calibre que

TABELA 8.1. VIAS DE ACESSO CIRÚRGICO	
Via de acesso	Comentários
Anterior à sínfise púbica	Para tratamento das lesões da sínfise púbica
Anterior à sacroilíaca	Para tratamento das lesões da sacroilíaca anterior
Posterior à sacroilíaca	Para tratamento das lesões da sacroilíaca posterior
Percutâneo (minimamente invasivo)	Para fixação das luxações sacroilíacas posteriores

percorrem os estreitos da bacia. Logo, uma lesão dessas estruturas, durante uma fratura, apresenta um alto risco de gerar hemorragias de grande porte. Existem quatro principais e potenciais maneiras que levam às perdas de sangue mais volumosas:

- Superfícies ósseas fraturadas;
- Plexos venoso pélvicos;
- Lesão arterial pélvica;
- Fontes extrapélvicas.

De acordo com a análise literária, a sepse oriunda do trauma pélvico é responsável por 10% da mortalidade. Não é causa de mortes imediatas ou precoces, mas sim tardias, nos doentes que estão na UTI. Classicamente a sepse está associada às fraturas expostas.

CLASSIFICAÇÃO

Baseados no mecanismo da lesão, Young e Burgess propuseram no clássico artigo "Pelvic Ring Disruptions: Effective Classification System and Treatment Protocols", publicado no *The Journal of Trauma*, a classificação de referência da SBOT. A classificação divide os traumas em três grupos, citados a seguir.

"Lesão em livro aberto" – com compressão anteroposterior

Esse mecanismo pode acarretar rupturas de ligamentos ósseos posteriores, como sacro ilíaco e sacro espinhoso. Pode também gerar fraturas sacroilíacas e do sacro. Frequência de 15-20%. Colisão de bicicleta, atropelamento e queda superior a 3,6 metros são alguns mecanismos da lesão em livro aberto, como observado na **Figura 8.3**.

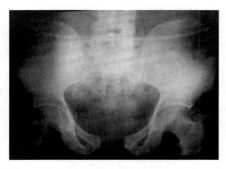

Figura 8.3 – *Lesão em livro aberto (compressão anteroposterior).*

Há três subtipos:
- 1) Diáfise da sínfise menor que 2,5 cm;
- 2) Diáfise da sínfise maior que 2,5 cm;
- 3) Comprometimento da estabilidade posterior do anel.

Compressão lateral – com trauma em rotação interna de hemipelve sobre outra

Nessa categoria de lesão o volume interno da pelve é comprimido, com raras hemorragias com risco de vida. Na maioria das vezes é oriunda de um trauma automobilístico. Frequência de 60-70%.

Há também três subtipos:
- 1) Fratura devido a compressão anterior do sacro;
- 2) Fratura na asa do ilíaco (**Figura 8.4**);
- 3) Hemipelve com rotação interna/rotação externa.

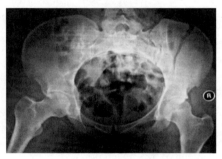

Figura 8.4 – *Fratura da asa do ilíaco direita.*

Cisalhamento vertical

Forças de cisalhamento de grande energia, no plano vertical, nas faces anteriores e posteriores do anel pélvico. Geram lesões instáveis, com hemorragia retroperitoneal.

Já em 1988 Tile propõe uma nova classificação, levando em conta o mecanismo da lesão e seu grau de instabilidade (**Tabela 8.2**).

Exemplos de fratura da espinha ilíaca e de lesão com instabilidade vertical podem ser observados, respectivamente, nas **Figuras 8.5** e **8.6**.

Em análises epidemiológicas da *Revista Brasileira de Ortopedia*, realizadas no período de janeiro de 1987 a dezembro de 1999

TABELA 8.2. CLASSIFICAÇÃO DE TILE (1988)

Classificação de Tile (1988)	Estabilidade	Subclassificação
Tipo A	Estável	A1: avulsão óssea; A2: fratura da asa do ilíaco por trauma direto; A3: fratura transversa do sacro distal a S2
Tipo B	Instável rotacional	B1: instabilidade em rotação externa unilateral; B2: instabilidade em rotação interna unilateral; B3: instabilidade rotacional bilateral
Tipo C	Instável rotacional e vertical	C1: unilateral, vertical; C2: bilateral, vertical e rotacional; C3: bilateral, vertical hemipelves

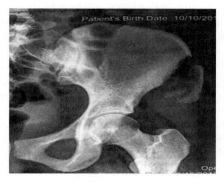

Figura 8.5 – *Fratura da espinha ilíaca anterossuperior esquerda.*

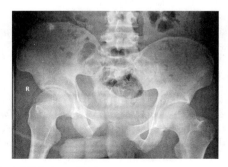

Figura 8.6 – *Instabilidade vertical.*

e de janeiro de 2000 a dezembro de 2010, foi detectado que as fraturas do **Tipo A** (Tile) foram as mais prevalentes nos dois períodos analisados.

INVESTIGAÇÃO DIAGNÓSTICA

O diagnóstico da lesão e do trauma pélvico é dado clínico e radiográfico. A radiografia simples, amplamente usada em emergências de todo o país, tem caráter fundamental e já nos orienta em relação ao tipo de lesão pélvica. De acordo com a SBOT (Sociedade Brasileira de Ortopedia e Traumatologia), a incidência em anteroposterior panorâmica da pelve e as incidências oblíquas a 60° craniocaudal (*inlet*) e a 45° caudocranial (*outlet*) são métodos complementares que auxiliam em possíveis diagnósticos.

A tomografia computadorizada (TC) também é de alto valor diagnóstico e deve ser utilizada sempre que possível, principalmente nos casos de fraturas do sacro com impacção óssea ou lesão por cisalhamento com diástase dos fragmentos, contanto que o paciente esteja estável o suficiente para realizar o exame. Angiografia pélvica, uretrografia retrógrada e cistografia retrógrada são usadas em casos específicos, dependendo do contexto do trauma e do paciente.

Com relação ao diagnóstico clínico, encontraremos na HDA, via de regra, traumas de elevada energia. No momento do exame físico, desvios rotacionais em membros inferiores em pacientes que não apresentem fraturas abaixo do quadril são um achado importante nesse contexto. Além disso, manobras que testem a estrutura óssea/muscular pélvica e regiões adjacentes possivelmente afetadas devem ser realizadas.

O exame físico deve consistir em rotação interna e externa da pelve, palpação da sínfise púbica e compressão lateral da espinha ilíaca anterossuperior. Cóccix, sacro, trocanteres e tuberosidades isquiáticos também devem ser palpados. Deve-se sempre fazer a pesquisa pelos achados abaixo (**Tabela 8.3**).

CONDUTA TERAPÊUTICA

O atendimento inicial e as primeiras medidas de emergência devem ser realizados – veja Capítulo 1: *Atendimento Inicial ao Politraumatizado*. Deve-se fazer a reanimação com sangue e cristaloides, a depender da perda sanguínea estimada – veja Capítulo 5: *Choque Hipovolêmico*. Anteriormente à transferência do doente, técnicas simples devem ser realizadas para estabilizar a fratura pélvica.

TABELA 8.3. ACHADOS CARACTERÍSTICOS NO EXAME DA PELVE

Sinal de Destot	Hematoma da genitália externa do paciente
Sinal de Roux	A distância medida do trocanter maior até a espinha púbica está diferente em relação ao outro lado
Sinal de Earle	Hematoma ou proeminência óssea palpável anormal no exame retal
Sinal de Grey-Turner	Hematoma retroperitoneal

Essas técnicas incluem:

- Enfaixamento da pelve por um lençol, de modo a causar uma rotação interna dos membros inferiores.
- Talas imobilizadoras pélvicas (imobilizadores para transporte).

Por mais que o tratamento definitivo de doentes com fraturas pélvicas seja variável de centro para centro, tem sido consenso universal a necessidade de estabilidade hemodinâmica do doente no serviço de emergência.

De acordo com as características da lesão, a intervenção cirúrgica pode ser realizada eletivamente por meio de:

- Parafusos canulados.
- Placas de reconstrução acetabular mais parafusos corticais.

No âmbito da Emergência, Reimer et al. (1993), demonstraram a importância do clássico uso do fixador externo, com redução da mortalidade dos pacientes vítimas de traumas pélvicos com riscos hemodinâmicos.

RESOLVENDO O CASO CLÍNICO...

Paciente foi submetida, na urgência, a uma fixação externa da bacia, sob anestesia no centro cirúrgico, com retorno da PA para 110×80 mmHg e FC: 90 bpm. Eletivamente, foi submetida a uma fixação percutânea da sacroilíaca posterior e da sínfise púbica.

REFERÊNCIAS

1. American College of Surgeons Committee on Trauma. ATLS Student Course Manual. 10th ed. Chicago: American College of Surgeons. 2018.
2. Batista SE, Baccani JG, Silva RA, Gualda KD, Júnior V, de Andrade RJ. Análise comparativa entre os mecanismos de trauma, as lesões e o perfil de gravidade das vítimas, em Catanduva-SP. Rev Col Bras Cir. 2006;33(1):6-10.

3. Cohen M. Tratado de Ortopedia–SBOT. Editora São Paulo: Roca., 2007.

4. Cordts Filho RD, Parreira JG, Assef JC, Campos TD, Soldá SC, Perlingeiro JA. Fratura de pelve: um marcador de gravidade em trauma. Rev Col Bras Cir. 2011:310-6.

5. Farrath S, Parreira JG, Perlingeiro JA, Solda SC, Assef JC. Fatores preditivos de lesões abdominais em vítimas de trauma fechado. Rev Col Bras Cir. 2012:295-301.

6. Freitas CD, Garotti JE, Nieto J, Guimarães RP, Ono NK, Honda E, Polesello GC. Houve mudanças na incidência e na epidemiologia das fraturas do anel pélvico nas últimas décadas?. Revista Brasileira de Ortopedia. 2013 Nov 1;48(6):475-81.

7. Jorge MH, Koizumi MS. Gastos governamentais do SUS com internações hospitalares por causas externas: análise no Estado estado de São Paulo, 2000. Revista Brasileira de Epidemiologia. 2004;7:228-38.

8. Júnior GA, Lovato WJ, Carvalho JB, Horta MF. Abordagem geral trauma abdominal. Medicina (Ribeirão Preto. Online). 2007 Dec 30;40(4):518-30.

9. Olson SA, Burgess A. Classification and initial management of patients with unstable pelvic ring injuries. Instructional Course Lectures. 2005;54:383-93.

10. Parreira JG, Haddad L, Rasslan S. Lesões abdominais nos traumatizados com fraturas de bacia. Rev Col Bras Cir. 2002;29(3):153-60.

11. Simon RR, Sherman SC. Emergências ortopédicas. AMGH Editora; Porto Alegre, 2013.

Traumatismo Cranioencefálico

9

Bruno Gabriele Costa
Carlos Matheus Teles Ponte
Davi Rocha Macambira Albuquerque
Matheus Arrais Alves
João Paulo de Vasconcelos Mattos

Paciente masculino, 10 anos, natural e procedente de Fortaleza, CE, deu entrada no pronto-socorro (PS) vítima de queda de cavalo há 30 minutos. Sua mãe, que o acompanhava, relatou que imediatamente após o trauma o paciente apresentou perda de consciência e um episódio de vômito. À admissão, encontrava-se com 15 pontos na ECG, com pupilas isocóricas e fotorreagentes, sem déficits neurológicos focais. Realizados raios X simples de crânio: fratura em região temporal direita. Enquanto aguardava TC de crânio, a equipe da emergência resolveu reavaliar o paciente e, justo nessa avaliação, o paciente evoluiu com rebaixamento do sensório, com 8 pontos na Escala de Coma de Glasgow (ECG), hemiparesia esquerda e anisocoria D>E. Assim, rapidamente a equipe da emergência tomou as providências iniciais que ameaçavam a vida do paciente. Instituíram via aérea definitiva, garantiram a ventilação e a oxigenação adequada, monitorização, e estabilizaram a hemodinâmica do paciente. Após estabilização, o paciente foi rapidamente submetido à TC de crânio, que evidenciou grande hematoma epidural com indicação de tratamento neurocirúrgico.

INTRODUÇÃO

O traumatismo cranioencefálico (TCE) é comum na rotina de um plantonista em serviços de trauma, uma vez que hábitos, como a direção desprovida de cinto de segurança, não utilização ou uso inadequado do capacete pelo motociclista e o somatório de direção e alcoolismo favorecem a grande incidência dessa situação. Segundo dados nacionais, os acidentes automobilísticos constituem uma grande parcela da etiologia do TCE (44%), seguidos por quedas (22%), violência interpessoal, acidentes com bicicletas e outros.

O TCE tem grande morbimortalidade: estima-se até 10% de mortalidade antes mesmo de chegarem ao hospital. Dos sobreviventes, 80% apresentam TCE classificado como leve, 10% apresentam TCE moderado e os outros 10% apresentam TCE grave.

Dados norte-americanos apontam cerca de 1,7 milhão de casos de TCE ao ano, com quase 270 mil hospitalizações no mesmo período, enquanto os óbitos perfazem em torno de 70 mil pacientes.

Anatomia

Para entender o que ocorre no TCE é necessário conhecimento básico da neuroanatomia e das estruturas que envolvem o encéfalo.

Analisando a partir das estruturas mais externas para as mais internas, temos o couro cabeludo como o primeiro revestimento. É importante frisar que o couro cabeludo é uma região bem vascularizada e por isso pode causar grandes sangramentos na presença de lesões extensas. Isso é verdade principalmente quando acomete pacientes pediátricos, em que o couro cabeludo apresenta, proporcionalmente, considerável superfície corporal. Entretanto, devemos frisar que muitas vezes o paciente vítima de TCE é um paciente politraumatizado, então antes de atribuir a instabilidade hemodinâmica ao próprio TCE devemos excluir sangramentos volumosos abdominais, torácicos, ortopédicos e pélvicos. O couro cabeludo também pode acumular certa quantidade de sangue, quando há um hematoma bem conhecido, que geralmente não causa repercussões, o hematoma subgaleal (**Figura 9.1**).

Logo abaixo do couro cabeludo há os ossos do crânio, que anatomicamente podem ser separados em duas grandes regiões. A

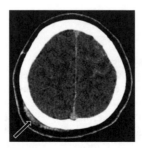

Figura 9.1 – *TC de crânio evidenciando hematoma subgaleal à direita em região parietal.*

primeira seria a convexidade craniana, que é a região mais superior e lateral. Deve-se atentar para fraturas em topografia do osso temporal, pois em sua porção interna localiza-se a artéria meníngea média, que ao ser rompida se torna a principal responsável pelos hematomas epidurais ou extradurais. Já a segunda porção seria a base do crânio, composta de uma superfície óssea mais irregular, o que favorece o aparecimento de contusões hemorrágicas pelo choque entre as estruturas ósseas e cerebrais durante o movimento de aceleração e desaceleração consequente dos traumas. Deve-se ter atenção para sinais clínicos de fratura de base de crânio, que serão vistos adiante.

Por fim, depois do crânio temos as meninges, estruturas compostas de tecido conjuntivo. Existem três meninges, a mais externa, dura-máter, possui dois folhetos, o mais externo acompanha o osso, servindo como seu periósteo, e o mais interno apresenta dobras separando o conteúdo intracraniano em alguns compartimentos (o folheto interno forma a foice do cérebro e do cerebelo, que separam respectivamente os hemisférios cerebrais e cerebelares, além de passar em cima do cerebelo, formando a tenda do cerebelo, que separa o compartimento supratentorial do infratentorial). Logo abaixo temos a aracnoide, que é separada da dura-máter por um pequeno espaço virtual que pode acumular sangue quando há lesões, principalmente, de veias cruzando a superfície cerebral para os seios durais, o espaço subdural. Abaixo da aracnoide há o espaço subaracnóideo, por onde circula o líquor e, em casos de sangramento nessa região, denomina-se hemorragia subaracnóidea. A terceira é a pia-máter, que está em íntimo contato com o sistema nervoso central. A anatomia dos envoltórios cranianos pode ser resumida na **Figura 9.2**.

MECANISMOS FISIOPATOLÓGICOS

O resultado da lesão cerebral é definido por dois mecanismos ou estágios diferentes, sendo o primeiro a lesão primária (ocorrida no momento do trauma) e, posteriormente, a lesão secundária.

A lesão cerebral primária é o resultado das forças mecânicas que produzem deformações teciduais no momento do trauma. Tais deformações podem danificar diretamente vasos, neurônios e tecido glial de um modo focal ou difuso, como será abordado mais adiante. Entretanto, o dano cerebral não cessa no momento do trauma, mas progride nas horas e nos dias subsequentes ao impacto, o que caracteriza uma lesão secundária (**Tabela 9.1**), como hipóxia, hipertensão intracraniana, edema cerebral, hidrocefalia, infecção, alterações metabólicas e bioquímicas.

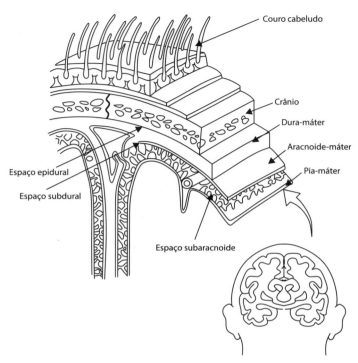

Figura 9.2 – *Representação ilustrativa dos envoltórios cerebrais.*

TABELA 9.1. LESÕES SECUNDÁRIAS NO TCE			
Alterações Metabólicas	Isquemia/ Hipóxia	Hipertensão Intracraniana	Hidrocefalia
Excitotoxicidade	Edema Cerebral	Infecções	Focos Epilépticos

A ação da equipe de emergência é voltada para o tratamento e a prevenção da lesão cerebral secundária, enquanto a lesão primária pode apenas ser prevenida, principalmente por meio de campanhas de conscientização social e medidas de proteção individual, como o uso de capacete e de cinto de segurança.

Como será discutido adiante, uma das principais complicações do TCE é o aumento da pressão intracraniana (PIC). Pois bem, é de suma importância o entendimento de que o crânio é um espaço não distensível e que contém diversas estruturas (sangue arterial, sangue venoso, massa encefálica, liquor e eventualmente no TCE, hematomas). Assim, o aumento de qualquer um desses componentes ou a presença de edema cerebral pode ocasionar o aumento da PIC. Entretanto, o encéfalo possui alguns mecanismos compensatórios a fim de evitar o aumento da PIC, como o desvio de algumas substâncias para outros compartimentos, por exemplo o deslocamento do liquor e do sangue venoso. Porém, esse mecanismo tem um limite, e quando o valor máximo de acomodação é atingido, ocorre aumento da PIC.

Pressão Intracraniana (PIC)

Sabe-se que um dos grandes problemas do TCE é o aumento da pressão intracraniana (PIC) causado por aumentos abruptos ou volumosos de conteúdo intracraniano, geralmente sanguíneo ou edematoso. Assim, é de suma importância saber responder a duas perguntas: por que a PIC aumenta? Por que não posso deixar que ela aumente?

Quando a pressão arterial média (PAM) encontra-se em níveis em torno de 50 a 150 mmHg o encéfalo possui um mecanismo de controle chamado autorregulação cerebral, o qual permite a vasoconstrição e a vasodilatação das arteríolas pré-capilares, mantendo o fluxo sanguíneo cerebral constante, independentemente das variações pressóricas. Caso a PAM aumente subitamente, as arteríolas se contraem, impedindo que haja um fluxo exagerado ao encéfalo; o oposto ocorre em situações em que há hipóxia ou hipotensão.

Nos TCEs graves, esse mecanismo de controle pode ser perdido e haver um aumento súbito do fluxo sanguíneo ao encéfalo, o que promove extravasamento de líquido e consequentemente aumento da PIC, hiperemia, ou o contrário, com hipofluxo e consequente hipóxia cerebral.

A pressão de perfusão cerebral (PPC) é a subtração da PAM pela PIC (**PPC = PAM-PIC**), de tal modo que aumentos da PIC ou reduções severas na PAM reduzem a PPC e causam hipoperfusão, ou seja, lesão isquêmica secundária ao encéfalo. Por isso, deve-se tentar manter a PPC em pelo menos 60 mmHg e a PIC em valores abaixo de 20 mmHg nos adultos.

Ademais, é necessário saber em quais pacientes eu devo monitorizar a PIC e como fazer: pacientes com TCE grave com alteração na TC de crânio, ou então aqueles pacientes com TC normal, porém que apresentam dois de três critérios: idade maior que 40 anos, hipotensão e postura patológica.

Para realizar a monitorização da PIC o neurocirurgião pode optar por introduzir o cateter em algumas localizações, como no próprio ventrículo (ventriculostomia), intraparenquimatoso e subdural. A ventriculostomia tem a vantagem de servir tanto de monitorização como de forma de tratamento por meio da drenagem do liquor.

INVESTIGAÇÃO DIAGNÓSTICA

Departamentos de emergência devem ter atendimento para pacientes vítimas de TCE. O protocolo posto em prática vai depender do local de atendimento, do material disponível e dos profissionais que realizarão o atendimento.

Como em todo trauma, deve ser realizada avaliação inicial rápida visando encontrar situações que coloquem o paciente em risco de morte (realizar o ABCDE do politraumatizado como descrito no Capítulo 1: *Atendimento Inicial ao Politraumatizado*). Pacientes com lesões significativas devem estar aptos à ressuscitação, e deve ser garantido o atendimento de urgência para aqueles sujeitos a complicações, as quais devem ser identificadas com base em:

- Atendimento inicial ao politraumatizado;
- Mecanismo da lesão;
- História;
- Sinais vitais;
- Escala de Coma de Glasgow;
- Força motora;
- Resposta das pupilas;
- Glicose.

Monitoramento

Todo paciente que sofreu uma lesão cerebral necessita de observação neurológica: Escala de Coma de Glasgow, avaliação das pupilas, força dos membros e monitorização constante dos sinais vitais frequentes são essenciais para maior eficiência no tratamento de possíveis complicações como hematomas intracranianos e hipovolemia. Qualquer deterioração na Escala de Coma de Glasgow deve ser tratada como uma emergência.

Exame clínico e história

Quando o paciente dá entrada no serviço de emergência vítima de um traumatismo cranioencefálico é necessária avaliação

CAPÍTULO 9 – Traumatismo Cranioencefálico

clínica imediata no intuito de classificar o risco de cada caso, lembrando sempre de estabilizar o paciente, garantindo, por exemplo, vias aéreas pérvias, suporte de oxigênio adequado, coluna cervical imobilizada (lembre-se de que 10% dos TCE têm um TRM associado) e estado hemodinâmico controlado.

A avaliação clínica do paciente consiste basicamente em um exame neurológico focado e na garantia dos sinais vitais do paciente. Logo, medidas gerais como a monitorização da PA, FR, FC e $SATO_2$ são essenciais. Deve-se investigar, de antemão, possíveis fraturas cervicais e garantir a imobilização do paciente (em caso de suspeita pode-se utilizar um RX ou TC durante a avaliação secundária). Ademais, é necessário avaliar o estado de consciência do paciente por meio da Escala de Coma de Glasgow, sendo esse o parâmetro para se estratificar o TCE em leve, moderado e grave (**Tabela 9.2**) e assim enquadrar o paciente em protocolos de conduta adequados.

TABELA 9.2. ESTRATIFICAÇÃO DO TCE	
TCE LEVE	Glasgow 13-15
TCE MODERADO	Glasgow 9-12
TCE GRAVE	Glasgow 3-8

Fonte: Adaptado de ATLS, Advanced Trauma Life Support – Student Course Manual. 10th edition.

O exame neurológico e a TC podem ser utilizados de modo seriado para avaliar a evolução do quadro do paciente, dependendo da história clínica e buscando entender o mecanismo da lesão, além do contexto no qual o paciente estava inserido (uso de álcool, uso de drogas ilícitas, uso de medicação e fatores de risco associados ao TCE). Entretanto, devido a estados de rebaixamento do sensório e períodos de amnésia pode ser difícil obter a história completa do paciente.

Deve-se conhecer o mecanismo da lesão com o intuito de entender as forças que puderam ocasionar o TCE, além de encontrar outras patologias, como quadros epilépticos, por exemplo.

Exame físico do paciente com TCE

Iremos focar agora no que é possível ser observado no exame neurológico do paciente com TCE. Assim devemos sempre procurar sinais e sintomas de:

- Hipertensão intracraniana (HIC): Na HIC grave o paciente pode manifestar uma tríade característica, que é a tríade de

Cushing, a qual consiste em bradicardia, hipertensão arterial sistêmica e irregularidade respiratória (bradipneia ou respiração de Biot, por exemplo).

- Fraturas de crânio: Quando há suspeita de afundamento de crânio, uma TC deve ser solicitada para avaliar a necessidade de tratamento cirúrgico. É possível observar também sinais de fratura de base de crânio, e, caso presentes, contraindicam a passagem de sonda nasogástrica por risco de colocação errática no encéfalo. São eles: sinal de Battle (equimose retroauricular); sinal de guaxinim (equimose periorbitária); rinorragia/otorragia, os quais podem conter fístula liquórica, com risco de meningite (**Figura 9.3**).

- Lesões em nervos cranianos: Deve-se realizar o exame dos pares cranianos um por um para se avaliar tais lesões. Não cabe neste capítulo descrever a avaliação de todos, porém é importante avaliar a resposta pupilar do paciente por meio do exame do 2º e 3º pares (óptico e oculomotor, respectivamente), observar se as pupilas estão isocóricas ou não, se há midríase ou miose em alguma das pupilas e se os reflexos fotomotor direto e consensual estão presentes.

- Déficit neurológico focal: Pode ser observado ao se testar a força nos membros do paciente. Lembre-se de avaliar bilateralmente e comparar as respostas, procurando por assi-

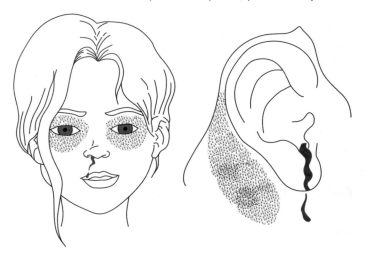

Figura 9.3 – *Representação esquemática do sinal do guaxinim e do sinal de Battle.*

metrias patológicas. Tais lesões podem estar presentes no próprio córtex, no trato piramidal, na medula ou até mesmo em casos de lesão de nervo periférico.

▶ Sinais de herniação: Quando há um aumento da PIC por um hematoma epidural, por exemplo, uma parte do giro para-hipocampal presente do lobo temporal inferior, chamada de úncus, pode herniar através da tenda do cerebelo e comprimir o nervo oculomotor, causando midríase ipsilateral à lesão; além disso, há também compressão do mesencéfalo onde passa o trato piramidal, causando déficit motor contralateral à lesão, ou síndrome de herniação do úncus, que deve ser tratada pelo neurocirurgião rapidamente. Outra condição mais rara que pode ser observada é a síndrome de Kernohan, a qual se dá pela compressão do mesencéfalo do lado contralateral à lesão (o hematoma empurra o mesencéfalo contra a tenda do cerebelo contralateral), o que causa uma lesão do trato piramidal, sendo que agora a manifestação ocorrerá no mesmo lado do hematoma.

▶ Estado de consciência do paciente: É avaliado pela Escala de Coma de Glasgow (descrição da tabela no Capítulo 1). A escala avalia três parâmetros de resposta: verbal, motora e ocular. Sua pontuação varia de 3 a 15 pontos e serve para estratificar o risco do paciente, assim como para avaliar a evolução do paciente. Lembre-se sempre de considerar a melhor resposta e NÃO atribua inicialmente os achados na ECG a álcool e outras drogas que o paciente possa ter utilizado.

MORFOLOGIA DAS LESÕES CEREBRAIS
Lesões difusas
Concussão

A concussão ocorre quando há uma rotação e/ou aceleração e desaceleração dos hemisférios cerebrais sobre um tronco encefálico fixo, o que ocasiona um desarranjo neuronal e axonal temporário, principalmente na substância reticular ativadora ascendente (SRAA). O paciente se caracteriza como tendo uma breve perda de consciência (durante a perda de consciência pode haver sinais de disautonomia); além disso, muitos pacientes sofrem de amnésia retrógrada de curto período quando recuperam a memória. Geralmente já chegam acordados na emergência, alguns podem nem ter passado pelo período de perda de consciência e os exames de imagem são normais.

Lesão axonal difusa (LAD)

Na LAD o mecanismo é semelhante ao da concussão, levando a um cisalhamento axonal por mecanismos de aceleração e desaceleração, suficientes para causar lesão axonal permanente, o que faz com que esse quadro seja mais grave e esteja associado a déficits neurológicos permanentes. O paciente sofre uma perda de consciência por mais de 6 horas, muitas vezes chega em coma na emergência (uma das razões para pacientes vítimas de TCE que chegam comatosos ao pronto--socorro (PS) e apresentam exames de imagem normais). Os exames de imagem podem ser normais ou apresentar pequenos pontos hemorrágicos principalmente em corpo caloso, mesencéfalo e ponte. O exame padrão-ouro para o diagnóstico é a ressonância magnética.

Lesões focais

Contusão

São hemorragias focais do parênquima cerebral (**Figura 9.4**) decorrentes do choque do cérebro contra a superfície interna do crânio. Os lobos frontal e temporal, em que o tecido cerebral entra em contato com protuberâncias irregulares na base do crânio, são os locais mais comuns de contusões traumáticas, tais contusões podem ocorrer no local da pancada (lesões por golpe) ou no polo oposto (lesões por contragolpe). Na TC observa-se uma lesão hemorrágica circundada por halo hipodenso. A expansão do hematoma pode causar compressão de estruturas, além disso, pode ser foco de epilepsia pós-traumatismo.

Hematoma Epidural

Ocasionado geralmente por lesão de artéria meníngea média, mas pode ocorrer também por lesão dos seios venosos, o hematoma se acumula entre o crânio e a dura-máter (**Figura 9.5**). A clínica do paciente depende bastante do tamanho e da localização do hematoma. Entretanto, em considerável parcela dos pacientes é descrito um fenômeno chamado de intervalo lúcido, em que há perda de consciência com recuperação completa ou parcial, porém após o hematoma se expandir ele rebaixa novamente o sensório, podendo ter hemiplegia associada. Na TC o aspecto é de um hematoma em formato lenticular biconvexo que comprime o encéfalo, podendo causar desvio de linha média.

Subdural

Tem habitualmente origem venosa, ocupando o espaço entre a dura-máter e a aracnoide (**Figura 9.6**). Ocorre geralmente por traumas que acarretam a ruptura das veias de ligação que drenam a superfície cerebral para os seios da dura-máter. A TC revela comumente uma coleção crescente lunar hiperdensa na convexidade. Geralmente se mostram sintomáticos dentro de 72h, metade dos pacientes apresentam perda de consciência e 25% chegam na emergência em estado comatoso. Rebaixamento do nível de consciência, hemiparesias e anormalidades pupilares são os sinais neurológicos mais comuns.

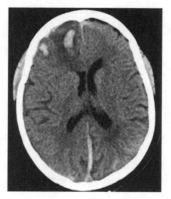

Figura 9.4 – *Área de contusão cerebral em região frontal direita.*

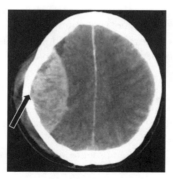

Figura 9.5 – *Hematoma epidural em região parietal direita.*

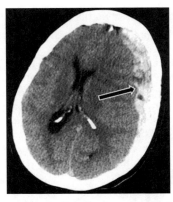

Figura 9.6 – *Hematoma subdural agudo em região frontoparietal esquerda.*

CONDUTAS

TCE Leve (13 a 15 na ECG)

A abordagem do paciente com TCE leve é relativamente simples, pois apresentam bom prognóstico, e menos de 3% pioram para um estado comatoso.

Assim, faça o ABCDE do trauma e em seguida realize o exame neurológico mais abrangente. Na maioria das vezes o paciente irá relatar apenas os sinais da concussão, já chegando bem ao PS e sem alterações neurológicas. Você deve reavaliar dentro de algumas horas e, caso esteja normal, dar alta ao paciente. O ideal seria que este fosse acompanhado por algum parente ou amigo por um período de 24 horas, sendo ainda entregue uma lista (protocolo e informação) que apresenta alguns sintomas e, caso o paciente os desenvolva, deve voltar imediatamente ao PS.

Outro ponto importante é a não obrigatoriedade da realização de TC em todos os pacientes com TCE leve. Observe a **Tabela 9.3** com as indicações.

TCE Moderado (9 a 12 na ECG)

Em média, 10-20% dos pacientes pioram e são reclassificados como TCE grave.

Deve-se realizar o atendimento inicial ao politraumatizado e estabilizar hemodinamicamente, para depois seguir o exame neurológico. Muitas vezes esses pacientes chegam à emergência sonolentos e confusos, mas responsivos a comandos verbais. Eles

TABELA 9.3. INDICAÇÕES DE TC NO TCE LEVE
Idade maior que 65 anos
Escore na ECG menor que 15 até 2 horas após o trauma
Suspeita de fratura exposta ou com afundamento
Sinal de fratura de base de crânio
Mais do que dois episódios de vômitos
Perda da consciência maior que 5 minutos
Mecanismo de trauma de alto impacto
Amnésia para fatos antes do impacto (mais de 30 minutos)

devem permanecer em ambiente de terapia intensiva ou, pelo menos, semi-intensiva, e realizarão TC de crânio, a qual, dependendo do achado, poderá ser indicativa de tratamento cirúrgico, tratamento clínico ou reavaliação em um período de 12 a 24 horas.

TCE Grave (menor ou igual a 8 na ECG)

No TCE grave a situação é crítica e obrigatoriamente todos os pacientes têm que ter a coluna cervical protegida e instituída a via aérea definitiva com FiO_2 de 100%, para só depois realizar gasometria arterial corrigindo os valores da FiO_2 com o intuito de manter a saturação em níveis adequados.

Esses pacientes, muitas vezes, chegam instáveis hemodinamicamente, então devem ser feitas reposição vigorosa de fluidos e a busca por fontes de sangramento, como visto no Capítulo 5: *Choque Hipovolêmico*. Caso se suspeite que há uma fonte de sangramento justificando o choque do paciente, essa condição deve ser prontamente revertida, mesmo que a intervenção escolhida seja uma laparotomia.

Todos os pacientes que sofrem de um TCE grave devem ser submetidos a uma TC de crânio, porém o paciente apenas poderá realizá-la quando estiver estável. Ademais, todas as vítimas de TCE grave que possuem alterações na TC devem ter a PIC monitorizada por meio de cateter intracraniano.

Assim, o primeiro passo do tratamento específico de um paciente vítima de TCE grave é proceder com a drenagem de algum hematoma que cause efeito expansivo significativo.

O tratamento que visa evitar lesão cerebral secundária é pautado em três pilares no TCE grave: avaliação de necessidade de intervenção neurocirúrgica, terapêutica clínica para reduzir a PIC e terapêutica para medidas gerais. Estas duas últimas serão abordadas a seguir.

Medidas para reduzir a PIC

- Elevar a cabeceira a 30° e deixar a cervical retificada.
- Drenagem de líquor, se o cateter para monitorização da PIC estiver em posição ventricular.
- Manitol 20% em bolo de 0,5 a 1 g/kg. Obs.: não deve ser realizado em pacientes hipovolêmicos, pois é um potente diurético osmótico.
- Solução salina hipertônica a 3 a 23%.
- Barbitúricos. Obs.: não devem ser usados caso haja hipotensão.
- Hipocapnia (32 a 34 mmHg): deve ser usada por curtos períodos. Sua utilização consiste na promoção de vasoconstrição, reduzindo a PIC (usar somente em situações especiais).

Medidas gerais

- Manter a glicemia do paciente entre 140 e 180.
- Prevenir úlcera de estresse, utilizando IBP ou bloqueador de H2.
- Prevenir convulsões: apesar de controverso, pode ser usado fenitoína ou levotiracetam como profilaxia de crises convulsivas por no máximo 2 semanas.
- Prevenir trombose venosa profunda; não se recomenda o uso de heparina nas primeiras 48h do TCE, então podem ser usadas meias de compressão pneumática.

Para facilitar o raciocínio das medidas clínicas que devem ser usadas no controle da PIC, o artigo "Traumatic Intracranial Hypertension", publicado no *New England Journal of Medicine,* fornece uma opção de "escalonamento" de terapias que, segundo os autores deste capítulo, é de grande valor ao estudo do TCE.

RESOLVENDO O CASO CLÍNICO...

Observe que se trata de uma criança, logo devemos estar atentos também para lesões de couro cabeludo. Em um primeiro momento, o paciente apresentou breve perda de consciência, o que se deveu à concussão. Geralmente, nas concussões o paciente chega bem ao hospital, como nosso paciente chegou, ele estava com 15 pontos na ECG, então em primeiro momento seu TCE é considerado leve e tal classificação foi feita durante a avaliação primária da equipe de emergência (lembre que o primeiro de tudo é fazer o ABCDE). Agora um ponto chama a atenção: na radiografia foi vista uma fratura de osso temporal. Tenha em mente que abaixo do osso temporal há a artéria meníngea média, e sua lesão é responsável pelo hematoma epidural. Em uma reavaliação o paciente rebaixou o sensório. O que seria isso? O famoso intervalo lúcido, que é visto em alguns casos de hematoma epidural, o qual provavelmente será o achado da TC do paciente. Perceba também que o paciente apresentou midríase ipsilateral e hemiparesia contralateral, que são sinais de herniação do úncus. Assim, a equipe médica agiu corretamente em instituir a via aérea definitiva (ECG menor que 8 é obrigatória a IOT e o TCE agora é grave!). Por fim, o paciente necessitará de intervenção neurocirúrgica, uma vez que herniação do úncus é uma emergência.

REFERÊNCIAS

1. American College of Surgeons Committee on Trauma. ATLS Student Course Manual. 10th ed. Chicago: American College of Surgeons, 2018.

2. Gentile JKA et al. Condutas no paciente com trauma cranioencefálico. Revista Brasileira de Clínica Médica, São Paulo, 2011 jan-fev; 9 (1), 74-82.

3. Centers for Disease Control and Prevention. Report to congress on traumatic brain injury in the United States: epidemiology and rehabilitation. Atlanta, GA: National Center for Injury Prevention and Control, 2014:1-72.

4. Carney N, Totten AM, O'reilly C, Ullman JS, Hawryluk GW, Bell MJ, Bratton SL, Chesnut R, Harris OA, Kissoon N, Rubiano AM. Guidelines for the management of severe traumatic brain injury. Neurosurgery 2017 Jan 1;80(1):6-15.

5. Gaudêncio TG e Leão GM. A epidemiologia do traumatismo cranioencefálico: um levantamento bibliográfico no Brasil. Revista Neurociência 2013;21(3):427-34.

6. Stocchetti N, Maas AI. Traumatic intracranial hypertension. New England Journal of Medicine 2014 May; 29;370(22):2121-30.

7. Haddad SH, Arabi YM. Critical care management of severe traumatic brain injury in adults. Scandinavian Journal of Trauma, Resuscitation and Emergency Medicine. 2012 Feb 3;20(1):12.

8. Dinsmore J. Traumatic brain injury: an evidence-based review of management. Continuing education in anaesthesia. Critical Care & Pain 2013 Feb; 24;13(6):189-95.

Trauma Raquimedular

10

Matheus Arrais Alves
Vinícius Torres Bezerra
Bruno Gabriele Costa
Davi Rocha Macambira Albuquerque
Maximiliano Aguiar Porto

*Paciente, 25 anos, dá entrada na Emergência do Instituto Doutor José Frota (IJF), vítima de acidente automobilístico, com suspeita de trauma na coluna vertebral. Ao exame físico, apresenta-se com pressão arterial (PA) de 70 x 40 mmHg, frequência cardíaca (FC) de 45 bpm, com normotermia distal. Além disso, paciente apresenta tetraplegia, perda de todas as sensibilidades do dermátomo afetado abaixo da lesão, perdas dos reflexos tendinosos e da função neurológica sacral. À radiografia simples de coluna cervical, apresenta o seguinte achado (**Figura 10.1**):*

Qual a conduta que a equipe pré-hospitalar deve ter adotado antes da chegada à emergência? Qual a hipótese diagnóstica? Qual o tipo de choque está relacionado ao trauma raquimedular?

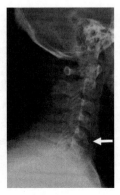

Figura 10.1 – *Radiografia de coluna cervical.*

INTRODUÇÃO

O trauma raquimedular (TRM) é definido pela presença de lesão nos neurônios do sistema nervoso central (SNC), com ou sem lesão óssea, dentro do canal vertebral, desde o forame magno até a região lombar superior (T12-L1). Quando há lesão abaixo desse nível (de L2 ao sacro), denomina-se "radicular" ou "das raízes nervosas".

A incidência mundial anual do TRM é cerca de 15 a 40 casos por milhão de habitante. No Brasil, a incidência é de 40 casos/ano/milhão de habitantes, sendo que destes, 80% das vítimas são homens e 60% têm entre 10 e 30 anos de idade. O TRM atinge, principalmente, uma faixa etária mais exposta a acidentes, variando de 15 a 40 anos, com maior frequência no sexo masculino na proporção de 4:1.

A região cervical seguida da região toracolombar, composta pelos corpos vertebrais de T11, T12, L1 e L2 são as localizações mais acometidas no TRM, pois apresentam maior mobilidade, facilitando, assim, a lesão medular (**Tabela 10.1**). As fraturas-luxações da coluna cervical baixa (C3-C7) são as maiores responsáveis pelos TRM.

A principal causa de TRM é o acidente de trânsito. Em seguida, a violência, sob vários modos, incluindo ferimento por projétil de arma de fogo, forma de trauma que tem aumentado substancialmente nos últimos anos (**Tabela 10.2**). Queda de altura e acidente por mergulho em água rasa constituem outras causas de lesão medular.

Morfologia

A coluna cervical é particularmente vulnerável ao trauma por sua exposição e mobilidade. Já a mobilidade da coluna torá-

TABELA 10.1. REGIÕES MAIS ACOMETIDAS POR TRAUMA NA COLUNA	
Nível da lesão	Incidência (%)
Cervical	60
Torácico	8
Toracolombar (T11 a L2)	20
Lombar	10
Sacral	2

Fonte: Adaptado de Neurologia: Guia de Medicina Ambulatorial e Hospitalar da Universidade Federal de São Paulo (UNIFESP, 2011).

TABELA 10.2. PRINCIPAIS CAUSAS DE TRM
Acidentes de trânsito
Violência
Quedas de altura
Acidentes por mergulho em água rasa

Fonte: Merritt, Tratado de Neurologia (2011).

cica é mais restrita, pois este segmento tem apoio adicional que é conferido pelos arcos costais. Assim, a incidência de fraturas torácicas é menor.

A medula espinhal está dividida em segmentos, e as raízes nervosas que emergem da medula no nível de cada segmento são designadas por algarismos que se referem ao nível de sua saída.

Cada raiz nervosa recebe informações sensitivas de áreas da pele denominadas "dermátomos", e, de maneira semelhante, cada raiz nervosa inerva um grupo de músculos denominados "miótomos".

A medula espinhal é um grande condutor de impulsos nervosos sensitivos e motores entre o cérebro e as demais regiões do corpo. Dos muitos tratos que integram a medula espinhal, somente três podem ser avaliados clinicamente: os corticoespinhais laterais; os espinotalâmicos; e os posteriores (**Tabela 10.3**).

Tais tratos distribuem-se aos pares e as lesões podem ocorrer uni ou bilateralmente na medula espinhal (**Figura 10.2**).

MECANISMOS FISIOPATOLÓGICOS

A fisiopatologia da lesão medular traumática envolve a compreensão de dois mecanismos ou momentos de lesão que a classificam como primária ou secundária.

Lesão primária

Resulta do trauma mecânico inicial, sendo compreendida como a combinação do impacto inicial com uma eventual compressão subsequente. A transferência da energia cinética para a medula espinhal ocasiona o dano medular direto por meio de quatro mecanismos básicos: estiramento; laceração; compressão; e secção.

O trauma determina dano nos axônios, nas células gliais e nos vasos sanguíneos em diferentes graus. A lesão primária, portanto, tem relação direta e imediata com o trauma.

TABELA 10.3. AVALIAÇÃO CLÍNICA DOS TRATOS DA MEDULA ESPINHAL			
Tratos	Localização na medula espinhal	Função	Método de teste
Cortico-espinhais	Segmento posterolateral	Controle da força motora do mesmo lado do corpo	Contração voluntária em resposta aos estímulos dolorosos
Espinotalâmicos	Trajeto anterolateral	Transmite a sensação de dor e temperatura do lado oposto	Mediante toque leve ou picada de agulha
Funículo Posterior	Trajeto posterolateral	Transmite a propriocepção, sensação de vibração e alguma sensação de toque suave no mesmo lado do corpo	Pela sensação de posição nos dedos do pé ou da mão ou pela sensação de vibração (utilizando um diapasão)

Fonte: Adaptado de ATLS, Advanced Trauma Life Support – Student Course Manual. 10 th edition.

Lesão secundária

A isquemia pós-traumática com infarto resultante da medula espinhal, envolvendo hipóxia, desvios iônicos intracelulares, excitocidade neuronal, produção de eicosanoides e de radicais livres, peroxidação de lipídeos, desacoplamento da produção de energia e do metabolismo celular e apoptose neuronal explicam a teoria da lesão secundária.

Os efeitos locais incluem a perda de autorregulação no segmento lesado da medula espinhal e uma acentuada redução da microcirculação, a qual se estende por uma distância considerável proximal e distal ao local da lesão.

Os mecanismos secundários que decorrem das cascatas bioquímicas ocorridas após o evento inicial dão origem à lesão medular contínua e à deterioração neurológica.

CLASSIFICAÇÃO DAS LESÕES MEDULARES

Podem ser classificadas de acordo com o nível, a gravidade do déficit neurológico, o tipo de síndrome medular e a morfologia.

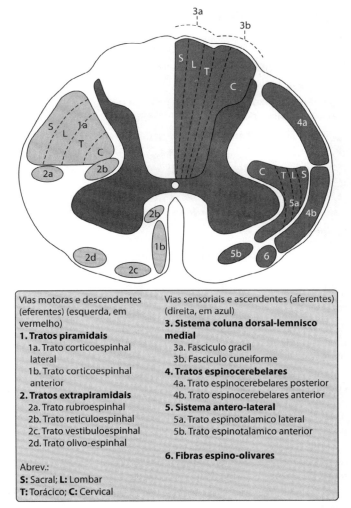

Vias motoras e descendentes (eferentes) (esquerda, em vermelho)
1. Tratos piramidais
 1a. Trato corticoespinhal lateral
 1b. Trato corticoespinhal anterior
2. Tratos extrapiramidais
 2a. Trato rubroespinhal
 2b. Trato reticuloespinhal
 2c. Trato vestibuloespinhal
 2d. Trato olivo-espinhal

Vias sensoriais e ascendentes (aferentes) (direita, em azul)
3. Sistema coluna dorsal-lemnisco medial
 3a. Fasciculo gracil
 3b. Fasciculo cuneiforme
4. Tratos espinocerebelares
 4a. Trato espinocerebelares posterior
 4b. Trato espinocerebelares anterior
5. Sistema antero-lateral
 5a. Trato espinotalamico lateral
 5b. Trato espinotalamico anterior

6. Fibras espino-olivares

Abrev.:
S: Sacral; **L:** Lombar
T: Torácico; **C:** Cervical

Figura 10.2 – *Tratos medulares.*

Para facilitar a classificação dos TRM, é necessário seguir algumas etapas no exame físico (**Tabela 10.4**).

É importante destacar que, na avaliação inicial do paciente, deve ser realizado o ABCDE primário – ver Capítulo 1: *Atendimento Inicial ao Politraumatizado.*

TABELA 10.4. ETAPAS DO EXAME FÍSICO PARA A CLASSIFICAÇÃO DOS TRM

Realizar exames sensoriais em 28 dermátomos bilateralmente quanto à picada de alfinete e ao tato leve, incluindo o dermátomo S4/S5, e testar quanto à sensação anal

Determinar o nível sensorial (direito e esquerdo)

Efetuar o exame motor nos 10 grupos musculares-chave, incluindo a contração anal

Determinar o nível motor (direito e esquerdo)

Determinar o nível neurológico da lesão

Classificar a lesão como completa ou incompleta

Categorizar a escala de alterações ASIA (A-E)

Fonte: Adaptado de Merritt, Tratado de Neurologia (2011).

Nível sensitivo

O exame da sensibilidade é realizado por meio da pesquisa dos 28 dermátomos de ambos os lados, atribuindo-se uma avaliação numérica de acordo com o achado clínico: 0: ausente; 1: alterada; 2: normal (**Figura 10.3**).

É importante destacar que o esfíncter anal externo deve ser também examinado por meio do toque retal, com a finalidade de determinar se a lesão é completa (transecção total) ou incompleta.

A área de sensibilidade do paciente é examinada no sentido craniocaudal em ambos os lados do corpo, desde a região cervical, pela avaliação da sensibilidade à variação de temperatura, sensibilidade dolorosa e sensibilidade tátil, que são funções mediadas pelo trato espinotalâmico lateral.

Além disso, a avaliação da vibração por meio de diapasão ou da posição espacial dos membros avalia as condições do trato posterior da medula espinhal (funículo grácil e cuneiforme).

O nível sensorial corresponde ao dermátomo mais caudal apresentando função.

Nível motor

A avaliação da função motora é realizada por meio da avaliação, de ambos os lados, de músculos denominados "músculos-chave", em 10 pares de miótomos (**Tabela 10.5**), sendo a força muscular graduada de 0 a 5 (**Tabela 10.6**).

CAPÍTULO 10 – Trauma Raquimedular

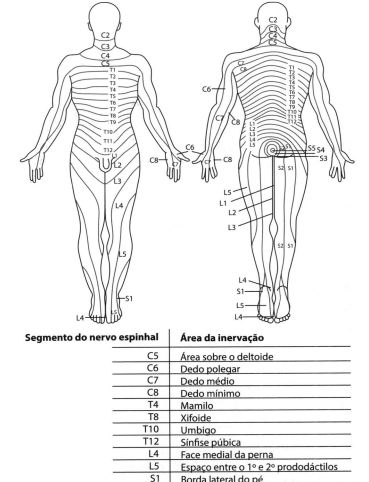

Segmento do nervo espinhal	Área da inervação
C5	Área sobre o deltoide
C6	Dedo polegar
C7	Dedo médio
C8	Dedo mínimo
T4	Mamilo
T8	Xifoide
T10	Umbigo
T12	Sínfise púbica
L4	Face medial da perna
L5	Espaço entre o 1º e 2º prododáctilos
S1	Borda lateral do pé
S3	Área da tuberosidade isquiática
S4 e S5	Região perianal

Figura 10.3 – *Dermatómos ao longo do corpo e respectiva área de inervação.*

O nível motor é determinado pela avaliação do grau de força muscular nos grupos musculares correspondentes aos miótomos. Assim, o nível motor é o último em que a força é pelo menos grau 3 e o nível acima tem força muscular normal (grau 5).

137

TABELA 10.5. MIÓTOMOS E TESTES MUSCULARES CORRESPONDENTES

Nível motor	Ação
C5	Abdução do ombro
C6	Extensão do punho
C7	Extensão do cotovelo
C8	Flexão das falanges distais
T1	Abdução do 5º dedo
T2 – L1	Não é possível quantificar
L2	Flexão do quadril
L3	Extensão do joelho
L4	Dorsiflexão do pé
L5	Extensão do hálux
S1	Plantiflexão

Fonte: Adaptado de Diretrizes de Atenção à Pessoa com Lesão Medular (2013).

TABELA 10.6. GRADUAÇÃO DA FORÇA MUSCULAR

Grau	Movimentação
Grau 1	Contração visível ou palpável
Grau 2	Movimentação ativa ou palpável
Grau 3	Vence a gravidade, mas não vence qualquer resistência
Grau 4	Não vence a resistência do examinador
Grau 5	Normal

Fonte: Adaptado de Diretrizes de Atenção à Pessoa com Lesão Medular (2013).

Nível neurológico

O mais caudal em que modalidades tanto motoras como sensoriais estão intactas.

Gravidade do Déficit Neurológico

Lesões medulares podem ser classificadas como:

- ◗ paraplegia incompleta (lesão torácica incompleta);
- ◗ paraplegia completa (lesão torácica completa);
- ◗ quadriplegia incompleta (lesão cervical incompleta);
- ◗ quadriplegia completa (lesão cervical completa).

Além disso, a partir da avaliação dos tratos envolvidos, podemos classificar a lesão como completa: quando há ausência de função motora e sensorial nos segmentos sacros mais baixos, ou incompleta: quando há preservação da função motora ou sensorial abaixo, incluindo os segmentos sacros mais inferiores.

Para tal classificação, existe a escala de avaliação da American Spine Injury Association (ASIA), desenvolvida pela Associação Americana do Trauma Raquimedular em 1992, que apresenta padrões para a avaliação e classificação neurológica do TRM (**Tabela 10.7**).

TABELA 10.7. ESCALA DE ALTERAÇÕES ASIA

A	Completa	Nenhuma função sensorial ou motora preservada nos segmentos sacros mais inferiores (S4/S5)
B	Sensorial incompleta	Função sensorial, porém não a função motora, preservada abaixo do nível neurológico, incluindo os segmentos sacros
C	Motora incompleta	A função motora está preservada abaixo do nível neurológico e mais da metade dos músculos-chave abaixo do nível tem uma graduação < 3 e há alguma função sensorial e/ou motora poupada
D	Motora incompleta	A função motora está preservada abaixo do nível neurológico e mais da metade dos músculos-chave abaixo do nível têm uma graduação ≥ 3, havendo alguma função sensorial e/ou motora sacra poupada
E	Normal	As funções sensorial e motora estão normais. Pode haver anormalidades dos reflexos

Fonte: Adaptado de Merritt, Tratado de Neurologia (2011).

Síndromes Medulares

De acordo com a localização, as lesões medulares são divididas de acordo com a classificação presente na **Tabela 10.8**.

Morfologia

As lesões decorrentes do trauma de coluna podem ser descritas como fraturas, fraturas-luxações, lesões medulares sem anormalidades radiológicas e lesões penetrantes.

SOS TRAUMA – MANUAL DE ATENDIMENTO AO POLITRAUMATIZADO

TABELA 10.8. CLASSIFICAÇÃO DAS SÍNDROMES MEDULARES

Síndrome	Área de lesão medular	Déficit ao exame	Mecanismo de trauma	Prognóstico e recuperação
Medular Anterior	Região anterior	Lesão do trato espinotalâmico lateral: perda da sensação dolorosa e de temperatura contralateral à lesão	Lesões por hiperflexão com compressão da artéria espinhal anterior e medula pelo disco ou fragmentos ósseos	Síndrome mais comum Mau prognóstico
Medular Central	Área central	Maior lesão motora nos MMSS que nos MMII Perda sensitiva variável e disfunção vesical com sensibilidade sacral variável	Lesões por hiperextensão em idosos com artrose cervical	Em mais de 50% retorna função das mãos, controles vesical e intestinal
Medular Posterior	Região posterior	Perda da sensação vibratória e propriocepção ipsilateral à lesão	Lesões por extensão	Síndrome rara
Brown-Séquard	Hemissecção	Perda motora e proprioceptiva no lado lesado Perda de sensibilidade ao toque e temperatura no lado oposto	Fratura do pedículo vertebral ou laminar unilateral, lesões penetrantes ou por rotação com subluxação	Bom
Cone Medular	Porção sacral (T12-L1)	Arreflexia de MMII, vesical e intestinal		
Cauda Equina	Raízes lombossacras (abaixo de T12-L1)	Arreflexia de MMII, vesical e intestinal		Irreversível

Fonte: Adaptado de Manual de clínica cirúrgica: cirurgia geral e especialidades (2009).

INVESTIGAÇÃO DIAGNÓSTICA

Avaliação Radiológica

O exame de imagem de escolha para o estudo da coluna é o radiográfico, pois é rápido, barato e tem grande disponibilidade.

Muitos pacientes vítimas de TRM utilizam o colar cervical colocado pela equipe de emergência pré-hospitalar. As últimas diretrizes relacionadas à restrição de movimentação da coluna permitem maior flexibilidade em relação ao uso da prancha longa e do colar cervical. Com a triagem clínica baseada no Canadian C-Spine Rule (CCR – **Figura 10.4**) e no National Emergency X–Radiography Utilization Study (NEXUS – **Figura 10.5**), o colar cervical e a prancha longa podem ser retirados em muitos pacientes sem a necessidade de imagem radiológica.

A tomografia computadorizada (TC) tem importância na avaliação radiológica das transições occipitocervical e cervicotorácica, devendo ser realizada sempre que houver dúvida radiográfica para o correto diagnóstico dos pacientes vítimas de TRM.

A ressonância nuclear magnética (RNM) tem importância na fase aguda, mas o alto custo, a imobilidade indispensável durante o exame e a duração limitam a utilização. Entretanto, pode fornecer dados valiosos de partes moles, como hérnias traumáticas, lesões ou rupturas de estruturas ligamentares, além da melhor definição para avaliação do comprometimento medular.

CHOQUE NEUROGÊNICO

O choque neurogênico decorre da lesão das vias descendentes do sistema simpático da medula espinhal cervical ou torácica alta, levando à perda do tônus vasomotor e da inervação simpática cardíaca. Assim, ocorre vasodilatação dos vasos das extremidades inferiores e vísceras, além de represamento de sangue, causando hipotensão. Devido à perda do tônus simpático no nível do coração, o paciente pode tornar-se bradicárdico ou, pelo menos, deixar de apresentar taquicardia como resposta à hipovolemia. O choque neurogênico deve ser distinguido do choque hipovolêmico consequente à abordagem terapêutica diferente (**Tabela 10.9**).

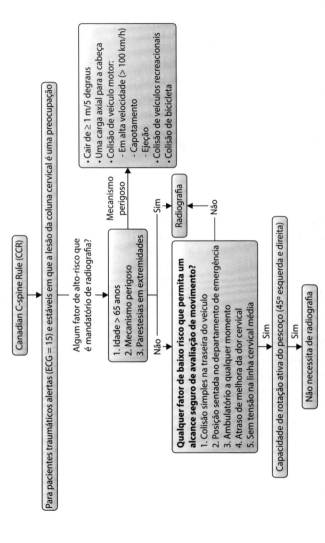

Figura 10.4 – *Triagem clínica baseada no Canadian C-Spine Rule (CCR). CCR: Canadian C-spine Rule; ECG: eletrocardiograma. Fonte: Adaptado de ATLS, Advanced Trauma Life Support – Student Course Manual. 10 th edition.*

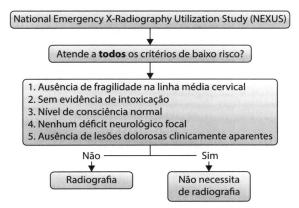

Figura 10.5 – *Triagem clínica baseada no National Emergency X–Radiography Utilization Study (NEXUS). Fonte: Adaptado de ATLS, Advanced Trauma Life Support – Student Course Manual. 10 th edition.*

TABELA 10.9. DIFERENCIAÇÃO DO CHOQUE NEUROGÊNICO E DO CHOQUE HIPOVOLÊMICO

	Choque neurogênico	Choque hipovolêmico
Etiologia	Perda do tônus vascular (vasodilatação)	Perda volêmica
Quadro clínico	Hipotensão com bradicardia ou FC normal. Normotermia distal	Hipotensão com taquicardia, pulso filiforme, palidez e pele fria
Tratamento	Reposição volêmica restrita. Uso de drogas vasoativas, se necessário	Reposição volêmica de acordo com o grau de choque

FC: frequência cardíaca. Fonte: Adaptado de Manual de clínica cirúrgica: cirurgia geral e especialidades (2009).

CONDUTA TERAPÊUTICA

Pré-hospitalar

Como qualquer tipo de trauma, na avaliação do paciente com TRM, deve ser feita a abordagem inicial ao politraumatizado – ver Capítulo 1: *Atendimento Inicial ao Politraumatizado*.

O tratamento do TRM deve ser iniciado imediatamente no momento do atendimento inicial, ainda fora do ambiente hospitalar, com o intuito de evitar lesões adicionais ou ampliação de lesões preexistentes. O mais importante são a correta imobilização da coluna cervical e a manutenção da perfusão medular, esta devendo ser retirada apenas após a confirmação da ausência de lesão.

Colares cervicais e uma superfície rígida para a remoção e transporte do paciente devem ser utilizados para a correta imobilização. Com a suspeita de lesão de coluna, é necessária a imobilização desde acima até abaixo do local suspeito, até que a presença de fratura tenha sido excluída após exames de imagem.

Depois da correta imobilização, os pacientes devem ser transferidos para serviços que tenham recursos para o tratamento definitivo. Além disso, a intubação precoce deve ser realizada sempre que existirem evidências de comprometimento respiratório.

Hospitalar

O tratamento inicial na sala de emergência tem como objetivo principal a manutenção e o reestabelecimento das funções vitais do paciente, de modo que a abordagem terapêutica específica do trauma do segmento vertebral com lesão medular é realizada somente após a resolução da fase inicial.

A metilprednisolona em altas doses é a única medicação autorizada para tratamento do TRM, sendo considerada uma droga neuroprotetora. A metilprednisolona melhora a função medular espinhal por inibir a peroxidase lipídica e a produção de radicais livres, devendo ser iniciada dentro de 8 horas. A dose recomendada de metilprednisolona é de 30 mg/kg de peso, aplicada em bólus durante 15 minutos e, após 45 minutos, administram-se 5,4 mg/kg em infusão constante por 23 horas. Porém, não é isenta de complicações glicêmicas, hidroeletrolíticas e infecciosas e ainda apresenta pequeno benefício neurológico. Desse modo, não é consenso sua utilização.

O tratamento cirúrgico da lesão no segmento vertebral fraturado deve ser efetuado após a estabilização clínica plena do paciente, tendo como principais objetivos a preservação da anatomia e da função medular, a restauração do alinhamento da coluna vertebral, a estabilização do segmento vertebral lesado, a prevenção de complicações gerais e locais e o reestabelecimento precoce das atividades do paciente.

PROGNÓSTICO E COMPLICAÇÕES

Até o momento, não existe tratamento eficaz em restaurar as funções da medula espinhal lesada, sendo o tratamento direcionado para a reabilitação dos pacientes, de modo que todos os esforços devem ser direcionados à prevenção desse tipo irreversível de lesão.

Com medidas profiláticas básicas, são diminuídos os riscos de diversas complicações clínicas previsíveis e evitáveis, que podem agravar o quadro do paciente e levá-lo a óbito.

Entre as principais complicações, destacam-se as respiratórias, as quais são a principal causa de mortalidade e morbidade em pacientes com TRM, sendo o período mais crítico durante a internação hospitalar e nos primeiros seis meses após a lesão. A prevenção e o tratamento inicial das infecções respiratórias, como a pneumonia, são fundamentais.

Outras complicações associadas ao TRM são: dor neuropática; alterações musculoesqueléticas (osteoporose e ossificação heterotópica); alterações vasculares (trombose venosa profunda, hipotensão postural, disreflexia autonômica); bexiga neurogênica; intestino neurogênico; úlceras de pressão; espasticidade e automatismos.

RESOLVENDO O CASO CLÍNICO...

Paciente politraumatizado com suspeita de lesão vertebral deve ser imediatamente imobilizado em prancha rígida, com a correta imobilização da coluna cervical. A imobilização deve ser feita desde acima da lesão até abaixo do local suspeito, até que a presença de alguma fratura de coluna vertebral seja excluída por exames radiológicos. Após a correta imobilização, é necessária a transferência para hospital que permita o tratamento definitivo da possível lesão.

A hipótese diagnóstica de um paciente com quadriplegia, perdas de todas sensibilidades e perdas dos reflexos tendinosos é de uma síndrome de secção medular completa devido, nesse caso, à fratura da coluna cervical em c5.

O traumatismo raquimedular está comumente associado ao choque neurogênico, o qual decorre da lesão das vias descendentes do sistema simpático da medula espinhal cervical ou torácica alta. O quadro clínico do choque neurogênico é composto de hipotensão e bradicardia, com normotermia distal. Este tipo de choque deve ser diferenciado do choque hemorrágico, o qual se apresenta com hipotensão e taquicardia, pulso filiforme, palidez e pele fria, pois tais tipos de choque têm abordagens terapêuticas diferentes.

REFERÊNCIAS

1. American College of Surgeons Committee on Trauma. ATLS student course manual. 10th ed. Chicago: American College of Surgeons. 2018.
2. Barros Filho TEP de, Hebert S, Pardini Júnior AG, Xavier, R. Ortopedia e traumatologia: princípios e práticas. 4 ed. Porto Alegre: Artmed; 2009.
3. Bertolucci PHF, Félix EPV, Ferraz HB, Pedroso JL. Neurologia: guia de medicina ambulatorial e hospitalar da UNIFESP. Barueri: Manole; 2011.
4. Coelho JCU. Manual de clínica cirúrgica: cirurgia geral e especialidades. São Paulo: Atheneu; 2009.
5. Ministério da Saúde. Secretaria de Atenção à Saúde. Diretrizes de atenção à pessoa com lesão medular. Brasília (DF); 2013.
6. Pedley TA, Rowland LP. Merritt, Tratado de neurologia. 12 ed. Rio de Janeiro: Guanabara Koogan; 2011.
7. Rodrigues MB. Diagnóstico por imagem no trauma raquimedular – princípios gerais. Rev Med (São Paulo). 2011 out.-dez.;90(4):174-82.

Trauma Musculoesquelético

11

Vinícius Torres Bezerra
Emmanuella Passos Chaves Rocha
Marcelo Lima Gonzaga
Olavo Napoleão de Araújo Neto
Rui Colares Junior

U.S.C, 41 anos, masculino, vítima de uma colisão frontal entre um carro e uma moto em alta velocidade, é admitido na emergência com fratura fechada de colo do fêmur esquerdo e contusão pulmonar unilateral associada a hemotórax, sendo necessária a introdução de um dreno torácico. A pressão arterial (PA) inicialmente era 90 x 50 mmHg e frequência cardíaca (FC) de 60 bpm. Após receber 2 L de solução cristaloide, o paciente apresenta uma PA de 120 x 70 mmHg, FC de 90 bpm, sem alterações no estado mental ou necessidade de ventilação mecânica. Ao exame radiológico, a fratura foi diagnosticada em escala Pauwels I e Garden II. A gasometria arterial apresentou um valor de Base Excess (BE) de -2 mmol/L. De acordo com o caso, qual a conduta apropriada para o tratamento da fratura femoral?

INTRODUÇÃO

O trauma musculoesquelético é definido como um processo lesivo ocasionado por mecanismo traumático que acomete músculo, osso, tendão ou ligamento. Esse tipo de trauma é o principal achado que se observa no paciente politraumatizado, ocorrendo, em média, em 85% dos pacientes vítimas de trauma fechado. Em geral, os seus mecanismos não oferecem riscos diretos à vida do paciente, porém as consequências desse tipo de trauma causam efeitos que podem ser fatais, como hemorragia e choque. Esses casos estão frequentemente associados a lesões vasculares e nervosas.

Existem, basicamente, cinco formas de apresentação do trauma musculoesquelético, que variam de acordo com a cinemática do fator desencadeante, grau de limitação funcional e segmentos lesados. Estas formas estão apresentadas na **Tabela 11.1**.

TABELA 11.1. FORMAS DE APRESENTAÇÃO DO TRAUMA MUSCULOESQUELÉTICO

Fratura	Ruptura total ou parcial do osso, podendo ser classificada em fechada ou exposta.
Contusão	Impacto na superfície corporal que cause lesão de tecidos moles, músculo ou cápsulas articulares.
Entorse	Movimentação além dos limites suportados por uma articulação e seus ligamentos (**Figura 11.1**).
Luxação	Deslocamento da extremidade óssea em relação a articulação em que está inserida.
Distensão	Rompimento parcial ou total dos feixes ou das fibras musculares.

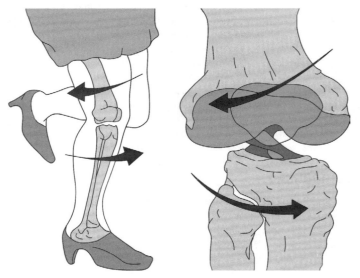

Figura 11.1 – *Entorse de joelho é a causa mais comum de ruptura do ligamento cruzado anterior (LCA).*

Os traumas musculoesqueléticos devem ser rapidamente identificados e tratados – ver Capítulo 1: *Atendimento Inicial ao Politraumatizado* – parar uma melhora mais eficaz do paciente e prevenção de possíveis complicações desse tipo de trauma, como contaminação da área exposta e infecções subjacentes.

CAPÍTULO 11 – Trauma Musculoesquelético

EPIDEMIOLOGIA

Quanto ao perfil do paciente vítima de trauma musculoesquelético, observa-se uma predominância de pessoas do sexo masculino, na faixa etária compreendida entre 21 e 30 anos, em que a principal causa é o acidente de trânsito (responsável por cerca de 80% de ocupação nas unidades de traumatologia e ortopedia), especialmente em casos com motociclistas.

FISIOPATOLOGIA

Os mecanismos da lesão traumática musculoesquelética são bem distintos, porém, muitas vezes, acontecem de maneira simultânea. As lesões musculares podem ser divididas em dois grandes grupos: as hemorragias; e as instabilidades. Além disso, existem também diversas situações comuns, como síndrome compartimental e síndrome da embolia gordurosa (SEG) que não se enquadram nessas duas divisões e serão discutidas no capítulo isoladamente.

Hemorragias

A hemorragia no trauma musculoesquelético varia de acordo com o local e mecanismo de lesão e vai desde a lesão de vasos superficiais até a laceração de artérias profundas, por exemplo. A quantidade e o caráter dessa hemorragia indicarão se o doente será capaz de estabilizar por meio de mecanismos compensatórios ou não. Não se deve desconsiderar nenhuma perda sanguínea.

Sangramentos externos podem ser facilmente identificados durante a avaliação primária, mas também podem passar despercebidos, caso estejam localizados em região posterior ou por baixo de roupas. Portanto, atenção especial deve ser dada a esse aspecto da avaliação inicial do paciente.

Estudos recentes demonstram que as tentativas de estimar uma perda sanguínea em caráter pré-hospitalar são imprecisas e sem muita utilidade, logo, é dever do médico emergencista ao receber o paciente em ambiente hospitalar tentar estimar a magnitude desse sangramento independentemente das conclusões da equipe de socorristas.

A hemorragia interna também é comum nesse tipo de trauma e pode ser provocada não só por lesões de vasos sanguíneos como também por rupturas musculares ou da medula óssea de ossos fraturados. Nesse contexto, o sangramento interno a um órgão ou osso pode levar a um aumento de volume progressivo no local, palidez, frieza e ausência de pulso pelo desvio do fluxo sanguíneo. Todos os sinais clínicos devem ser levados em consideração pelo médico.

Instabilidades

Contusões

Contusões são habitualmente reconhecidas pela presença de dor na área afetada e pelo comprometimento funcional da extremidade correspondente. A palpação do local confirma a presença de edema e de hiperestesia e, com frequência, o paciente apresenta comprometimento funcional em virtude, principalmente, da dor.

Estiramentos

A aplicação de uma força tênsil excessiva sobre determinado músculo pode levar a uma distensão das suas fibras e gerar uma ruptura, que normalmente ocorre próximo à junção miotendínea. Os estiramentos musculares ocorrem principalmente em músculos superficiais e músculos que exercem sua ação cruzando duas articulações. Dito isso, os músculos normalmente mais afetados são os adutores e as atividades que mais comumente causam esse tipo de lesão são as de velocidade e salto.

INVESTIGAÇÃO DIAGNÓSTICA

O ATLS recomenda que deve ser seguida a ordem de atendimento inicial ABCDE e da avaliação secundária, com ênfase nos mecanismos de trauma envolvidos – ver Capítulo 1: *Atendimento Inicial ao Politraumatizado*. Na avaliação primária e na reanimação, deve-se procurar sinais de hemorragia por fratura de ossos longos e em tecidos moles profundos, por exemplo, e utilizar compressões ou torniquetes para o controle imediato, seguido de imobilização, esta pode aumentar a função tamponante da fáscia e dos músculos. Na necessidade do uso do torniquete, ressalte-se que ele deve ser apertado até o sangramento parar, sendo necessárias pressões acima de 250 mmHg para membros superiores (MMSS) e 400 mmHg para os inferiores (MMII). Além disso, em caso de choque hipovolêmico, deve-se buscar o sítio de hemorragia inicial, ressaltando-se que lesões de fêmur e de pelve podem ser fontes ocultas de hemorragia.

Ao exame físico do sistema musculoesquelético, deve-se atentar para: pele; função neuromuscular; estado circulatório; e integri-

CAPÍTULO 11 – Trauma Musculoesquelético

dade de ossos e ligamentos. Ainda durante a exposição, lembrar de inspecionar e palpar os membros em busca de contusões, edemas, hematomas, dor, abrasões locais, escoriações, palidez de extremidades, deformidades, movimentos anormais e instabilidade articular, considerando, ainda, a palpação dos pulsos periféricos, que devem estar presentes e simétricos, e a realização do tempo de enchimento capilar. Ademais, o exame neurológico deve ser fielmente seguido na tentativa de identificar lesões de coluna por meio de alterações de sensibilidade e/ou motoras. Se o doente estiver consciente e cooperativo, pode ser solicitada a realização da movimentação das articulações principais, indicando articulação e unidade neuromuscular preservadas.

Uma fratura, ao ser diagnosticada pela clínica de dor associada à posição anormal de membros, não deve ser muito manipulada para demonstração de crepitações; o manuseio deve restringir-se à redução da fratura e à compressão em caso de hemorragia.

Deve-se ficar atento para sinais de mudança do quadro clínico do paciente, como perda de um pulso previamente palpável, alterações na qualidade do pulso e no índice tornozelo-braquial.

Outrossim, devem ser realizados exames radiológicos em locais de suspeita de lesões musculoesqueléticas. Desse modo, fica a critério da equipe a suspeição e a busca ativa de lesões ameaçadoras à vida do paciente, devendo serem feitas de modo racional e sem atrasar a fase de reanimação. As indicações são: lesões suspeitas de fraturas e ou luxações; sensibilidade anormal; e coleções líquidas. As incidências ortogonais são suficientes, lembrando de incluir as articulações proximal e distal do membro, uma vez que a disseminação das forças no trauma pode ocasionar lesões a distância. Exames de tomografia computadorizada (TC) são úteis em casos de lesões mais complexas e em estudos pré-operatórios. Arteriografia e outras ferramentas diagnósticas devem ser utilizadas somente se não houver alterações hemodinâmicas no paciente.

CLASSIFICAÇÃO
Lesões vasculares

A hemorragia pode ser interna, em que o sangue fica acumulado no terceiro espaço, sendo geralmente identificada por hematomas, desaparecimento de pulsos distais, palidez, alteração do índice tornozelo-braquial e diminuição da temperatura, ou externa, de mais fácil identificação. O uso de exames complementares como a arteriografia e a TC deve ser indicado somente para pacientes estabilizados.

Lesões musculares

Frequentemente, envolvem contusões e estiramentos, podendo também apresentar quadros mais complicados como a síndrome compartimental e a rabdomiólise traumática, discutidas adiante.

Fraturas e lesões articulares

No caso de exposição óssea, sendo mais comum a fratura exposta de diáfise tibial, o risco de contaminação e posterior infecção é grande, devendo-se considerar antibioticoterapia, e, em caso de proximidade com articulações, somente a exploração cirúrgica pode determinar o acometimento. As lesões mais relevantes incluem fratura-luxação de pelve em traumas de alta energia e fratura de fêmur, sendo, esta última, mais comum na diáfise do osso – ver Capítulo 8: *Trauma Pélvico*.

Lesões neurológicas

Essas lesões podem estar presentes, dependendo da proximidade anatômica da fratura com os nervos, podendo comprimir essas estruturas e causar alterações motoras ou de sensibilidade. Os nervos que frequentemente podem ser afetados são: o ciático resultante da luxação posterior do quadril; e os do plexo braquial, especialmente o nervo axilar por luxação anterior do ombro. A avaliação da função nervosa deve ser repetida a curtos intervalos, avaliando sempre a sensibilidade e a motricidade, especialmente depois que o doente já se encontrar estável. As **Tabelas 11.2** e **11.3** discriminam a avaliação de nervos periféricos dos membros superiores e inferiores, respectivamente. A progressão de qualquer disfunção pode indicar que a compressão sobre os nervos continua.

TABELA 11.2. AVALIAÇÃO DOS NERVOS PERIFÉRICOS DOS MEMBROS SUPERIORES

Nervo	Motor	Sensação	Lesão
Ulnar	Abdução do dedo indicador	Dedo mínimo	Lesão do cotovelo
Mediano distal	Contração com oposição ternar	Dedo indicador	Luxação do punho

Continua

Continuação

TABELA 11.2. AVALIAÇÃO DOS NERVOS PERIFÉRICOS DOS MEMBROS SUPERIORES

Nervo	Motor	Sensação	Lesão
Mediano, interósseo anterior	Flexão da ponta do indicador	Nenhuma	Fratura supracondiliana do úmero (crianças)
Musculo-cutâneo	Flexão do cotovelo	Face lateral do antebraço	Luxação anterior do ombro
Radial	Extensão do polegar, dos dedos entre o polegar e do metacarpo	Face dorsal da mão entre o 1º e o 2º dedos	Diáfise distal do úmero e luxação anterior do ombro
Axilar	Deltoide	Face lateral do ombro	Luxação anterior do ombro, fratura proximal de úmero

Fonte: Adaptada de ATLS, Advanced Trauma Life Support – Student Course Manual. 10th edition.

TABELA 11.3. AVALIAÇÃO DOS NERVOS PERIFÉRICOS DOS MEMBROS INFERIORES

Nervo	Motor	Sensação	Lesão
Femoral	Extensão do joelho	Face anterior do joelho	Fraturas de ramos púbicos
Obturador	Adução do quadril	Face medial da coxa	Fratura do anel obturador
Tibial posterior	Flexão do hálux	Planta do pé	Luxação do joelho
Fibular superficial	Eversão do tornozelo	Face dorsolateral do pé	Fratura do colo da fíbula, luxação do joelho

Continua

Continuação

TABELA 11.3. AVALIAÇÃO DOS NERVOS PERIFÉRICOS DOS MEMBROS IN-FERIORES

Nervo	Motor	Sensação	Lesão
Fibular profundo	Dorsiflexão do tornozelo/hálux	Face dorso-lateral do pé entre o hálux e o segundo dedo	Fratura do colo da fíbula, síndrome compartimental
Ciático	Dorsiflexão plantar	Pé	Luxação posterior do quadril
Glúteo superior	Abdução do quadril	Porção superior da nádega	Fratura de acetábulo
Glúteo inferior	Extensão do quadril pelo glúteo maior	Porção inferior da nádega	Fratura de acetábulo

Fonte: Adaptada de ATLS, Advanced Trauma Life Support – Student Course Manual. 10th edition

Nessas circunstâncias, a menos que a lesão seja reconhecida e tratada precocemente, pode-se colocar em risco a recuperação funcional do membro. O aspecto mais importante da avaliação neurológica é a documentação de sua evolução ao longo do tempo. Essa informação é importante também para decidir quanto à realização de um eventual procedimento cirúrgico.

CONDUTA

Nos procedimentos associados à terapêutica do paciente, algumas atitudes devem ser sempre consideradas nos traumas musculoesqueléticos, como: avaliação por um cirurgião de maneira precoce; controle de hemorragias e redução de fraturas e luxações quando lesões únicas ou quando associadas a outras causas.

Lesões de alto risco à vida

Hemorragias graves: a terapêutica comum é o controle da hemorragia (em geral, por compressão direta, utilizando curativos estéreis) e reposição volêmica. É importante ressaltar que a utilização do torniquete pneumático pode salvar vidas.

CAPÍTULO 11 – Trauma Musculoesquelético

Lesões de risco elevado à vitalidade do membro

Lesões expostas

A primeira conduta é a imobilização do paciente se não houver lesões de vasos e nervos. Além de, quando necessário, desbridamento cirúrgico e estabilização hemodinâmica. Vale ressaltar que, segundo o ATLS, todos os doentes com fraturas expostas devem ser tratados com antibióticos intravenosos utilizando-se doses baseadas no peso o mais brevemente possível. Cefalosporinas de 1ª geração são necessárias para todos os pacientes com fraturas expostas (**Tabela 11.4**). O atraso na administração do antibiótico acima de 3 horas está associado a um maior risco de infecção.

Lesões vasculares

Quando não se consegue controle da hemorragia por compressão direta e uso de curativos estéreis, pode-se cogitar o uso de torniquetes, sendo, em alguns casos, fundamental para garantir a sobrevida do paciente. Contudo, essa manobra pode invalidar o membro. Por isso, é sempre importante a revascularização arterial do membro o mais precocemente possível. No caso de lesões associadas a fraturas de membros, deve-se reduzir estas antes da tomada de outras atitudes. Pode-se utilizar métodos, já citados, como arteriografia ou angiotomografia computadorizada (Angio-TC) para analisar melhor as lesões. Vale ressaltar, que, muitas vezes, o uso incorreto de imobilizadores e gesso pode resultar na isquemia distal de um membro. Por isso, deve-se sempre pre reavaliar o local da lesão e as extremidades – ver Capítulo 12: *Trauma Vascular*.

Amputação

O uso de torniquetes nesses pacientes é benéfico para evitar maiores complicações. No caso de isquemias prolongadas e lesões neuromusculares graves, pode ser necessária a amputação de um membro. O reimplante deve ser cogitado em casos de lesões regulares e limpas em pacientes hemodinamicamente estáveis. A região amputada deve ser lavada imediata e intensamente com solução isotônica e envolvida com gaze estéril com penicilina e colocada em um saco plástico com gelo picado.

Lesões neurológicas

Avaliação contínua, até mesmo após redução de fraturas.

SOS TRAUMA – MANUAL DE ATENDIMENTO AO POLITRAUMATIZADO

TABELA 11.4. DOSE DE ANTIBIÓTICO INTRAVENOSO BASEADA NO PESO

Fraturas expostas	Cefalosporinas de 1ª geração (cobertura para gram-positivos). Cefazolina	Se reação anafilática à penicilina. (em vez de cefalosporina de 1ª geração). Clindamicina	Aminoglicosídeo (cobertura para gram-negativos). Gentamicina	Piperacilina/Tazobactam (cobertura de amplo espectro para gram-positivos e negativos).
Ferida < 1 cm; mínima contaminação ou mínimo dano a tecidos moles	< 50 kg: 1 g a cada 8 h 50-100 kg: 2 g a cada 8 h > 100 kg: 3 g a cada 8 horas	< 80 kg: 600 mg a cada 8 h > 80 kg: 900 mg a cada 8 h		
Ferida 1-10 cm; dano moderado a tecidos moles; fratura cominutiva	< 50 kg: 1 g a cada 8 h 50-100 kg: 2 g a cada 8 h > 100 kg: 3 g a cada 8 h	< 80 kg: 600 mg a cada 8 h > 80 kg: 900 mg a cada 8 h		
Dano severo a tecidos moles e contaminação extensa associada à lesão vascular	< 50 kg: 1 g a cada 8 h 50-100 kg: 2 g a cada 8 h > 100 kg: 3 g a cada 8 h	< 80 kg: 600 mg a cada 8 h > 80 kg: 900 mg a cada 8 h	Dose de ataque no departamento de emergência: 2,5 mg/kg para crianças (ou < 50 kg) e 5 mg/kg para adultos	
Contaminação por detritos, independentemente do tamanho ou da gravidade da ferida				3,375 g a cada 6 h (< 100 kg) 4,5 g a cada 6 h (> 100 kg) Se reação anafilática à penicilina, consultar Departamento de Doenças Infecciosas ou Departamento de Farmácia

Fonte: Adaptada de ATLS, Advanced Trauma Life Support – Student Course Manual. 10th edition.

Lesões sem risco imediato à vida ou à vitalidade do membro

Contusões e lacerações

Na maioria das vezes, os ferimentos precisam apenas de desbridamento cirúrgico e fechamento. Contusões podem ser tratadas apenas com imobilização parcial ou total e uso de compressas frias.

Lesões articulares sem luxação

Não comprometem a vitalidade do membro, mas a sua funcionalidade. Como nas lesões articulares com luxação, é importante a redução desta e a reavaliação das condições vasculares e neurológicas associadas.

Fraturas

Seu tratamento busca imobilizar as articulações proximais e distais e, posteriormente, reavaliar as condições vasculares e neurológicas.

No que tange à imobilização citada anteriormente, deve-se realinhar o membro lesionado, deixando-o o mais próximo possível da posição anatômica fisiológica e mantendo-o na posição por meio de talas. Caso não haja talas suficientes, pode-se enfaixar um membro a outro, o que já limita bastante os movimentos. Essa conduta deve ser mantida para fraturas não expostas e para luxações durante a avaliação secundária. No caso de fraturas expostas, é mais indicada a conduta cirúrgica. Fraturas de fêmur, tíbia e tornozelo seguem os preceitos de terapêutica já citados.

Fraturas de joelho têm como especificidade a necessidade de esse procedimento ser realizado em flexão de 10 graus do membro, com o fito de evitar o estiramento de estruturas neurovasculares. No caso de fraturas da mão, esta deve ser imobilizada com punho em ligeira flexão dorsal e dedos fletidos em 45 graus, em geral, sendo feita por cima de um rolo grande de gaze. O antebraço e o punho podem ser imobilizados em posição estendida. O cotovelo, o braço e o ombro são imobilizados fletidos contra o corpo com uso de tipoias e bandagens.

Após qualquer procedimento de redução de fratura ou luxação e imobilização dessas lesões, é importante a reavaliação cuidadosa das condições neuromusculares e vasculares, em especial por um cirurgião.

Observações importantes

▸ O uso de pranchas duras pode causar lesões por pressão prolongada na região occipital, escápula, sacro e calcanhares do doente. Por isso, o paciente deve ser retirado dessas pranchas o mais rápido possível.

▸ As imobilizações devem ser associadas a analgésicos para o controle da dor e desconforto do paciente, como narcóticos em pequenas doses por via IV. Além disso, pode-se fazer o bloqueio neurológico regional, mas, antes, deve-se avaliar a função neurológica daqueles nervos. Em alguns casos, deve-se cogitar a utilização de relaxantes musculares e sedativos. Contudo, estes procedimentos apresentam risco do paciente desenvolver uma parada cardiorrespiratória (PCR).

▸ Pacientes com ferimentos há mais de 6 horas, contusões e/ou abrasões de mais de 1 cm, lesões causadas por projéteis de alta velocidade ou queimaduras e ferimentos com tecidos desnervados e isquêmicos apresentam risco aumentado para tétano.

COMPLICAÇÕES

Fratura bilateral de fêmur

Os pacientes que sofrem fraturas bilaterais do fêmur apresentam risco significativamente maior de complicações e morte. Tais fraturas indicam que o paciente foi submetido a uma força significativa e deve-se alertar para a possibilidade de lesões associadas.

Em comparação com os pacientes com fratura do fêmur unilateral, os pacientes com fraturas bilaterais apresentam maior risco de perda significativa de sangue, lesões associadas graves, complicações pulmonares, falência de múltiplos órgãos e morte. Esses pacientes devem ser avaliados e manejados do mesmo modo que aqueles com fraturas de fêmur unilaterais. É importante para esses pacientes considerar transferência antecipada para um centro de trauma.

Síndrome de esmagamento

A síndrome de esmagamento (ou rabdomiólise traumática) refere-se aos efeitos clínicos causados por músculos lesados, sendo caracterizada por isquemia muscular, secundária à lesão por esmagamento de massa muscular volumosa, geralmente na coxa ou na panturrilha. A lesão é uma combinação de lesão muscular direta e isquemia, que leva a um aumento de cálcio intracelular

CAPÍTULO 11 – Trauma Musculoesquelético

e posterior liberação de substâncias tóxicas, como a mioglobina, com possível precipitação no glomérulo renal e consequente insuficiência renal aguda. A rabdomiólise pode resultar em acidose metabólica, hipercalemia, hipocalcemia e coagulação intravascular disseminada (CIVD).

O paciente pode apresentar desde um quadro assintomático, com aumento da creatinofosfoquinase (CPK) e da lactato desidrogenase (LDH), até um quadro de distúrbio hidrpeletrolítico e arritmia. A mioglobina produz uma urina escura, de cor âmbar, que apresenta resultado positivo para o teste de hemoglobina. A pesquisa de mioglobina deve ser solicitada em específico. Os sinais e os sintomas mais comuns são mialgia, fraqueza muscular, edema e mioglobinúria, além das manifestações sistêmicas, como febre, náuseas e vômitos, agitação e delírio. O diagnóstico é feito com o quadro clínico e auxiliado com a elevação da CPK cerca de 4 a 12 horas após a injúria muscular, com pico entre 24 e 72 horas e declínio após 3 a 5 dias. Além disso, vale acompanhar as funções renal e hepática, os eletrólitos e a gasometria arterial.

> **IMPORTANTE!**
> O início precoce e agressivo da terapia com fluidos intravenosos durante o período de reanimação é fundamental para proteger os rins. Recomenda-se a manutenção do débito urinário do doente em níveis de 100 mL/h até que a mioglobinúria desapareça.

Síndrome compartimental

Desenvolve-se quando a pressão no compartimento osteofascial do músculo aumenta o suficiente para produzir diminuição da perfusão tecidual, isquemia e necrose subsequente. Pode ocorrer em qualquer região do corpo em que o músculo esteja contido em um espaço fechado delimitado pela fáscia, sendo as localizações de maior frequência a perna, o antebraço, o pé, a mão, a região glútea e a coxa. Os resultados de uma síndrome compartimental não diagnosticada incluem déficit neurológico, necrose muscular, contratura isquêmica, infecção, consolidação lentificada de uma fratura e possível amputação.

Qualquer lesão de extremidade pode resultar em síndrome compartimental. Entretanto, as seguintes situações são consideradas de alto risco (**Tabela 11.5**).

O ponto-chave para o tratamento da síndrome compartimental aguda é o diagnóstico precoce. Os sinais e sintomas incluem dor desproporcional ao estímulo, edema tenso do compartimen-

TABELA 11.5. SITUAÇÕES DE ALTO RISCO PARA SÍNDROME COMPARTIMENTAL

Fratura de tíbia	Lesões com esmagamento importante do músculo
Fratura de antebraço	Aumento de permeabilidade capilar em um compartimento por reperfusão de músculo isquêmico
Lesões imobilizadas com curativos ou aparelhos gessados apertados	Queimadura
Compressão externa prolongada sobre uma extremidade	Exercício excessivo

to, assimetria dos compartimentos musculares, dor ao estiramento passivo da musculatura afetada e alteração de sensibilidade, sempre lembrando que, em pacientes com nível alterado de consciência, os sinais e os sintomas podem não estar evidentes. A ausência de pulso distal palpável é um achado incomum e tardio na síndrome compartimental e não deve ser valorizado para o estabelecimento do diagnóstico. O déficit motor ou paralisia dos músculos envolvidos também constituem sinais tardios.

Nesses casos, o diagnóstico pode ser auxiliado pela medida da pressão intracompartimental, utilizando-se o método Delta P. Nessa técnica, a pressão diastólica subtraída da pressão do compartimento pode indicar síndrome compartimental se o resultado for menor ou igual a 30, visto que, geralmente, a pressão do compartimento está entre 0 e 8. Então, quando a pressão intracompartimental aumenta para níveis próximos aos da pressão diastólica, o fluxo sanguíneo nos capilares fica comprometido.

Todos os curativos, os aparelhos gessados e os dispositivos de imobilização aplicados sobre a extremidade comprometida devem ser retirados quando se há suspeita de síndrome compartimental. O doente deve ser monitorizado cuidadosamente e reavaliado clinicamente durante os 30 a 60 minutos seguintes. Caso não ocorram mudanças significativas, é necessário realizar a fasciotomia descompressiva. Quanto maior a pressão no compartimento e mais longa a sua duração, mais graves serão a lesão neuromuscular e o déficit funcional. O retardo na realização de fasciotomia pode resultar em mioglobinúria que, por sua vez, pode causar insuficiência renal.

Síndrome da embolia gordurosa

Embolia gordurosa refere-se à presença de glóbulos de gordura no parênquima pulmonar e circulação periférica em geral após trauma. Por outro lado, a síndrome da embolia gordurosa (SEG) denota uma combinação de sinais e sintomas que classicamente incluem petéquias, desconforto respiratório e confusão mental. Em 90% dos casos, a SEG ocorre 24 a 48 horas após o trauma contuso complicado por fratura de ossos longos. A incidência de SEG varia de menos de 1 a 29% em diferentes estudos, e os fatores de risco para o seu desenvolvimento são: pacientes jovens; fraturas múltiplas e fechadas; e terapia conservadora para fraturas de ossos longos.

A SEG está comumente associada à fratura de fêmur, pelve e tíbia. Outras causas menos comuns incluem lesão nos tecidos moles, queimadura grave, ressuscitação cardiopulmonar e esternotomia mediana. As principais características clínicas da SEG são insuficiência respiratória, disfunção cerebral e petéquias na pele. A disfunção pulmonar é a mais rápida a se manifestar e é vista em 75% dos pacientes. A gasometria arterial pode mostrar hipóxia com uma paO_2 inferior a 60 mmHg, juntamente com a presença de hipocapnia. A trombocitopenia, anemia, hipofibrinogenemia e aumento da velocidade de hemossedimentação (VHS) são observados, mas são achados inespecíficos. Glóbulos gordurosos na urina são comuns após o trauma. A radiografia e a TC de tórax podem demostrar infiltrado pulmonar, geralmente bilateral e simétrico, acometendo principalmente as regiões peri-hilares e as bases dos pulmões. Com a cintilografia pulmonar de perfusão, é possível identificar áreas pulmonares com falhas de perfusão, mesmo quando a radiografia de tórax é normal. A ressonância magnética cerebral é superior à TC de crânio na avaliação de casos de SEG com envolvimento cerebral por detectar, de maneira precoce e específica, os danos causados pelos êmbolos gordurosos.

Embora o tratamento da SEG seja principalmente suporte clínico, algumas medidas específicas são importantes na sua prevenção: correção do choque em pacientes vítimas de trauma; reidratação pré-operatória adequada; fixação operatória precoce das fraturas de ossos longos; e técnicas operatórias modificadas com o intuito de diminuir a pressão intramedular no tratamento da fratura de fêmur. Oxigênio de alta taxa de fluxo é administrado para se manter a pressão arterial de oxigênio na faixa normal. A albumina é recomendada para ressuscitação volêmica porque não só restaura o volume sanguíneo, mas também se liga aos ácidos gordurosos e, portanto, diminui a extensão da lesão pulmonar.

Trombose venosa profunda/tromboembolismo pulmonar

Aproximadamente 10% dos pacientes com fratura no quadril têm evidência de trombose venosa profunda (TVP) assintomática nos primeiros dias da internação. O retardo no início da profilaxia eleva a incidência para 55%. Com a profilaxia medicamentosa, a incidência de TVP cai para 1 a 2%. O maior problema relacionado com a TVP é o tromboembolismo pulmonar (TEP), que é decorrente do desprendimento do trombo das veias profundas dos membros e a oclusão de vasos pulmonares, ocasionando morte em 66% dos pacientes nos primeiros 30 minutos após a embolia. Os pacientes vítimas de trauma que têm aumento na incidência de TVP/TEP são os que apresentam associação com fratura da coluna, lesão raquimedular, fratura da pelve, dos ossos longos dos membros inferiores e politraumatizados.

O diagnóstico clínico da TVP é difícil, pois os sinais clínicos são inespecíficos e mais de dois terços dos pacientes apresentam a patologia de modo silencioso. O sinal de Homan (dor na região poplítea à dorsiflexão forçada do pé) tem a acurácia variando de 8 a 56%. O exame padrão é o Doppler venoso não invasivo, pois é de fácil realização, pode ser feito de maneira seriada e com a experiência do examinador reduz os resultados falso-positivos. Os sinais clínicos do TEP incluem dispneia, dor torácica, hemoptise, falha do coração direito e hipotensão. O exame de escolha para o diagnóstico do TEP é a TC helicoidal, preferencialmente com injeção de contraste intravenoso.

O mais importante nesses casos é o tratamento preventivo porque a não prevenção da TVP aumenta a mortalidade, a morbidade a curto e médio prazo, o custo e os recursos utilizados no tratamento dos pacientes com alto risco. Também há evidências de que a tromboprofilaxia adequada reduz a incidência de TVP e TEP, sem provocar significativo aumento do sangramento.

PROGNÓSTICO

As lesões ortopédicas são o tipo mais comum de lesão após o trauma, podendo envolver mais de uma região do corpo e exigir múltiplas intervenções cirúrgicas. Muitos sobreviventes com lesões ortopédicas, particularmente lesões do membro inferior, apresentam resultados insatisfatórios em relação à funcionalidade do membro e qualidade de vida. O repouso prolongado também traz riscos decorrentes do imobilismo do paciente como trombose venosa profunda, tromboembolismo pulmonar, pneumonia, escaras e sepse.

RESOLVENDO O CASO CLÍNICO...

O paciente em questão apresentou significativa melhora clínica após a intervenção da equipe na unidade de trauma. A fratura de colo do fêmur nos padrões *Paulews* I (menor que 30° em relação ao plano horizontal) e *Garden* II (fratura completa sem desvio da estrutura) sugere melhor prognóstico à intervenção terapêutica. Como o paciente apresenta estabilidade clínica, o melhor tratamento para o caso é o acesso cirúrgico para redução e fixação do colo, além de encaminhá-lo posteriormente à fisioterapia para reabilitação funcional e motora do membro.

REFERÊNCIAS

1. American College of Surgeons. Comitee of Trauma. Atendimento Pré-Hospitalar ao Traumatizado. Elsevier. Tradução da 8 ed. 2017.
2. Balogh ZJ et al. Advances and future directions for management of trauma patients with musculoskeletal injuries. The Lancet. 2012 Set;380(9847):1109-1119.
3. American College of Surgeons Committee on Trauma. ATLS student course manual. 10 ed. Chicago: American College of Surgeons. 2018.
4. Feliciano DV, Mattox KL, Moore EE. Trauma. 7 ed. New York: McGraw-Hill, 2013.
5. Gonzalez VL et al. Diagnóstico e manejo das lesões ortopédicas em pacientes politraumatizados. Rev HCPA. 2009;29(2):153-160.
6. Fernandes TL, Pendrinelli A. Entendendo as bases da lesão muscular. RBM. 2011 Fev 11;68(edição especial):17-23.
7. Filomeno LT et al. Embolia gordurosa: uma revisão para a prática ortopédica atual. Acta Ortop Bras. 2005;13(4):196-208.
8. Fernandes TL, Pedrinelli A, Hernandez, AJ. (2011). Lesão muscular: fisiopatologia, diagnóstico, tratamento e apresentação clínica. Rev Bras Ortop. 2011;46(3):247-255.
9. Pozzi I et al. Manual de trauma ortopédico. São Paulo: SBOT-Sociedade Brasileira de Ortopedia e Traumatologia, 2011.
10. Rosenbloom BN et al. Systematic review of persistent pain and psychological outcomes following traumatic musculoskeletal injury. J Pain Res. 2013 Jan 9;6:39-51.
11. Shaikh N. Emergency management of fat embolism syndrome. J Emerg Trauma Shock. 2009 Jan-Apr;2(1):29-33.
12. Stracciolini A, Hammerberg EM. Acute compartment syndrome of the extremities [Internet]. UpToDate; 2012 [update 2018 Feb; cited 2018 Mar 07]. Disponível em: https://www.uptodate.com/contents/acute-compartment-syndrome-of-the-extremities.
13. Zutt R et al. Rhabdomyolysis: review of the literature. Neuromuscular Disorders. 2014 May 21;24(8):651-659.

Trauma Vascular

12

Daniel Linhares Cardoso
Erika Feitosa Queiroz
Matheus Arrais Alves
Bruno Grabriele Costa
Rodrigo Machado Landim

Paciente, masculino, 48 anos, chega à emergência do IJF às 2 horas com ferimento por arma de fogo (FAF) em membro inferior esquerdo (MIE) que ocorreu às 20 horas do mesmo dia. O orifício de entrada é identificado na topografia do joelho esquerdo, sem orifício de saída. Nega hipertensão arterial sistêmica (HAS), diabetes melito (DM), tabagismo, etilismo, doenças vasculares prévias e coagulopatias. Ao exame físico, paciente apresenta-se estável, hipocorado (2+/4+), pressão arterial (PA) de 110 x 60 mmHg, frequência cardíaca (FC) de 108 bpm, frequência respiratória (FR) de 22 irpm. Observou-se hematoma em MIE, além de tensão, dor à movimentação passiva, palidez e diminuição da temperatura quando comparado ao membro contralateral. À ausculta, constatou-se a presença de sopro em topografia da lesão. Foi solicitado que o paciente realizasse flexão plantar do tornozelo e flexão dos dedos dos pés. Os movimentos foram realizados, porém com dificuldade devido à dor. Apresentava pulsos poplíteo, tibial posterior e pedioso esquerdo presentes, ITB: 0,7 e classificação IIA na escala de Rutherford. A radiografia de MIE é mostrada na **Figura 12.1***:*

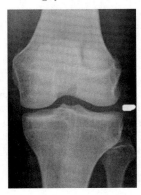

Figura 12.1 – *Raio X de MIE.*

Qual a hipótese diagnóstica mais provável? Há fratura do plateau tibial aparente nessa incidência? Qual a conduta apropriada e o prognóstico do paciente?

INTRODUÇÃO

O trauma vascular consiste em lesão de vasos sanguíneos que nutrem estruturas do corpo. O manejo do paciente com história de trauma vascular foi aprimorado durante conflitos e guerras, os quais resultaram em maior volume e diversidade no padrão das lesões ocorridas em combate, gerando necessidade de desenvolvimento de novas técnicas para o reparo de tais lesões.

Além disso, a introdução da antissepsia e o surgimento dos antibióticos e dos agentes anestésicos mais eficazes favoreceu a realização de procedimentos cirúrgicos mais invasivos com maior segurança. Diferentes condutas surgiram com o decorrer dos anos, desde a ligadura simples, na Primeira Guerra Mundial, até o reparo vascular com utilização de enxertos, na Guerra do Vietnã. O advento de explosivos e de melhorias nas proteções para o tronco proporcionaram mudanças nos padrões de lesão dos vasos, tornando mais comuns as lesões em extremidades.

A tendência para o reparo das lesões vasculares é o crescimento do emprego de técnicas endovasculares, as quais antes assumiam uma função restrita ao tratamento de patologias e lesões de alta morbimortalidade ou à exposição limitada do vaso. Estudos mostraram que a intervenção endovascular no trauma está associada à menor morbimortalidade, menor tempo de internação e, consequentemente, menores custos. Apesar dos avanços, as lesões vasculares continuam sendo desafiadoras e o não controle da hemorragia continua sendo importante causa de morte.

EPIDEMIOLOGIA

A lesão vascular de extremidades está presente em 1 a 2% de todos os traumas e representa 20 a 50% dos traumas vasculares em geral. Predomina nos membros inferiores (66%) – principalmente artéria poplítea (por trauma contuso) e artéria femoral superficial (por trauma penetrante), contra superiores (34%) –, principalmente artéria radial e artéria ulnar, independente do mecanismo. Dessas vítimas, 70 a 90% são pacientes do sexo masculino com idade média de 30 anos. Fraturas estão associadas a traumas contusos em 80 a 100% dos casos, enquanto apenas 15 a 40% dos traumas penetrantes apresentam essa relação (**Tabela 12.1**) – ver Capítulo 11: *Trauma Musculoesquelético*.

Estudos entre civis e militares demonstraram a importância da intervenção rápida a fim de preservar o membro no contexto das lesões vasculares totais de extremidades. A demora entre 6 e 12 horas para manejar o paciente está associada a índices de perda do membro entre 22 e 93% em alguns estudos. Os piores números são aqueles em que há trauma musculoesquelético associado.

Fraturas associadas aumentam o risco de amputação, que ocorre em 7 a 30% dos pacientes com esse tipo de lesão. Estudos mostraram que quanto mais proximal o vaso atingido, maior mortalidade. Lesões nervosas ou venosas concomitantes são mais comuns em lesões vasculares em membros superiores (60% envolvem o nervo mediano) e não determinam amputação na ausência de outros fatores. Neste capítulo, serão descritas as lesões mais incidentes, com as quais os profissionais médicos terão maior contato durante sua formação, o que requer conhecimento anatômico básico (**Figura 12.2**).

TABELA 12.1. PRINCIPAIS LESÕES ORTOPÉDICAS ASSOCIADAS AO TRAUMA VASCULAR
▶ Fratura do 1/3 distal do fêmur
▶ Luxação de joelho
▶ Fratura do plateau tibial
▶ Fratura do 1/3 distal do úmero
▶ Luxação do cotovelo
▶ Fratura da primeira costela
▶ Fratura do esterno

CURIOSIDADES!

Amputação

Conduta a ser realizada, limita-se a situações extremas, em que há lesão extensa e irreversível. Além disso, se além da lesão vascular houver déficit neurológico, fraturas e perda tecidual significativa, esse paciente deve ser avaliado pela ortopedia, neurocirurgia e cirurgia plástica para confirmar inviabilidade do membro.

No entanto, caso a amputação tenha ocorrido na cena do acidente, o paciente pode se beneficiar da aplicação de um tor-

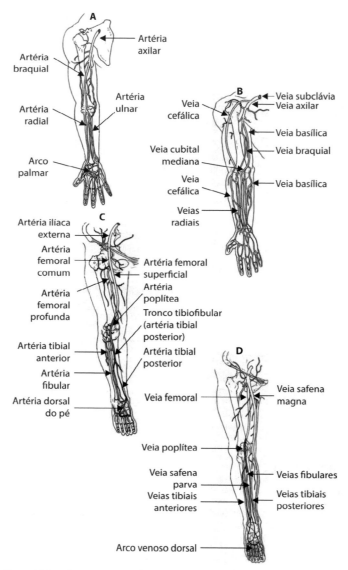

Figura 12.2 – A: anatomia arterial do membro superior; B: anatomia venosa do membro superior; C: anatomia arterial do membro inferior; D: anatomia venosa do membro inferior.

niquete e o membro amputado deve ser levado ao hospital com a vítima para que seja verificada possibilidade de reconstrução. Reimplantação é mais considerada em membros superiores e, quando existe essa possibilidade, o transporte do membro deve ser feito de modo adequado:

- Lavar o membro amputado com solução isotônica.
- Cobrir com gaze estéril úmida.
- Cobrir com toalha estéril também úmida.
- Colocar num recipiente plástico.
- Colocar o recipiente plástico contendo o membro num recipiente de resfriamento isolado com gelo. Deve-se ter bastante atenção para não congelar o membro amputado.

TORNIQUETE

Princípios

Torniquete é uma ferramenta utilizada desde 1674 até hoje, tanto em cenários civis quanto militares. A atual doutrina dos militares americanos afirma que todo soldado deve ter um torniquete e saber como usá-lo. Nesse meio tempo, evidências surgiram no que concerne aos benefícios do uso do torniquete, visto este poder salvar uma vida ou ameaçar a viabilidade do membro, a depender de como é utilizado.

Recomenda-se que, em sangramentos maciços de extremidades, seja aplicada pressão com o intuito de cessar o sangramento, no entanto, nem sempre essa medida é eficaz, sendo necessário o uso do torniquete.

Quando aplicado, nunca devem ser esquecido. O tempo desde a colocação do torniquete deve ser monitorado e este deve ser removido o mais precocemente possível. Quando o tempo de aplicação do torniquete excede 6 horas, compromete consideravelmente a viabilidade do membro.

Técnica – colocação e remoção

O torniquete deve ser colocado o mais distal possível, a pelo menos 5 cm proximal à lesão, evitando articulações e, idealmente, posicionado na pele, para evitar deslizamento. Aperte-o até que o sangramento pare, o que pode ser doloroso. Efetividade do torniquete é determinada pela ausência de sangramento externo, não pela presença ou ausência de pulso distal. Sua aplicação correta deve ocluir o fluxo arterial, bem como o venoso, visto a oclusão apenas do fluxo venoso poder aumentar a hemorragia e resultar em edema e cianose da extremidade.

A pressão necessária para ocluir o fluxo da extremidade aumenta de acordo com sua circunferência. Quando utilizados torniquetes pneumáticos, podem ser necessárias pressões de 250 mmHg no membro superior e 400 mmHg no membro inferior. É possível improvisar um torniquete a partir de retalhos, lenços, toalhas, gravatas, panos ou outro material adequado. Devem ser evitados materiais que possam lesar a pele. Caso não consiga colocar o torniquete do modo correto, este pode ser reposicionado, se o sangramento persistir, um segundo torniquete proximal ao primeiro pode ser considerado.

Assumindo que o torniquete foi aplicado corretamente, deve ser feita a decisão de quando removê-lo. Isso vai depender de fatores como número de lesões, estabilidade das lesões, estado hemodinâmico do paciente, tempo estimado para o centro de trauma e recursos disponíveis.

Se o tempo para intervenção for menor que 1 hora, o torniquete deve permanecer até que o paciente vá para o centro cirúrgico e tenha controle da hemorragia. Se esse tempo exceder 1 hora, a lesão for isolada e o paciente estiver hemodinamicamente estável, uma conversão pode ser tentada, pois é possível que a coagulação impeça a hemorragia abundante, permitindo que métodos como a compressão sejam efetivos e evitem complicações da utilização prolongada do torniquete. Caso o sangramento intenso persista, o torniquete deve ser colocado novamente e retirado apenas no centro de trauma, onde seja possível controle e tratamento da lesão.

É importante enfatizar que o tempo de aplicação do torniquete deve ser documentado. Deve ser considerada transferência do paciente para centro de trauma para avaliação cirúrgica. **Se a utilização do torniquete por tempo prolongado for necessária para salvar a vida do paciente, isso deve ser feito mesmo que haja comprometimento do membro acometido.**

MECANISMOS FISIOPATOLÓGICOS

As lesões vasculares podem ser penetrantes (70 a 80%), contusas (5 a 15%) ou iatrogênicas. Seus mecanismos fisiopatológicos influenciam principalmente a apresentação clínica, o padrão de lesões associadas, a necessidade de intervenção e os desfechos.

Alguns vasos ganham destaque quanto à ocorrência de lesões em seu território (**Tabela 12.2**).

Traumas contusos estão geralmente associados a altas velocidades e forças de impacto e às áreas anatômicas que primeiro sofrem o impacto (p. ex., ossos, órgãos). Sua extensão pode não afetar apenas grandes vasos, mas também vasos menores que normalmente forneceriam circulação colateral, resultando em piora da isquemia. O mecanismo mais comum de trauma contuso associado à lesão vascular está associado à desaceleração brusca em acidentes automobilísticos, principal causa das lesões aórticas nos traumas fechados.

A relativa fixação da aorta descendente em relação ao coração e arco aórtico e a mobilidade destes no momento de desaceleração e impacto nesses acidentes justificam a lesão aórtica próxima ao seu istmo – após emergência da artéria subclávia esquerda (**Figura 12.3**).

Traumas penetrantes podem ser divididos em ferimento por arma branca (FAB) ou ferimento por arma de fogo (FAF), correspondendo a aproximadamente 20% e 80% das lesões penetrantes, respectivamente. Os FAB causam lesão vascular direta, geralmente sem transmissão de energia cinética ou dano em tecidos circunjacentes. Os FAF, além da possibilidade de lesão vascular direta,

TABELA 12.2. CARACTERÍSTICAS DAS LESÕES VASCULARES			
Artérias	**Artéria Radial e Artéria Ulnar**	**Artéria Femoral Superficial**	**Artéria Poplítea**
Mecanismo mais comum	Traumas penetrantes	Traumas penetrantes	Trauma Contuso
Padrão de lesão de estruturas adjacentes	Lesão do nervo correspondente (> 25%)	Lesão do nervo correspondente incomum (10%)	Lesão do nervo correspondente ou veia poplítea (> 15%)
Características adicionais	Déficit de pulso (> 80%). Fazer teste de Allen	1/3 das lesões vasculares em MMII. Isquemia distal e déficit de pulso (> 90%)	Diminuição ou ausência do pulso. Considerar fasciotomia profilática
Índice de mortalidade	Baixo	Alto	Baixo

MMII: membros inferiores.

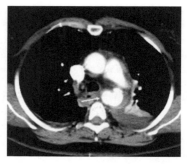

Figura 12.3 – *Imagem axial de tomografia computadorizada de tórax com contraste demonstrando pseudoaneurisma de aorta torácica descendente e hemotórax à esquerda.*

pode haver lesão por transmissão de energia cinética, criando uma cavidade em torno de seu trajeto que está relacionada à massa e à velocidade do projétil ($EC = mv^2/2$, onde EC = energia cinética; m = massa; v = velocidade). Essas lesões podem ser classificadas a partir da utilização de agentes de baixa velocidade (< 600 m/s; ex.: ferida por faca, por fragmento ou por revólver) ou de agentes de alta velocidade (> 600 m/s; p. ex., ferida por rifle militar). Em casos raros, a depender do calibre e da energia do projétil, este pode ser suficiente para ultrapassar apenas uma parede vascular, o que resulta em embolia pelo projétil ou por seus fragmentos, podendo causar oclusão luminal e isquemia (**Figura 12.4**).

O trauma iatrogênico tornou-se mais comum após maior utilização de técnicas diagnósticas e terapêuticas invasivas, principal-

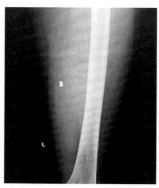

Figura 12.4 – *Projétil de arma de fogo na topografia de artéria femoral superficial após FAF em tórax.*

CAPÍTULO 12 – Trauma Vascular

mente quando há manipulação vascular direta. A maioria desses traumas se deve ao uso de balões intra-aórticos, acessos vasculares para hemodiálise, quimioterapia e nutrição parenteral prolongada.

CLASSIFICAÇÃO

Não há sistema ideal para classificação das lesões vasculares em razão de sua ampla diversidade e dos variados desfechos associados. Sistemas como o *Injury Severity Score* e o *Revised Trauma Score* subestimam a mortalidade desses pacientes.

Outros sistemas de classificação são baseados na região da lesão (periférica/extremidades, virilha/axilar, intracavitária) e no método de hemostasia (compressão direta/torniquete). A classificação da AAST-OIS (*American Association for the Surgery of Trauma Organ Injury Scalling*) também pode classificar o trauma vascular, esta enfatiza a exata localização da lesão em detrimento da severidade.

INVESTIGAÇÃO DIAGNÓSTICA

A apresentação clínica das lesões vasculares depende de variáveis: tipo e mecanismo da lesão; topografia; lesões associadas; estruturas ou órgãos irrigados; presença de circulação colateral; e alteração dos sinais vitais (**Tabela 12.3**).

É fundamental conhecer o estado hemodinâmico do paciente e lembrar que hemorragia suficiente para produzir hipotensão pode ser seguida por trombose, além de avaliar sinais de isquemia distal principalmente por meio da escala de *Rutherford* (**Tabela 12.4**) e dos 6 P's (**Tabela 12.5**) – ver Capítulo 5: *Choque Hipovolêmico*.

O diagnóstico depende de avaliação ordenada e baseada em prioridades, que inclui história, exame físico e métodos complementares (**Tabelas 12.3**, **12.5** e **12.6**). Hemorragias que ameacem a vida devem ser identificadas na avaliação inicial, enquanto

TABELA 12.3. DESTAQUES DA HISTÓRIA CLÍNICA
▶ Mecanismo e duração da lesão.
▶ Lesões associadas (ossos, nervos, órgãos, tecidos moles, etc.).
▶ Estimativa da perda de sangue.
▶ Comorbidades [doença vascular prévia, fatores de risco para aterosclerose (tabagismo, HAS, diabetes, dislipidemia, história familiar), terapia com anticoagulantes e uso de drogas ilícitas].

SOS TRAUMA – MANUAL DE ATENDIMENTO AO POLITRAUMATIZADO

TABELA 12.4. ESCALA DE RUTHERFORD

Classe	Categoria	Prognóstico	Perda do sensório	Fraqueza muscular	Doppler arterial	Doppler venoso
I	Viável	Sem perigo imediato	Sem perda	Ausente	Audível	Audível
II A	Provavelmente ameaçado	Recuperável se tratado	Perda mínima (dedos)	Ausente	Inconclusiva	Audível
II B	Iminentemente ameaçado	Recuperado se tratado imediatamente	Perda ultrapassa os dedos	Leve – moderada	Raramente audível	Audível
III	Irreversível	Perda da extremidade ou dano permanente	Perda profunda	Profunda – paralisia	Não audível	Não audível

TABELA 12.5. 6 P'S

Paresthesia	Parestesia
Pain	Dor
Pallor	Palidez
Pulselessness	Ausência de pulso
Poikilothermia	Diminuição da temperatura
Paralysis	Paralisia

TABELA 12.6. SINAIS E SINTOMAS NO TRAUMA VASCULAR

Sinais evidentes	Sinais sugestivos
Hematoma pulsátil	Hematoma não pulsátil
Sangramento arterial	Pulsos distais diminuídos
Ausência de pulsos distais	Anemia inexplicada
Isquemia	Lesão em estrutura adjacente
Sopro ou frêmito	Índice de pressão < 1
Choque inexplicado	Lesão em topografia de grandes vasos

outras manifestações menos graves da lesão vascular devem ser investigadas em um segundo momento – ver Capítulo 1: *Atendimento Inicial ao Politraumatizado.*

Lesões vasculares estão frequentemente associadas a traumas musculoesqueléticos ou a outras estruturas anatômicas, sendo de suma importância para diagnóstico precoce reconhecer esses padrões de relação (**Tabela 12.1**) – ver Capítulo 11: *Trauma Musculoesquelético.*

Os sinais evidentes de lesão vascular são bastante específicos e incluem hematoma pulsátil, sangramento arterial, ausência de pulso, isquemia, sopro (sistólico em caso de pseudoaneurisma ou estenose arterial e durante todo o ciclo com reforço sistólico nas fístulas arteriovenosas) e frêmito indicativo de fístula arteriovenosa. Já os sinais sugestivos incluem hematoma não pulsátil, pulsos diminuídos, anemia inexplicada e lesão em estrutura adjacente (geralmente nervo), além de índice de pressão < 1 (**Tabela 12.7**). Lesões vasculares também podem estar presentes sem esses sinais, sendo essas lesões ocultas normalmente identificadas pelos métodos de imagem (**Tabela 12.6**) – ver Capítulo 17: *Ultrassom* Point--of-Care *no Trauma.*

TABELA 12.7. DESTAQUES DO EXAME FÍSICO

- Inspeção (sinais de má perfusão)
- Taquicardia e hipotensão
- Presença de hematoma (pulsátil/expansivo)
- Presença de sopro ou frêmito
- Sinais de isquemia distal (6 P's e escala de Rutherford)
- Comparação com membro são
- Síndrome compartimental

Existem estratégias do corpo para controlar hemorragia diante de lesão vascular, essas relacionadas à mudança no tônus vascular e formação de trombo (**Tabelas 12.8** e **12.9**). O exame físico tem sido descrito como bastante confiável para identificar lesões vasculares que vão requerer alguma intervenção, principalmente quando associado ao índice de pressão < 1.

IMPORTANTE!

O índice de pressão pode ser representado pelo índice tornozelo-braquial (ITB) ou índice braço-braço (IBB) e é calculado da seguinte forma: divide-se a maior pressão sistólica distal no membro acometido pela maior pressão sistólica distal no membro sadio.

Os traumas arteriais, principalmente dos membros, podem ser classificados em três síndromes clínicas, que podem ou não estar associadas: isquêmica; hemorrágica; e tumoral (ou hematoma). A

TABELA 12.8. IMPORTANTE DURANTE INVESTIGAÇÃO INICIAL

- Hemograma completo
- Coagulograma
- Tipagem sanguínea
- Radiografia do membro lesado

TABELA 12.9. MANEJO INICIAL

- Conter sangramento
- Expansão volêmica (meta: PAS = 100 mmHg)
- Oxigenação com alto fluxo de O_2 – ver Capítulo 3: *Manejo das Vias Aéreas*
- Reduzir e imobilizar qualquer fratura/deslocamento de ossos longos e checar pulsos

síndrome isquêmica consiste em ausência de pulsos, palidez ou cianose, hipotermia, retardo no enchimento venoso, colabamento das veias superficiais, parestesias e paralisias. É relacionada a espasmo arterial, trombose secundária e circulação colateral.

A síndrome hemorrágica consiste em equimose, hematoma, sangramento arterial ou venoso e sinais de choque hipovolêmico. De modo geral, a hemorragia é maior nos ferimentos parciais do que nas secções totais, devido à intensidade do vaso espasmo e ao consequente tamponamento. A síndrome tumoral (hematoma) consiste na presença de tumor pulsátil, tenso, associado a frêmito e sopro. Formado em decorrência da contenção de hemorragia por estruturas musculoaponeuróticas. Sopro sistólico caracteriza o pseudoaneurisma traumático, enquanto o sopro contínuo com reforço sistólico caracteriza a fístula arteriovenosa traumática.

> ### IMPORTANTE!
> A presença de pulso distal não exclui lesão vascular, devendo atentar-se para sinais sugestivos de lesão e, nessas situações, avaliar a necessidade de exames complementares, como ultrassom Doppler e arteriografia, e a reavaliação seriada na pesquisa de lesões vasculares tardias, como pseudoaneurismas e fístulas, em especial em lesões de alta velocidade.

INVESTIGAÇÃO COMPLEMENTAR

A rápida identificação das lesões vasculares é determinante na evolução do paciente. Quando sinais evidentes estão presentes, geralmente é óbvio o local da lesão e o próximo passo será uma abordagem cirúrgica. Quando o paciente apresenta apenas sinais sugestivos, é necessário utilizar métodos que auxiliem a tomada de decisão. Pacientes que apresentem sinais sugestivos de lesão vascular devem ser submetidos ao exame completo dos pulsos, além da realização de Doppler unidirecional distalmente à lesão suspeita nos membros acometidos para cálculo do índice de pressão. Quando esse índice é < 1, indica necessidade de maior investigação.

O cálculo do índice de pressão constitui um método objetivo e prático. É útil no manejo de paciente com lesão de extremidades, principalmente jovens que não apresentam alteração de base por doença arterial obstrutiva crônica. Quando o índice de pressão for < 0,9, em paciente jovem com suspeita de lesão arterial, é necessária investigação com exame de imagem da região suspeita.

A ultrassonografia com Doppler é de execução rápida e fácil, no entanto carece de treinamento para sua utilização. Permite avaliação anatômica e hemodinâmica por meio da visualização do vaso e das estruturas vizinhas (US modo B), além da análise da curva espectral (Doppler), que traduz fluxo venoso e arterial, trifásico em situações fisiológicas. A imagem pode ser prejudicada por hematomas ou lesões associadas de partes moles ou ossos. Pode evitar realização de arteriografia. O US Doppler tem como indicação acompanhar lesões mínimas não operadas e trajetos vasculares em pacientes sem sinais de isquemia e sem os sinais evidentes – ver Capítulo 17: *Ultrassom* Point-of-Care *no Trauma*.

Angiotomografia é modalidade diagnóstica mais frequentemente utilizada para diagnosticar lesões vasculares traumáticas, em especial lesões intracavitárias, com sensibilidade > 95% e especificidade > 90% em diversos estudos, tendo substituído a angiografia, que deve ser reservada para casos específicos (presença de fragmentos metálicos) e uso intraoperatório. A angiotomografia está sendo cada vez mais utilizada em virtude da possibilidade de avaliar traumas multissistêmicos de maneira rápida e precisa. Pode requerer altas doses de contraste, devendo ser avaliada função renal e possíveis contraindicações.

Arteriografia é indicada quando há dúvidas quanto ao local da lesão, sobretudo quando há fratura de ossos longos associada. Considerado exame padrão-ouro, pode demonstrar oclusão por trombo, lesão intimal, lacerações parciais, transecção total, pseudoaneurismas e fístulas arteriovenosas. Deve ser realizada apenas no intraoperatório se houver sinais evidentes de lesão vascular, mas deve ser realizada de modo diagnóstico em FAF em perna e antebraço, lesões por escopeta e pacientes com arteriopatia crônica, sendo importante também na investigação de lesões cervicais em níveis I e III.

Exames complementares são importantes para a identificação de lesões, principalmente na ausência de sinais clínicos evidentes e planejamento terapêutico. Pacientes com lesões graves devem ser levados à sala de cirurgia para tratamento de lesões com alto risco de vida (hematoma subdural, ruptura do baço). Nesses casos, não é prudente retardar o ato operatório para obter o diagnóstico vascular por imagem. Pode ser realizada investigação por imagem no centro cirúrgico. Caso permaneça dúvida sobre a presença de lesão e estudos de diagnóstico sejam inconclusivos, é justificada exploração cirúrgica para avaliação direta. A avaliação bem-sucedida de lesão vascular exige conhecimento preciso do fluxo sanguíneo na área lesada. O diagnóstico pré-operatório por imagem com angiografia ou angiotomografia nem sempre é possível. Além disso, após reparo vascular, presença de trombos, acotovelamentos ou problemas técnicos inesperados podem causar falência precoce. Portanto, diagnóstico por imagem intraoperatório é parte importante da avaliação da reconstrução vascular.

CONDUTA TERAPÊUTICA, PROGNÓSTICO E COMPLICAÇÕES

Presença de lesão arterial no trauma de extremidades nem sempre requer tratamento cirúrgico

Durante as duas últimas décadas, foi demonstrado que pacientes com exames físicos vasculares normais e retalhos de íntima não oclusivos assintomáticos, estenoses de segmento arterial, pseudoaneurismas pequenos (< 2 cm) ou pequenas fístulas arteriovenosas descobertas em diagnóstico por imagem apresentaram curso clínico benigno (**Tabela 12.10** e **Figura 12.5**). Aproximadamente 10% dessas pequenas lesões progredirão a ponto de exigirem reparo cirúrgico, e a maioria na 1ª semana após a lesão. Esses pacientes devem ser acompanhados com alto índice de suspeição e realização periódica de exames complementares. Aqueles que evoluem com sinais evidentes de lesão vascular devem ser submetidos à cirurgia o mais precocemente possível, a fim de diminuir tempo de isquemia e sangramento (**Tabela 12.11**).

O tratamento endovascular dessas lesões cresceu bastante nas últimas décadas, quando essa prática se tornou mais comum na rotina da cirurgia vascular. Atualmente, é mais utilizado para

---

TABELA 12.10. TIPOS DE LESÕES ARTERIAIS TRAUMÁTICAS E APRESENTAÇÃO USUAL

- Espasmo traumático
- Lesão de camada íntima (camada menos elástica que as camadas média e adventícia)
- Compressão externa (p. ex., causada por hematoma ou osso)
- Aneurisma verdadeiro
- Pseudoaneurisma
- Fístula arteriovenosa
- Laceração
- Transecção
- Contusão

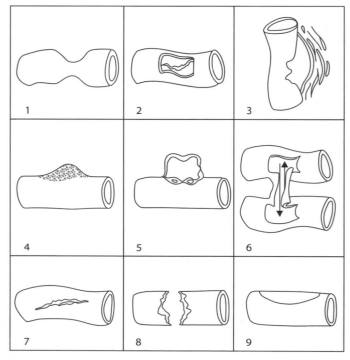

Figura 12.5 – *Tipos de lesões vasculares.*

TABELA 12.11. IMPORTANTE NO PRÉ-OPERATÓRIO
▸ Controle das vias aéreas
▸ Acessos venosos adequados
▸ Disponibilidade de sangue e hemoderivados
▸ Controle da hemorragia
▸ Controle da pressão arterial
▸ Administração de antibióticos e toxoide antitetânico (quando necessário)
▸ Administração de heparina IV 5.000 U (avaliar caso)
▸ Avaliar estado neurológico da extremidade

lesões contusas em extremidades inferiores e artérias juncionais (subclávia e ilíaca). Tem desfechos semelhantes à cirurgia aberta, no entanto mais seguro em pacientes com comorbidades, visto ser menos invasivo.

O tratamento cirúrgico com sucesso de lesões vasculares exige abordagem sistemática, com preparação cuidadosa. Cirurgia aberta para tratamento de trauma vascular de extremidades permanece padrão para maioria das lesões. Caso seja necessário enxerto vascular, é importante preparar o local que vá cedê-lo, sendo na maioria dos casos a veia safena (**Figura 12.6**). Além disso, faz-se necessária adequada hemostasia por meio de controle proximal e distal para facilitar exposição da lesão e correção.

Muitos pacientes não toleram anticoagulação sistêmica devido à hemorragia e lesões associadas, sendo necessária injeção intravascular de solução salina heparinizada proximal e distalmente à lesão a fim de evitar trombose local. Antes de realizados heparinização e reparo, deve ser colocado um balão para trombectomia proximal e distalmente da lesão para confirmar patência. Uma vez identificada lesão e sua extensão, existem três possibilidades para seu reparo: anastomose terminoterminal primária do vaso lesado; correção com *patch* venoso; e aposição de enxerto autólogo preferencialmente venoso. Nesse contexto, deve ser feito desbridamento de vasos e tecidos desvitalizados e danificados, visto que lesão intimal remanescente aumenta risco de trombose pós-operatória.

O tratamento de lesões venosas associadas normalmente se dá por ligadura. A reconstrução é reservada a casos em que não se prolongue tempo de cirurgia, nem implique aumento desnecessário do sangramento. Veia poplítea é a mais frequentemente restaurada. Lesões nervosas associadas são bastante incidentes e

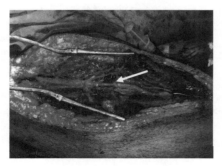

Figura 12.6 – *Ponte de safena após FAF em membro inferior.*

podem provocar graves sequelas. Restaurações ocorrem por técnicas microcirúrgicas.

Síndrome compartimental é uma importante complicação precoce da lesão vascular de extremidades. Compartimentos musculares estão vulneráveis à hipertensão intracompartimental, isso pode resultar em necrose muscular. Pode ocorrer primariamente por diminuição da perfusão e isquemia e, secundariamente, por hemorragia intracompartimental ocasionada diretamente pelo trauma, ou ainda após revascularização devido ao edema da reperfusão.

O objetivo inicial no manejo da síndrome compartimental é detecção precoce e tratamento antes que haja lesão tecidual. Fasciotomia pode ser realizada em diversas situações, entre elas destaca-se isquemia prolongada, lesão por esmagamento e trauma arterial e venoso concomitantes.

A falha em realizar fasciotomia adequada após revascularização de membro com isquemia aguda é a causa mais comum de perda de membro passível de ser evitada. A síndrome compartimental da panturrilha é a indicação mais comum para fasciotomia (**Figura 12.7**). Geralmente se apresenta 12 a 24 horas após reperfusão (**Tabela 12.12**).

Complicações após restauração do fluxo podem se manifestar principalmente das seguintes formas: trombose; hemorragia ou hematoma; infecção; sequelas neurológicas; hipertensão venosa crônica; e complicações metabólicas podendo levar à insuficiência renal aguda, acidose e hipercalemia.

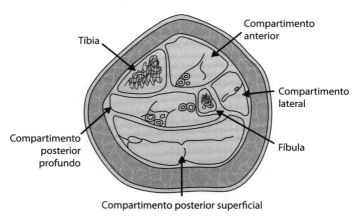

Figura 12.7 – *Compartimentos da panturrilha.*

TABELA 12.12. SINAIS DE SÍNDROME COMPARTIMENTAL
▶ Aumento da tensão no compartimento afetado
▶ Dor à movimentação passiva
▶ Dor sobre uma faixa passiva de movimento
▶ Perda progressiva de sensibilidade
▶ Fraqueza
▶ Ausência de pulso

A base do cuidado pós-operatório é a inspeção cuidadosa à procura de alterações vasculares, que inclui avaliação frequente da pressão arterial, frequência cardíaca, pulsos distais, avaliação com doppler unidirecional das artérias distais, reenchimento capilar, temperatura do paciente e condições gerais. Devido ao fato de falha do reparo vascular causada por trombose poder ocorrer durante as primeiras 48 horas após o reparo, a vigilância compulsiva deve continuar por, no mínimo, esse período. **Cada paciente vítima de trauma vascular de extremidades é diferente e a conduta mais apropriada deve ser individualizada.**

RESOLVENDO O CASO CLÍNICO... (FIGURAS 12.8 E 12.9)

A partir do caso do início do capítulo, pode-se perceber que os principais fatores de risco apresentados para o trauma vascular são o sexo masculino e a faixa etária. É importante atentar-se para o tempo de isquemia que o paciente fora submetido (tempo de 6 horas), o que constitui fator de risco para uma síndrome compartimental, além dos sinais no exame físico que corroboram para tal

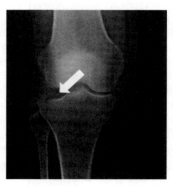

Figura 12.8 – *Fratura do plateau tibial.*

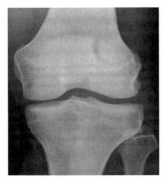

Figura 12.9 – *Radiografia normal de membro inferior esquerdo.*

(tensão e dor à movimentação passiva). Assim, fasciotomia profilática deve ser considerada.

Ao exame clínico, evidencia-se choque classe II, visto, principalmente, à frequência cardiorrespiratória (120 > FC > 100 e 30 > FR > 20), com o paciente apresentando-se ansioso e hipocorado. Já ao exame especializado, podemos destacar sinais evidentes de lesão vascular (sopro, isquemia – se avaliados os 6 P's – e choque inexplicado), bem como sinais sugestivos (hematoma, diminuição de pulsos distais, índice de pressão, nesse caso representado pelo ITB < 1 e lesão em topografia de grandes vasos). Deve-se lembrar da possibilidade de embolia do projétil nos casos em que o orifício de saída não é identificado.

A hipótese diagnóstica é de lesão de artéria poplítea. Nesse caso, não está associada à fratura do plateau tibial (como demonstrado nas figuras) ou à lesão nervosa, visto que o nervo mais comumente envolvido é o nervo tibial, cuja lesão prejudica principalmente a flexão plantar do tornozelo e flexão dos dedos dos pés, movimentos realizados pelo paciente sem dificuldade. Lesões venosas ou nervosas associadas estão presentes em mais de 15% dos casos. Lesões de artéria poplítea estão relacionadas a maiores taxas de amputação (20% nos FAF) e morbidade (20 a 50% apresentam disfunção prolongada consequentemente a lesões esqueléticas e/ou nervosas).

Exames complementares nesse caso são dispensáveis, já que o paciente apresenta sinais evidentes de lesão vascular e o tratamento é cirúrgico. Apesar das altas taxas de amputação em FAF atingindo artéria poplítea, o paciente foi classificado como II A na escala de Rutherford antes da cirurgia, e seu prognóstico é bom se o reparo for bem-sucedido, podendo ser comprovado pela ausência de sinais de isquemia no pós-operatório, simetria dos pulsos e ultrassom doppler seriado por pelo menos 48 horas.

REFERÊNCIAS

1. Martin MJ, Kauvar DS. Vascular trauma: epidemiology and natural history. Cronenwett JL, Johnston KW. Rutherford's Vascular Surgery. 14 ed. Elsevier Health Sciences; 2014. p. 2422-2437.

2. Martin MJ, Kauvar DS. Vascular trauma: extremity. Cronenwett JL, Johnston KW. Rutherford's Vascular Surgery. 14 ed. Elsevier Health Sciences; 2014. p. 2485-2500.

3. Sise MJ, Shackford SR. Peripheral vascular injury. Mattox KL, Moore EE, Feliciano DV. Trauma. 7a edição. McGraw Hill; 2013. p. 816-847.

4. Sise MJ, Shackford SR. Trauma Vascular. Townsend C, Beauchamp R, Evers B, Mattox K. Sabiston: tratado de cirurgia. 19 ed. Elsevier Health Sciences; 2013. p. 816-847.

5. Aun R, Netto BM. Trauma Vascular. Utiyama EM, Steinman E, Birolini D. Cirurgia de emergência. 2 ed. São Paulo: Atheneu; 2011. p. 429-442.

6. Amato ACM, Santos RVS, Amato SJTA. Trauma vascular. Ribeiro Jr M A F. Fundamentos em cirurgia do trauma. Rio de Janeiro: Guanabara Koogan; 2016. p. 117-124.

7. Callaghan C, Bradley JA, Watson CJE. Emergencies in clinical surgery. Oxford University Press; 2012. p. 337-339.

8. Antunes LF, Baptista A, Moreira J, Pereira R, Gonçalves A, Anacleto G, Alegrio J, Fonseca M, Gonçalves O, Matos A. Traumatismos vasculares revisão de 5 anos. Angiologia e Cirurgia vascular. 2011 Jun 7(2):86-93.

9. Patterson BO, Holt PJ, Cleanthis M, Tai N, Carrell T, Loosemore TM. Imaging vascular trauma. British Journal of Surgery. 2012 Apr 1;99(4):494-505.

10. Khan FH, Yousuf KM, Bagwani AR. Vascular injuries of the extremities are a major challenge in a third world country. Journal of trauma management & outcomes. 2015 Jul 30;9(1):5.

11. Teixeira PG, DuBose J. Surgical Management of Vascular Trauma. Surgical Clinics. 2017 Oct 1;97(5):1133-55.

12. Landim RM, Soares Filho AW, Cardoso DL. Femoral artery embolism of bullet after thoracic gunshot wound. Journal of Vascular Surgery Cases and Innovative Techniques. 2017 Sep 1;3(3):186-7.

13. Welling DR, McKay PL, Rasmussen TE, Rich NM. A brief history of the tourniquet. Journal of vascular surgery. 2012 Jan 31;55(1):286-90.

14. Passos E, Dingley B, Smith A, Engels PT, Ball CG, Faidi S, Nathens A, Tien H. Tourniquet use for peripheral vascular injuries in the civilian setting. Injury. 2014 Mar 31;45(3):573-7.

15. Inaba K, Siboni S, Resnick S, Zhu J, Wong MD, Haltmeier T, Benjamin E, Demetriades D. Tourniquet use for civilian extremity trauma. Journal of Trauma and Acute Care Surgery. 2015 Aug 1;79(2):232-7.

16. Lee C, Porter KM, Hodgetts TJ. Tourniquet use in the civilian prehospital setting. Emergency Medicine Journal. 2007 Aug 1;24(8):584-7.

13

Trauma Pediátrico

Thiago de Paula Pessoa Franco Silva
Erika Feitosa Queiroz
Isadora Cardoso de Alencar
Elcio Shiyoiti Hirano

HMA, masculino, 4 anos, vítima de atropelamento por veículo ao atravessar sem acompanhante a rua próxima à sua escola, há cerca de 10 minutos. Apresenta-se inconsciente, com lesões em face, com contusões em tórax e em abdome, além de estar em acentuado desconforto respiratório. Ao exame físico, têm-se os parâmetros: pressão arterial (PA) de 85 x 60 mmHg; frequência cardíaca (FC) de 145 bpm; frequência respiratória (FR) de 7 irpm (gasping) e SatO$_2$: 88% (em ar ambiente), pele pálida, pulsos periféricos finos, tempo de enchimento capilar (TEC) > 3 segundos, extremidades frias; abdome: aumento de tensão e RHA diminuídos; neurológico = escala de coma de Glasgow: 07 (abertura ocular (AO): 2, resposta verbal (RV): 1, resposta motora (RM): 4). Quais as condutas iniciais no atendimento inicial e as lesões possíveis? Qual o seu prognóstico?

INTRODUÇÃO

O trauma pediátrico lidera, em morbidade e mortalidade, as principais condições que afetam crianças e adolescentes, ocasionando mais de 900 mil mortes anualmente em todo o mundo. O manejo da criança traumatizada exige conhecimentos específicos e atenção minuciosa, por parte da equipe médica, aos detalhes de atendimento, já que as sequelas podem ser responsáveis por prejuízos de desenvolvimento e alterações no crescimento, além de gerarem danos funcionais irreversíveis.

No Brasil, a violência e os acidentes são as causas mais frequentes de atendimentos de crianças de até 10 anos de idade em serviços de urgência e emergência. Os principais motivos de atendimento são quedas, acidentes de trânsito, queimaduras, asfixias, intoxicações, submersões (afogamentos) e agressões, ocorrendo de acordo com a faixa etária, a fase de desenvolvimento e as condições de exposição ambiental.

A maioria dos incidentes com crianças ocorre no próprio domicílio, enquanto na adolescência predomina o ambiente extradomiciliar. As quedas constituem o evento mais recorrente na infância, e as queimaduras são comuns em menores de 1 ano de idade.

Em maiores de 5 anos, as causas externas superam as afecções perinatais, as malformações e as doenças parasitárias, ocupando o primeiro lugar entre as causas de mortalidade na infância. Os acidentes são a principal causa de morte entre o 1º ano de vida até os 14 anos, predominando os de trânsito, mas afogamentos, exposições à fumaça ou ao fogo e quedas também se apresentam prevalentes nesse grupo. Entre 15 e 19 anos, predominam as agressões por projétil de arma de fogo e os acidentes de trânsito, além do suicídio, o qual é outra causa relevante.

As estratégias de prevenção passiva – que independem da vontade do indivíduo –, como proteções nas janelas, berços e móveis; frascos de medicamentos com tampa de segurança; brinquedos apropriados para a idade; proteção a objetos aquecidos, como panelas e ferros de passar roupa, além da constante vigilância dos adultos, constituem as principais medidas de controle dos agravos nesses pacientes, devendo, portanto, ser ensinadas e estimuladas aos pais e cuidadores pelos profissionais da saúde.

A avaliação inicial ao traumatizado consiste em avaliação primária e secundária.

MECANISMOS FISIOPATOLÓGICOS

Pacientes pediátricos têm características físicas e psicológicas particulares, que devem ser devidamente consideradas durante o seu atendimento, a fim de se evitar iatrogenia e por indicarem os acometimentos mais frequentes e suas possíveis complicações.

Características anatômicas

A via aérea superior da criança apresenta muitas diferenças em relação à do adulto: tonsilas e língua são relativamente maiores na cavidade oral, dificultando a visualização da laringe, a qual tem formato afunilado e maior angulação anterocaudal. Além disso, o estreitamento ao nível da cartilagem cricoide facilita a obstrução por corpos estranhos ou por sangue.

O tórax tem estrutura mais cartilaginosa e complacente. As costelas dispõem-se mais horizontalmente, limitando o deslocamento anteroposterior na inspiração. Os músculos intercostais são imaturos em crianças menores, aumentando a importância do diafragma no movimento respiratório.

A maior relação superfície/volume corporal proporciona rápida perda de energia térmica em crianças expostas, podendo haver instalação de um quadro hipotérmico com maior facilidade.

As crianças têm, proporcionalmente, menor relação entre massa e área corporal, gerando maior transmissão de energia por unidade de área. Essa relação, junto ao menor índice de gordura corporal e a contiguidade entre os órgãos, leva à ocorrência de lesões múltiplas.

A calcificação óssea incompleta com núcleos de crescimento ativos e com tecido ósseo mais flexível ocasiona acometimento de órgãos internos sem fratura correspondente, o que dificulta a suspeição dessas lesões.

Em crianças menores, o crânio não oferece proteção satisfatória ao encéfalo, fato que, associado à desproporção entre a cabeça e o restante do corpo, aumenta a ocorrência de lesões cervicais em traumatismos cranioencefálicos.

Essas e outras características predispõem a uma alta incidência de traumas e sequelas **multissistêmicas**, que são mais comuns na criança em comparação ao adulto.

Características fisiológicas

A frequência cardíaca é um fator relevante ao se considerar a idade e o quadro clínico da criança, pois pode predizer disfunções circulatórias graves. A frequência média normal diminui com o aumento da idade, podendo alcançar fisiologicamente até 160 bpm em recém-nascidos e decrescendo a valores inferiores a 100 bpm em adolescentes. Devido ao baixo volume sistólico decorrente do menor tamanho cardíaco, a FC torna-se um valor preponderante na determinação do débito final.

A FR em menores de 1 ano varia de 30 a 60 irpm, de acordo com a faixa etária, sendo de difícil memorização. No entanto, alguns princípios podem ser observados: nenhuma criança deve manter a FR > 60 irpm por um período prolongado e a FC é de aproximadamente duas a três vezes a FR normal para a idade. Os volumes correntes variam de 4 a 6 mL/kg, mas podem ser necessários volumes maiores, como 8 ou 10 mL/kg, em condições de ventilação mecânica assistida.

Como regra geral, o valor normal da pressão sistólica é maior que 60 mmHg em neonatos e varia de 70 a 90 mmHg em maiores de 1 ano de idade, sendo usualmente calculada como: **PA normal (em mmHg) = 90 + 2 × idade (em anos)**. A pressão diastólica corresponde a dois terços da pressão sistólica. Em crianças acima de 6 meses, pode-se utilizar a fórmula: **PA sistólica mínima ≥ 70 + 2 x idade (em anos)** para se definir uma hipotensão (**Tabela 13.1**).

Em situações de trauma, crianças podem apresentar regressões de comportamento psíquico, devido aos desequilíbrios emocionais decorrentes da situação de estresse.

Quando há traumas graves, crianças podem progredir com alterações de personalidade e repercussões cognitivas, físicas e comportamentais.

O volume sanguíneo circulante é proporcionalmente maior que o do adulto e corresponde a cerca de 8% do volume corporal. Perdas sanguíneas pouco relevantes em adultos podem tornar-se um problema em pacientes pediátricos, devido ao menor volume sanguíneo absoluto.

TABELA 13.1. SINAIS VITAIS EM CRIANÇAS SEGUNDO A IDADE

Faixa etária	Lactente (6-12 meses)	Criança (1-3 anos)	Pré-escolar (3-6 anos)	Escolar (6-12 anos)	Adolescente (> 12 anos)
Frequência cardíaca (bpm)	80-120	70-110	65-110	60-95	55-85
Frequência respiratória (irpm)	25-40	20-30	20-25	14-22	12-18
Pressão sistólica (mmHg)	80-100	90-105	95-110	100-120	110-135
Pressão diastólica (mmHg)	55-65	55-70	60-75	60-75	65-85

Fonte: Kliegman, Robert, et al. Nelson textbook of pediatrics. Elsevier. 2017.

ATENDIMENTO PRIMÁRIO

Na abordagem primária do paciente pediátrico, algumas características diferem do atendimento ao adulto, apesar de a ordem de prioridades (ABCDE) manter-se igual. Os equipamentos devem ser adequados para o tamanho da criança, podendo ser utilizadas

Vias aéreas superiores

Desordens respiratórias primárias são as causas mais frequentes de parada cardíaca em pacientes pediátricos. Portanto, uma rápida avaliação e uma correta estabilização da via aérea devem ser a prioridade no atendimento.

Na avaliação da via aérea, deve-se observar a saída de ar na boca e nas narinas e a presença de ruídos, como estridores ou roncos, além da presença de intenso esforço respiratório ou apneia, que indicam possíveis obstruções. Em vítimas de trauma cranioencefálico (TCE) grave, a oclusão decorre, muitas vezes, da queda da língua com subsequente fechamento da epiglote.

O posicionamento correto da cabeça é um procedimento essencial e deve ser realizado mantendo-se a criança sob uma superfície rígida, em decúbito dorsal, com o plano da face paralelo ao da superfície e a coluna cervical em posição neutra. Em crianças menores, a colocação de um coxim de 2,5 cm em todo o dorso pode preservar o alinhamento da coluna, auxiliando no alinhamento dos eixos faríngeo, oral e traqueal, pois a proeminência occipital é mais evidente e tende a flexionar o pescoço (**Figura 13.1**).

Deve-se examinar a orofaringe, removendo fragmentos de dentes, próteses dentárias ou corpos estranhos e verificar a presença ou não de feridas ou de fraturas na boca, mandíbula e face. Realiza-se limpeza e aspiração da orofaringe com tubo rígido, evitando-se varreduras digitais ou sucções sem a correta visualização. Se o paciente estiver consciente, deve-se administrar oxigênio suplementar a 10 L/min com fração de 100%, sem ventilar, almejando manter a $SatO_2$ acima de 94%. Em caso de respiração espontânea com obstrução apenas parcial, devem-se utilizar manobras, como elevação do mento *(chin-lift)* e tração da mandíbula *(jaw-trust)*, junto ao alinhamento correto da coluna. Em caso de crianças inconscientes, métodos mecânicos para manutenção da permeabilidade são utilizados, sempre sendo precedidos de pré-oxigenação. A cânula de orofaringe (de *Guedel*) é uma opção, devendo ser introduzida diretamente pela orofaringe, sem realizar rotação concomitante como ocorre no adulto, pois, assim, evitam-se lesões no palato durante a sua passagem. O tamanho correto da cânula é determinado pela distância do mento ao ân-

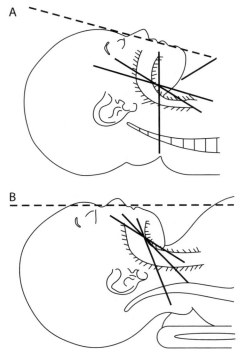

Figura 13.1 – *Posicionamento incorreto em A. Posição correta em B, após colocação de coxim no dorso do paciente.*

gulo da mandíbula, e um abaixador de língua pode ser utilizado para facilitar a introdução. Quando há reflexo de vômito, a melhor opção é a cânula nasofaríngea, desde que não haja suspeita de fratura de face ou base de crânio (rinorreia ou otorreia liquórica, equimoses periorbitais ou retroauriculares, hemotímpano ou comprometimento de nervo craniano – por exemplo: paralisia facial periférica ou anosmia).

Caso esses mecanismos não sejam suficientes para manter a permeabilidade das vias aéreas superiores, deve-se proceder à intubação endotraqueal – ou seja, adquirir uma via aérea definitiva –, que também deve ser indicada em pacientes com hipoxemia arterial resistente a oxigênio suplementar, em casos de rebaixamento grave de consciência e na necessidade de suporte ventilatório prolongado. A via nasotraqueal é contraindicada em crianças, pois está associada a aumentos súbitos da pressão intracraniana e apresenta maior risco de lesão da lâmina cribiforme e das partes moles (adenoides) durante a inserção.

A escolha do tamanho correto do tubo pode ser feita por meio da comparação com o diâmetro externo da narina ou com o dedo mínimo da criança, mas também pode-se utilizar a fórmula: **tubo endotraqueal (em mm) = (idade/4) + 4**, para maiores de 2 anos.

O tubo deve ser posicionado alinhado à gengiva, em uma marcação correspondente ao triplo de sua numeração. A traqueia do lactente tem cerca de 5 cm de comprimento e alonga-se até 7 cm por volta dos 18 meses de idade; essa característica deve ser observada para evitar intubação seletiva de brônquio direito. Em pacientes menores, tubos sem *cuff* podem ser utilizados para prevenir edema subglótico. No entanto, algumas diretrizes indicam que tubos com *cuff*, mesmo em crianças, auxiliam no controle da ventilação. A intubação deve ser iniciada com pré-oxigenação, podendo ser utilizada a técnica de intubação assistida por drogas (IAD). Alguns fármacos utilizados nessa técnica podem elevar a pressão intracraniana e devem ser utilizadas com cautela, como é o caso da succinilcolina em quadros de TCE. Se o paciente apresentar ciclos respiratórios efetivos, a oferta de oxigênio deve ser apenas com máscara, sem ventilar. Conforme necessidade, entretanto, realizam-se ventilações manuais coincidentes com os ciclos respiratórios. Em situação de apneia, a pré-oxigenação é realizada com ventilações manuais.

A manobra de *Sellick* (pressão sobre a cartilagem cricoide) diminui as chances de broncoaspiração durante a introdução do tubo. Ao final do procedimento, realiza-se a primeira ventilação auscultando inicialmente a região epigástrica para conferir se houve ou não intubação do esôfago – assim, evita-se a distensão gástrica –, diminuindo o risco de regurgitação e broncoaspiração. Em seguida, ausculta-se o hemitórax esquerdo e, por último, o direito, para detectar possíveis intubações seletivas. A manobra de *Sellick* é desfeita após a confirmação da intubação endotraqueal correta. Em caso de insucesso, a via aérea definitiva pode ser alcançada por meio de via cirúrgica com a cricotireoidostomia (paciente $\geq$ 12 anos), e, se houver trauma de laringe complexo, a indicação é a traqueostomia. A cricotireoidostomia cirúrgica não deve ser realizada em crianças menores em razão da pequena dimensão da membrana cricotireoidea que dificulta a passagem dos dispositivos, além da dificuldade de se localizar os pontos anatômicos corretos, pois o osso hioide e a cartilagem cricoide apresentam-se, muitas vezes, mais proeminentes do que a cartilagem tireóidea nesses pacientes.

Se ocorrer um cenário em que não foi possível realizar uma via aérea definitiva e não se consegue ventilação adequada com Guedel/bolsa-válvula-máscara, os dispositivos supraglóticos devem estar disponíveis, sendo a máscara laríngea a mais utilizada no nosso meio. Outra opção temporária é a cricotireoidostomia por punção.

Ventilação

A qualidade e a eficiência da ventilação devem ser prontamente avaliadas, pois a hipoventilação pode levar à hipóxia e a uma consequente acidose respiratória, sendo a maior causa de parada cardíaca em crianças. A insuficiência respiratória pode advir de ventilação inadequada, de oxigenação insuficiente ou de ambas as situações. Deve-se avaliar a presença de ritmo irregular e de FR anormalmente alta ou baixa, que podem indicar iminente falência respiratória. A presença de tiragem intercostal, enfisema subcutâneo, ingurgitamento de veias cervicais ou batimento de asa de nariz deve ser avaliada. A cianose central é um sinal de hipóxia severa, que exige suporte ventilatório imediato.

No tórax, as lesões que afetam a ventilação são: tórax instável; pneumotórax aberto; pneumotórax hipertensivo e hemotórax maciço. A instabilidade torácica decorrente de várias fraturas de arcos costais significa trauma de alta energia com lesões mais graves associadas, como em baço e em fígado, além de prejudicar a expansibilidade pulmonar. Devido à fragilidade das vias aéreas, pressões de ventilação excessivas (acima de 10 mL/kg) e uso de dispositivos válvula-máscara inadequados aumentam o risco de barotrauma, piorando o estado fisiológico do paciente. Outras causas de hipoventilação são os traumas raquimedular e cranioencefálico. Nos pacientes com TCE, a contusão cerebral e a transecção de coluna cervical são causas de parada respiratória.

Pneumotórax hipertensivo é uma lesão que comumente impede a correta estabilização respiratória e hemodinâmica em crianças, pois o mediastino dos bebês é muito móvel e facilmente deslocável. Na necessidade de drenagem torácica, esta deve ser realizada no 5° espaço intercostal, anteriormente à linha axilar média, sendo precedida pela toracocentese de alívio.

Circulação

A criança tem boa capacidade de compensação de perda sanguínea em virtude da vasoconstrição periférica e do aumento da frequência cardíaca, apresentando uma reserva funcional maior em relação ao adulto, o que a capacita para manter a pressão arterial e o débito cardíaco em situações iniciais de choque. As medidas utilizadas para a correção de alterações circulatórias são reposição volêmica, identificação e controle (com curativo compressivo estéril) dos focos de sangramento.

O volume sanguíneo normal, em uma criança, é cerca de 8 a 9% do seu peso total, e o choque hipovolêmico, que é o tipo mais comum em crianças traumatizadas, ocorre quando há uma perda de 40% ou mais desse volume. A primeira resposta à hipovolemia é a taquicardia, que, junto da diminuição da perfusão periférica (TEC > 2 segundos), podem ser os únicos sinais iniciais detectáveis. Com perdas de aproximadamente 30% da volemia, os primeiros sinais e sintomas começam a tornar-se mais evidentes. O aparecimento de hipotensão pode indicar hipovolemia grave, com perda maior que 45% do volume circulante, sendo possível haver também bradicardia.

A frequência cardíaca pode estar alterada consequentemente às dores, à ansiedade e ao estresse psicológico da situação. Assim, outros sinais de perda sanguínea também devem ser pesquisados, como diminuição dos pulsos periféricos, queda da pressão de pulso para menos de 20 mmHg, diminuição do nível de consciência e extremidades frias, além de queda do débito urinário. Pressão arterial e débito urinário devem ser monitorados constantemente.

Pode-se observar as principais alterações sistêmicas decorrentes da perda sanguínea em diferentes fases do choque (**Tabela 13.2**). Importante destacar que a hipotensão manifesta-se em fases mais graves, não sendo um bom parâmetro em perdas sanguíneas menores – ver Capítulo 5: *Choque Hipovolêmico*.

A volemia estimada de um lactente é de 70 mL/kg e, em maiores de 3 anos, de 80 mL/kg. Na suspeita de choque, deve-se utilizar hidratação venosa com cristaloides com o intuito de restabelecer um bom volume circulante, aquecendo a solução antes da infusão, para evitar hipotermia.

Para orientar a reposição volêmica, pergunta-se o peso da criança ao acompanhante, quando ele estiver presente, ou utiliza-se uma fórmula para estimá-lo: **peso (kg) = 2 × idade (em anos) + 10**.

O acesso venoso em crianças apresenta algumas dificuldades, como a não cooperação do paciente e a dificuldade na palpação e na visualização das veias periféricas. Algumas técnicas têm sido desenvolvidas para facilitar essa visualização, como aquecimento local e transiluminação. Com o objetivo de repor cerca de um quarto do

TABELA 13.2. ALTERAÇÕES SISTÊMICAS DE ACORDO COM O VOLUME DE PERDA SANGUÍNEA

Hemorragia Leve (perda de até 30%)	Hemorragia Moderada (30 a 45%)	Hemorragia Grave (> 45%)
▶ Aumento da FC ▶ Pulsos periféricos finos e fracos ▶ Pressão sistólica normal ▶ Pressão de pulso normal ▶ Confuso e ansioso ▶ Pele fria e mosqueada ▶ TEC prolongado ▶ Diminuição do débito urinário	▶ Aumento acentuado da FC ▶ Pulsos centrais fracos ▶ Pulsos periféricos ausentes ▶ Pressão sistólica no limite inferior da normalidade ▶ Estreitamento da pressão de pulso ▶ Resposta diminuída à dor ▶ Cianótico ▶ Débito urinário mínimo	▶ Taquicardia seguida de bradicardia ▶ Hipotensão ▶ Estreitamento da pressão de pulso ▶ Comatoso ▶ Pele pálida e fria ▶ Débito urinário ausente

FC: frequência cardíaca; TEC: tempo de enchimento capilar. Fonte: Adaptado de ATLS, Advanced Trauma Life Support – Student Course Manual. 10 th edition volume circulante efetivo, as diretrizes atuais relacionadas à reposição volêmica têm-se voltado para o uso restritivo de cristaloides em vez de infusões maciças, na tentativa de se evitar a tríade induzida pelo trauma, composta de hipotermia, acidose e coagulopatia.

Assim, pode-se iniciar o manejo da situação com uma administração em bólus de 20 mL/kg de solução cristaloide aquecida, seguida de uma infusão de 10-20 mL/kg de concentrado de hemácias (CH), complementados com plasma fresco congelado e plaquetas, de acordo com os critérios clínicos e com os protocolos de transfusão pediátrica estabelecidos pela instituição.

A reposição volêmica deve ser realizada por dois acessos venosos periféricos com cateter. Porém, na impossibilidade desses, a punção intraóssea pode ser utilizada, preferencialmente na face anteromedial da tíbia, por volta de 1 a 3 cm abaixo da tuberosidade tibial, em que há pouco tecido celular subcutâneo, usando agulha própria ou uma de punção medular. A agulha deve ser inserida com leve inclinação de 15 a 30° no sentido distal, evitando-se a punção da cartilagem de crescimento metafisária (**Figura 13.2**). Por meio desse acesso, é possível administrar qualquer medicação ou hemoderivado, retirando-o após a obtenção de acesso periférico adequado. As complicações são pouco frequentes e a infusão de líquidos no tecido subcutâneo é a mais comum. Outros locais de acesso são o fêmur distal e a tíbia contralateral, sendo a via intraóssea contraindicada na suspeita de fraturas ou na presença de infecção local.

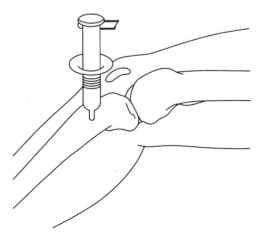

Figura 13.2 – *Punção intraóssea.*

Exame neurológico

No atendimento primário, devem ser avaliados os fontículos (fontanelas) anterior e posterior, as pupilas (presença de anisocoria, miose ou midríase) e a pontuação na Escala de Coma de Glasgow (ECG) (**Tabela 13.3**). Em caso de crianças menores de 4 anos, o critério verbal é modificado para melhor adequar-se a esse grupo. As manobras para avaliação devem sempre preservar a estabilidade de toda a coluna vertebral em pacientes com risco potencial de dano ou com uma lesão já diagnosticada. Vômitos recorrentes, abaulamentos ou retrações das fontanelas, alterações pupilares e convulsões indicam a necessidade de uma TC de crânio seguida de uma avaliação do especialista.

A hipotensão não deve ser atribuída somente a traumas cranioencefálicos, pois outros fatores podem ser responsáveis pela queda pressórica, como hemorragias de diferentes sítios, podendo retardar o tratamento correto quando não investigadas. A lesão da medula espinhal pode ocorrer sem lesão de estrutura óssea (*spinal cord injury without radiographic abnormality* – SCWORA).

As principais condutas do emergencista até a avaliação do especialista são evitar hipoxemia e hipoperfusão, prevenindo o aumento da lesão já estabelecida pelo trauma. Portanto, realizando adequadamente as avaliações e condutas no "ABC" do trauma, já se está efetivando o item "D".

Controle da temperatura e exposição

Deve-se retirar toda a roupa do paciente, pois a exposição completa de todos os segmentos do corpo é essencial para a

TABELA 13.3. ESCALA DE COMA DE GLASGOW ADAPTADA PARA PACIENTES PEDIÁTRICOS

RESPOSTA VERBAL		
Escore	**Adulto**	**Pediátrico (< 4 anos)**
5	Orientado	Balbucia, sorriso
4	Confuso	Choro irritado, consolável
3	Palavras inapropriadas	Choro à dor
2	Sons inespecíficos	Gemido à dor, agitado
1	Ausente	Ausente

Fonte: adaptada e modificada de Giugno, KM. et al. Treatment of intracranial hypertension. Jornal de Pediatria. 2003

CAPÍTULO 13 – Trauma Pediátrico

avaliação. Durante a exposição, deve-se sempre proteger a criança contra hipotermia, utilizando cobertores, aquecendo os líquidos a serem infundidos e desligando o ar-condicionado. A maior relação entre superfície e volume corporal nas crianças aumenta consideravelmente a perda de calor para o ambiente, o que, associado à pele fina e ao pouco tecido subcutâneo, afeta a capacidade de regulação da temperatura nesses pacientes. A monitoração da temperatura é essencial, pois a hipotermia causa vasoconstrição periférica, maior consumo de oxigênio e aumento do tempo de coagulação sanguínea, prejudicando a função do sistema nervoso central (SNC), não devendo, por isso, ser negligenciada.

ATENDIMENTO SECUNDÁRIO

Após a avaliação primária, segue-se a secundária, um exame pormenorizado do paciente, buscando contusões, escoriações, queimaduras e fraturas não identificadas anteriormente, auxiliado por exames complementares radiológicos e laboratoriais, quando necessário. Deve-se questionar o acompanhante sobre alergias, medicações em uso, histórico patológico, alimentos ou líquidos ingeridos recentemente e informações sobre o ambiente onde ocorreu o trauma.

Monitorização contínua dos dados vitais (pressão arterial, frequência respiratória, temperatura), do débito urinário e da saturação de oxigênio devem ser realizados e anotados em prontuário (anotar também data e horário das medições). A introdução de sondas gástricas e vesicais, quando não há contraindicações, pode facilitar a avaliação da região abdominal, pois crianças em situações de estresse costumam deglutir ar (aerofagia), simulando uma distensão abdominal, assim como a bexiga distendida pode causar dor à palpação. O conteúdo obtido das sondagens pode contribuir na suspeição de lesões, como hematúria indicando trauma renal ou vesical.

A determinação do hematócrito pode estimar a gravidade da perda sanguínea em uma avaliação mais tardia, e valores normais na avaliação inicial não refletem a real perda sanguínea. A dosagem elevada de amilase pode apontar uma possível lesão pancreática, mas, se houver suspeição de dano nesse órgão, o valor normal da enzima não descarta esta lesão. A monitorização eletrocardiográfica e da gasometria arterial pode auxiliar na detecção de alterações cardíacas e circulatórias. A avaliação da reserva arterial de base – ou *base excess* (BE) – e do lactato são parâmetros metabólicos para avaliar a hipovolemia e hipoperfusão teciduais na evolução inicial pós-trauma. Esses indicadores são, também, parâmetros de sepse na infância.

Exames de imagem são indicados de acordo com as suspeitas clínicas, sendo a avaliação radiológica usual composta por radiografias de coluna cervical, tórax e pelve. Na suspeita de lesões cervicais, a TC é o exame a ser solicitado.

O exame radiográfico simples de perfil da coluna cervical na criança pode apresentar pseudossubluxações entre C2-C3 ou C3-C4, sem significar necessariamente uma alteração patológica. Entretanto, se houver clínica de lesão cervical, consideram-se esses achados alterações devido ao evento traumático.

PROGNÓSTICO E COMPLICAÇÕES

As lesões do SNC, as hemorragias contínuas de órgãos sólidos abdominais e as condições restritivas do espaço pericárdico e pleural são causas de mortalidade nas primeiras horas pós-trauma. A alta suspeição e o diagnóstico destas condições devem ser precoces. Por sua alta incidência e relevância para a prática médica, os traumas abdominais, torácicos e cranioencefálicos são abordados a seguir.

Trauma abdominal

O mecanismo contuso predomina na população pediátrica e, na presença ou suspeição de lesões graves, é indicada a participação de um cirurgião na avaliação.

Associando-se a cinemática do trauma e a avaliação inicial, a TC com multidetectores é o método de imagem mais sensível e específico para a avaliação da região abdominal. Outros métodos são o focused abdominal sonography for trauma (FAST) – ver Capítulo 17: *Ultrassom* Point-of-Care *no Trauma* – e o lavado peritoneal diagnóstico (LPD).

O FAST detecta líquido livre intraperitoneal, não definindo sua característica (sangue, urina, conteúdo entérico, bile, suco gástrico), e o LPD, no momento do procedimento, pode ajudar a distinguir qual a característica do líquido. Portanto, o FAST não define qual o órgão acometido ou a extensão da lesão, e a LPD, sendo positiva, indica conduta cirúrgica.

A presença de líquido intraperitoneal não é uma indicação absoluta de laparotomia exploratória, pois lesões hepáticas ou esplênicas podem apresentar sangramento autolimitado em alguns

CAPÍTULO 13 – Trauma Pediátrico

casos. O baço é o órgão sólido mais comumente lesado em traumas abdominais contusos, seguido do fígado e dos rins. Mediante a estabilidade hemodinâmica, as lesões podem ser tratadas sem a necessidade de procedimentos cirúrgicos, desde que a instituição tenha todos os quesitos para esta conduta, que são: unidade de terapia intensiva (UTI); suporte hemoterápico e equipe cirúrgica em tempo integral. O paciente também não deve apresentar na TC evidências de sangramento ativo pela lesão ou achados de outras lesões que indiquem laparotomia, como pneumoperitôneo. Um método que pode auxiliar na preservação do órgão de uma lesão sangrante é a angioembolização. Porém, a laparotomia é indicada nos casos de persistência de instabilidade hemodinâmica após reanimação volêmica. O risco de desenvolver sepse grave, principalmente por germes encapsulados, é uma complicação pós-esplenectomia na criança. Esse quadro infeccioso grave pode ser prevenido com a administração de vacina.

Trauma torácico

As lesões torácicas podem ser divididas em lesões com risco imediato à vida e lesões potencialmente letais, que devem ser reavaliadas constantemente e monitoradas. Lesões com risco iminente à vida costumam decorrer de obstrução das vias aéreas superiores, tamponamento cardíaco, hemotórax maciço, pneumotórax aberto, tórax flutuante (instável) e pneumotórax hipertensivo, que, devido à mobilidade do mediastino nesses pacientes, constitui-se como causa importante de mortalidade. Entre as lesões potencialmente fatais, nas quais são necessários exames complementares para diagnóstico, podem-se citar: contusões pulmonares e miocárdicas, além de lesões traumáticas de aorta e diafragma – ver Capítulo 6: *Trauma Torácico*.

Trauma cranioencefálico

O crânio infantil oferece proteção inadequada para o cérebro e o TCE pode produzir lesão cerebral grave, principalmente no 1º ano de vida.

A TC de crânio é o exame mais indicado na avaliação de crianças com traumatismo craniano evidente ou com sinais de aumento da pressão intracraniana. Deve ser repetido naquelas que permaneçam comatosas, para avaliar se houve progressão ou aparecimento de novas lesões.

O TCE em crianças costuma ter um melhor prognóstico quando comparado aos casos em adultos. A hipovolemia e a hipoxemia são fatores que pioram as lesões já provocadas pelo trauma. Lesões medulares são incomuns, correspondendo apenas a pequenas porcentagens na faixa pediátrica.

Com o objetivo de melhorar o prognóstico e não aumentar a lesão já estabelecida pelo trauma, as condutas iniciais devem manter ou resgatar uma ótima oxigenação e perfusão teciduais. Portanto, é imprescindível a realização de uma adequada avaliação no A, B e C do ABCDE do Trauma.

RESOLVENDO O CASO CLÍNICO...

Foi abordado o caso de uma criança em idade pré-escolar que sofreu um trauma por acidente automobilístico, situação muito prevalente em nosso meio. No hospital, deve-se realizar o atendimento primário (ABCDE), com ênfase na avaliação das vias aéreas e ventilação, devido ao potencial de parada cardiorrespiratória conforme o quadro descrito.

No caso em questão, deve-se colocar um coxim de 2,5 cm no dorso do paciente e posicionar paralelamente à maca. Realiza-se limpeza e aspiração da orofaringe com sonda, pois há lesões superficiais na face e sangue na cavidade oral, sem sinal de fraturas ou lesões mais graves. Deve-se efetuar a abertura da via aérea com tração da mandíbula. Procede-se à pré-oxigenação com dispositivo bolsa-válvula-máscara pediátrico, seguida de intubação orotraqueal, com manobra de Sellick e estabilização cervical bimanual sincrônica. A cânula selecionada deve ser a de número 5 e é preciso posicionar o equipamento com a gengiva alinhada à marcação de número 15, equivalente ao triplo da numeração da cânula. A manobra de Sellick é desfeita após confirmação da posição endotraqueal do tubo. Para avaliar e tratar lesões torácicas, faz-se a inspeção, a ausculta e a percussão da região torácica. Essa etapa visa resgatar ou manter uma ventilação adequada.

Em seguida, realiza-se avaliação da circulação. O paciente manifestava sinais clínicos de perda sanguínea (pele pálida, pulsos periféricos finos, TEC > 2 segundos, extremidades frias), mas não apresentava hipotensão, indicando um choque hipovolêmico compensado com perda de cerca de um terço do volume sanguíneo. Não foram evidenciadas lesões penetrantes abertas, mas a criança, ao exame físico, apresentava abdome com aumento de tensão e diminuição dos ruídos hidroaéreos, sugerindo possíveis lesões intra-abdominais que estariam ocasionando choque e alteração no exame físico. Deve-se realizar o FAST e o exame físico da pelve. No presente caso, o FAST evidenciou líquido intraperitoneal.

O peso foi estimado em 18 kg e procedeu-se com obtenção de dois acessos venosos periféricos em veias antecubitais, seguidos de uma infusão em bólus de 360 mL (20 mL/kg) de solução cristaloide aquecida, para se reestabelecer um bom volume circulante no paciente. Após essas medidas, observou-se melhora das condições hemodinâmicas e respiratórias, com melhora da perfusão e dos pulsos periféricos e aumento da saturação de oxigênio (98%). O ar-condicionado da sala deve ser desligado no início do atendimento. Após se avaliar o paciente quanto à presença de outras lesões no corpo, deve-se cobri-lo, evitando hipotermia.

Prossegue-se à avaliação secundária, constituída por monitorização contínua dos dados vitais (pressão arterial, frequência respiratória e temperatura), do débito urinário e da saturação de oxigênio, além de exame físico do corpo todo, no sentido crânio-caudal, em busca de possíveis lesões despercebidas no atendimento primário.

Por apresentar recuperação e estabilidade hemodinâmica, o paciente foi encaminhado para realizar uma TC abdominal. A presença do cirurgião foi solicitada para avaliação de possíveis indicações cirúrgicas.

Na tomografia, foi detectada uma lesão esplênica de Grau III (hematoma intraparenquimatoso maior que 5 cm), líquido periesplênico e no fundo de saco peritoneal, sem extravasamento de contraste, ausência de pneumoperitôneo e inexistência de sinais de lesão de outras estruturas – ver Capítulo 7: *Trauma Abdominal*. Optou-se por tratamento não operatório, devido às condições estáveis do paciente, aos achados tomográficos e aos recursos médico-hospitalares disponíveis. O paciente progrediu sem intercorrência, sendo extubado, e recebeu alta no 13º dia.

A **PREVENÇÃO É A MELHOR ATITUDE** para diminuir a incidência de acidentes. Portanto, foram realizadas orientações gerais aos pais, abordando diversos aspectos, visando melhorar a segurança do ambiente onde a criança se encontra, bem como a proteção dos próprios familiares.

REFERÊNCIAS

1. American College of Surgeons Committee on Trauma. ATLS student course manual. 10th ed. Chicago: American College of Surgeons. 2018.
2. Malta DC, Mascarenhas MD, Silva MM, Carvalho MG, Barufaldi LA, Avanci JQ, Bernal RT. A ocorrência de causas externas na infância em serviços de

urgência: aspectos epidemiológicos, Brasil, 2014. Ciência & Saúde Coletiva. 2016; 21:3729-44.

3. Waksman RD, Blank D. Prevenção de acidentes: um componente essencial da consulta pediátrica. Resid Pediatr. 2014;4(3 Supl.1):S36-S44.

4. Ministério da Saúde (MS). Secretaria de Vigilância em Saúde. Departamento de Vigilância de Doenças e Agravos Não Transmissíveis e Promoção da Saúde. Sistema de Informação sobre Mortalidade (SIM). Brasília: MS; 2011-2015.

5. Paes CE, Gaspar VL. As injúrias não intencionais no ambiente domiciliar: a casa segura. J Pediatr (Rio J). 2005 Nov; 81(Supl 5):S146-54.

6. Amaral JJ, Paixão AD. Estratégias de prevenção de acidentes na criança e adolescente. Rev Pediatr. 2007 Jul;8(2):66-72.

7. Pereira Jr GA, Andreghetto AC, Basile-Filho A, de Andrade JI. Trauma no paciente pediátrico. Medicina (Ribeirao Preto. Online). 1999 Sep 30;32(3):262-81.

8. Abramovici S, Souza RL. Abordagem em criança politraumatizada. J. Pediatr. (Rio J.), Porto Alegre. 1999 Dec;75:S268-278.

9. Hartman ME, Cheifetz IM. Pediatric emergencies and ressuscitation. In: Kliegman, RM, Stanton BF, Geme S, Schor NF, Behrman RE. Nelson Textbook of Pediatrics. 20th Ed. Philadelphia: Elsevier. 2016. P489-506.

10. Barbosa AP, Currais JCP. Politraumatizado. In: Burns DAR, Junior DC, Silva LR, Borges WG. Tratado de pediatria – Sociedade Brasileira de Pediatria. 4 ed. Barueri, SP. Manole. 2017. P 1861-1867.

11. Carrera RM, Mastroti RA. Emergências traumáticas e não traumáticas na infância. In: In: Jr Saad R, Salles RARV, Maia AM, Filho Castro HF (eds). Tratado de Cirurgia do CBC. 2 ed 2015. São Paulo: Editora Atheneu, pp.1375-81.

12. Chung DH. Cirurgia Pediátrica. Trauma. In: Townsend Jr CM, Beauchamp RD, Evers BM, Mattox KL (eds). Tratado de cirurgia – a base biológica da prática cirúrgica moderna. 19 ed. Rio de Janeiro: Editora Guanabara, pp 1867-8.

13. Kleinman ME, Chameides L, Schexnayder SM, Samson RA, Hazinski MF, Atkins DL, Berg MD, De Caen AR, Fink EL, Freid EB, Hickey RW. Part 14: pediatric advanced life support. Circulation. 2010 Nov 2;122(18 suppl 3):S876-908.

14. Júnior GA, Carvalho JB, Neto GS, Guedes JR. Tratamento não operatório do trauma de vísceras abdominais parenquimatosas. Medicina (Ribeirão Preto. Online). 2007 Dec 30;40(4):538-50.

15. Giugno KM, Maia TR, Kunrath CL, Bizzi JJ. Treatment of intracranial hypertension. Jornal de pediatria. 2003 Aug;79(4):287-96.

16. Tinkoff G, Esposito TJ, Reed J, Kilgo P, Fildes J, Pasquale M, Meredith JW. American Association for the Surgery of Trauma Organ Injury Scale I: spleen, liver, and kidney, validation based on the National Trauma Data Bank. Journal of the American College of Surgeons. 2008 Nov 1;207(5):646-55.

17. Leal RS, Damous SHB. Trauma Pediátrico. In: Utiyama ME, Steinman E, Birolini D. Cirurgia de Emergência. 2 ed. Atheneu; 2011. p 459-464.

18. Coté CJ, Hartnick CJ. Pediatric transtracheal and cricothyrotomy airway devices for emergency use: which are appropriate for infants and children?. Pediatric Anesthesia. 2009 Jul 1;19(s1):66-76.

19. Greene N, Bhananker S, Ramaiah R. Vascular access, fluid resuscitation, and blood transfusion in pediatric trauma. International Journal of Critical Illness and Injury Science. 2012 Sep;2(3):135.

20. Wall J, Albanese CT. Pediatric Surgery. Pediatric Trauma. In: Doreth GM (ed). Current Diagnosis & Treatment – Surgery. 14 ed. McGraw-Hill Education. USA, pp 1267.

21. Carlotti AP. Ressuscitação no trauma. Medicina (Ribeirão Preto. Online). 2012 Jun 30;45(2):234-43.

14

Trauma no Idoso

Carlos Matheus Teles Ponte
Thiago de Paula Pessoa Franco Silva
Igor Rodrigues da Silva
Alice Albuquerque Figueiredo
Maximiliano Aguiar Porto

Paciente com 76 anos, casado, natural de Uberlândia e procedente de Fortaleza. Trazido pelo SAMU ao hospital de trauma por atropelamento. Fonte da história: médico do SAMU. História da doença atual: populares informaram que o paciente estava atravessando a avenida fora da faixa de pedestre, quando o motociclista colidiu com a vítima, que caiu ao chão com impacto na cabeça sem perder a consciência. Apresentou-se no percurso com discurso confuso e abrindo os olhos ao comando verbal (Glasgow 13) e referindo dor em hemitórax esquerdo. Nos seus pertences foram encontradas as caixas dos seguintes remédios: ácido acetilsalicílico e propanolol. Quando lhe foi perguntado sobre o uso e doses desses medicamentos, não houve resposta. Na avaliação intra-hospitalar, foram identificadas frequência cardíaca (FC) de 99 bpm, frequência respiratória (FR) de 23 irpm, pressão arterial (PA) de 120 x 90, Sat: 90%. A (airway): prótese dentária instável e ausência de secreções na cavidade oral. B (breathing): tórax com expansibilidade diminuída, dor à palpação dos arcos intercostais do hemitórax esquerdo com presença de crepitações e ausência de enfisema subcutâneo. C (circulation): pele fria e seca, com tempo de enchimento capilar próximo a 3 segundos, com ausência de hemorragia externa ou dor a palpação do abdome. D (disability): pupilas isocóricas, simétricas e fotorreagentes. Glasgow em nova análise rebaixou para 12, com abertura ocular ao estímulo doloroso. E (exposure): sem alterações. No exame secundário foi identificado pequena laceração e hematoma subgaleal em região temporal esquerda. Como interpretar e proceder diante do caso?

INTRODUÇÃO

Para facilitar a prática diante de uma situação real, deve--se ter em mente: a conduta inicial prestada ao paciente geriátrico será semelhante à prestada ao indivíduo adulto. Contudo, é fundamental levar em conta quatro pontos que serão base deste capítulo:

▶ O conhecimento da epidemiologia do trauma;
▶ O entendimento das alterações anatomofisiológicas do envelhecimento.
▶ A importância da avaliação minuciosa e da reavaliação.
▶ A percepção das complicações e dificuldades da reabilitação.

Diante do crescimento da população idosa, o trauma nessa faixa etária ganha mais importância. Estima-se que, em 2030, apenas a faixa etária acima de 45 anos crescerá. De 1940 para 2010, houve, no Brasil, um aumento de 18,9 milhões de pessoas na terceira idade, sendo a população muito idosa (mais de 80 anos) responsável por 2,9 milhões de indivíduos e podendo corresponder a 6,5% da população total em 2050.

Atualmente, nos Estados Unidos, o trauma é a sétima causa de morte nesse grupo populacional, atrás das doenças cardíacas, câncer, doença pulmonar obstrutiva crônica (DPOC), acidente vascular encefálico (AVE), diabetes e pneumonia. No Brasil, as causas externas correspondem a 4,2% e 2,8% das mortes em homens e mulheres idosas, respectivamente.

Definição

Segundo a Organização Mundial da Saúde (OMS), idoso é aquele com mais de 60 anos nos países em desenvolvimento e 65 anos nos países desenvolvidos. No Brasil, idoso é aquele com idade igual ou superior a 60 anos.

EPIDEMIOLOGIA

A importância de se estudar o tema decorre do fato de a mortalidade no trauma ser seis vezes maior nos idosos do que nos adultos jovens, sendo as quedas e os acidentes automobilísticos as principais causas de trauma geriátrico.

A queda, decorrente de perturbação do equilíbrio e da falência do sistema de controle, é o principal mecanismo de injúria, podendo estar envolvida em até três quartos dos atendimentos a pacientes idosos e corresponder a cerca de 40% das mortes relacionadas ao trauma. Essas taxas de mortalidade estão intimamente ligadas à idade do paciente e à presença de comorbidades.

Nos pacientes geriátricos, há aumento da incidência de quedas, havendo uma probabilidade anual de cerca de 27% entre idosos de 65 anos ou mais, segundo revisão sistemática.

Os acidentes automobilísticos são a segunda causa de trauma (28%), sendo a principal causa de morte em idosos jovens (65 a 75 anos).

As lesões térmicas são a terceira causa de trauma nesse grupo, contribuindo com mais de 2 mil mortes nos Estados Unidos por ano. Álcool, cigarro e confinamento em casa estão intimamente ligados com acidentes dessa natureza.

As agressões também são importantes mecanismo de injúria. O trauma por arma de fogo ou arma branca são responsáveis por cerca de 8% dos atendimentos. A tentativa de suicídio não pode ser esquecida, tendo índices elevados neste grupo. Além disso, deve-se estar bastante atento aos maus tratos e negligências (como má nutrição), pois 1 em cada 10 pacientes pode estar sofrendo algum tipo de abuso.

INVESTIGAÇÃO DIAGNÓSTICA

Simultaneamente ao atendimento secundário, uma investigação da história deve ser realizada por meio do paciente, acompanhante ou socorristas. É fundamental abordar quatro pontos principais:

- O que aconteceu antes do trauma?
- Quais medicamentos o paciente utiliza?
- O paciente tem doença de base? Se sim, qual (is)?
- Qual era o nível motor e cognitivo antes do evento?

A fórmula mnemônica AMPLA (alergia; medicamentos em uso; passado Médico; líquidos e alimentos ingeridos recentemente; ambiente e eventos relacionados ao trauma) também pode ser lembrada para facilitar a coleta de dados.

Outro ponto que pode ser questionado na investigação diz respeito às *Diretivas Antecipadas de Vontade do Paciente*, que, segundo o Conselho Federal de Medicina, são desejos previamente manifestados pelo paciente sobre cuidados e tratamentos que podem ou não ser realizados em um momento de incapacidade de expressar-se, isso se tal desejo vier em consonância ao Código de Ética Médica, sendo esta uma importante ferramenta no avanço da autonomia de todos os pacientes, que muitas vezes é negligenciada, em detrimento da vontade de seus familiares sustentando-se nas condições debilitantes de alguns idosos.

AVALIAÇÃO E CONDUTA

Triagem

Deve-se sempre ter em mente que "subtriagem" é algo comum nos idosos. Segundo análise com 26.565 pacientes, tal evento ocorreu em 49% dos indivíduos acima de 65 anos. Isso resulta do desconhecimento tanto das alterações fisiológicas no idoso, que aumentam a gravidade e as complicações do trauma, como da avaliação dos sinais vitais, baseado em índices utilizados no adulto. Portanto, de acordo com o Center of Disease Control (CDC), paciente idoso com pressão arterial sistólica (PAS) < 110 e frequência cardíaca (FC) > 90 deve ser transportado a um centro de referência, pois evidências correlacionam esses parâmetros a um aumento da mortalidade. Outros, entretanto, recomendam o transporte em qualquer caso de trauma, independentemente de mecanismo ou severidade, em pacientes acima de 55 anos.

▶ **A –** A avaliação das vias aéreas é semelhante à feita no adulto, devendo-se ter em mente a possibilidade de lesão cervical e de alterações que dificultem a avaliação das vias aéreas e, consequentemente, da intubação. A microstomia (pequena abertura bucal), macroglossia, artrite temporomandibular e cervical podem ser comprometedoras. Durante a observação da orofaringe, dentaduras quebradas precisam ser retiradas, mas, quando bem posicionadas e preservadas, não devem ser removidas definitivamente para não prejudicarem a vedação das máscaras de ventilação (por alteração da anatomia facial), evitando-se um maior escape de oxigênio.

▶ **B –** Nas alterações do sistema respiratório, observam-se diminuição da força dos músculos respiratórios, além de alterações dos volumes pulmonares, a exemplo da diminuição da capacidade vital (volumes de reserva inspiratória + expiratória + volume corrente). A resposta fisiológica à hipóxia e hipercapnia também se encontra diminuída. Ademais, há maior prevalência de comorbidades como a doença pulmonar obstrutiva crônica (DPOC), que cursa com uma hipoxemia crônica, modificando índices como os de saturação de O_2. Avaliação cuidadosa do sistema respiratório é necessária (a gasometria é um excelente e importante avaliador), sendo primordial o fornecimento de oxigênio em alto fluxo por meio de máscara com reservatório. Deve-se estar atento ao risco de falência respiratória decorrente da hiperóxia por alto fluxo de O_2, pois alguns pacientes com DPOC, por terem uma hipercapnia crônica, que deprime o centro respiratório bulbar, dependem do estímulo ventilatório hipoxêmico da doença para o comando da respiração. Com isso em mente, ventilação mecânica precisa ser cogitada e avaliada de acordo com o paciente. Em casos de vias aéreas difíceis ou com obstrução, após análise da etapa A, ou não visualização das cordas vocais, a cricotireoidostomia pode ser considerada.

▶ **C** – Na avaliação cardiovascular, o seguinte conceito não deve ser esquecido: pressão arterial e frequência cardíaca normais no idoso não indicam normovolemia e estabilidade.

No idoso, as alterações na fisiologia podem incluir diminuição do estímulo beta-adrenérgico, com consequente queda da FC máxima e do inotropismo. Além disso, disfunção diastólica e aumento da resistência vascular periférica são alterações prejudiciais para a manutenção de um bom débito cardíaco. Essas mudanças exigem que haja um cuidado minucioso com o paciente, começando pela avaliação da resposta orgânica por meio da FC, que diminui com a idade, sendo a **FC Máxima = 220 – idade.**

O médico e o estudante devem ficar atentos, pois o sinal da taquicardia precoce presente no choque pode não aparecer ou ser mascarado pelo uso de betabloqueador ou marcapasso. É necessário que a PA seja avaliada de acordo com seu estado basal, pois um paciente cuja PAS normalmente é 160 mmHg que chega ao pronto-socorro com PAS de 120 mmHg pode apresentar disfunção orgânica. Vale lembrar que pacientes com a pressão sistólica menor que 110 e a diastólica menor que 90 mmHg apresentam maior índice de mortalidade.

A coleta do lactato sérico e da gasometria arterial é essencial na avaliação do idoso, podendo sugerir hipovolemia, principalmente quando se encontra lactato > 2,4 mmol/L associado a distúrbios metabólicos e/ou respiratórios. O ultrassom à beira do leito, como o FAST, por sua vez, é instrumento que, quando disponível, deve ser utilizado pela sua alta sensibilidade na avaliação de hemoperitônio, podendo ser empregado também na avaliação de pneumotórax. Contudo, principalmente em fraturas pélvicas, deve-se estar atento a fontes de sangramento no retroperitônio, que não é tão bem avaliado pelo FAST – ver Capítulo 17: *Ultrassom* Point-of-Care *no Trauma.*

Na condução do idoso, o ATLS deve ser seguido similarmente a como é feito no adulto. Entretanto, é importante lembrar que o idoso é sensível à sobrecarga de volume. Portanto, o monitoramento deve ocorrer constantemente, sendo recomendado, em traumas moderados a graves, monitorização hemodinâmica invasiva, para melhor controle da volemia e PA, evitando, por exemplo, descompensação de doenças de base, como insuficiência renal e cardíaca.

A infusão rápida de 500 mL de soro e repetição, caso necessária, e/ou a transfusão de concentrado de hemácias são possibilidades caso a hipotensão persista, ainda que após 1 ou 2 L de cristaloide.

> **D** – Nas alterações senis, observa-se diminuição da reação pupilar, da acuidade visual e disfunção dos músculos oculares extrínsecos, o que pode aumentar os riscos de acidentes automobilísticos. Alterações da propriocepção e da sensibilidade às alterações de temperatura podem tornar o idoso susceptível a quedas e queimaduras, respectivamente.

O cérebro diminui seu volume em 10% dos 30 aos 70 anos, e o indivíduo está mais sujeito à ruptura de vasos pela idade e pelo uso de anticoagulantes. Essas mudanças deixam o cérebro desprotegido em situações de aceleração e desaceleração, além de permitir maior acúmulo de sangue nos hematomas subdurais e epidurais, podendo retardar os sinais semiológicos, o que é perigoso, principalmente ao se analisar pacientes com uso de varfarina, em que a hemorragia intracraniana pode atingir 15% dos pacientes com TCE leve. Considerando esse contexto, a TC é indicada e necessária segundo o estudo *"The Canadian CT head rule for patients with minor head injury"* nos pacientes com idade superior a 65 anos.

Em casos de TC sem lesões aparentes e paciente com uso de cumarínico, recomenda-se um período observacional de 12 horas com reavaliações a cada 2 horas do exame neurológico até a alta.

A avaliação neurológica pode ser dificultada por doenças como Alzheimer e demência, ou até mesmo pela diminuição da acuidade auditiva, sendo necessário investigar, com a ajuda da família, o estado neurológico prévio, limitações de motricidade e de sensibilidade antigas, assim como uso de anticoagulantes.

Por sua vez, as lesões na coluna podem estar mais presentes no idoso, principalmente em cervical alta, e são mais facilmente mascaradas por doenças degenerativas ou pelo próprio processo de envelhecimento.

> **E** – A exposição do paciente idoso deve ser cuidadosa pois o processo de manutenção da temperatura é alterado nesses pacientes. No idoso ocorre uma diminuição de aproximadamente 20% da espessura tegumentar, apresentando redução de glândulas sudoríparas, vascularização local e

tecido subcutâneo, alterando a função termorreguladora e deixando o paciente mais sujeito à hipotermia.

Segundo o American College of Emergency Physicians, mudanças na temperatura corpórea são importantes indicadores de alterações no idoso, com um alto valor preditivo positivo (probabilidade de um indivíduo avaliado e com resultado positivo ser realmente doente), sendo a hipotermia e a hipertermia sinais de pior prognóstico. A hipotermia pode indicar bradicardia e hipotensão.

Em pacientes queimados, o acometimento de 10% da superfície corporal já é considerado grave, evoluindo, muitas vezes, a óbito quando atinge 40 a 50% da superfície corporal. Nos pacientes acima de 50 anos, a LD50 – dose necessária para matar 50% dos indivíduos – é de apenas 13,1% da área total de superfície corporal acometida.

> **IMPORTANTE!**
> A análise rápida com posterior retirada do colar cervical, suportes laterais e prancha longa, quando indicada, será importante para evitar úlceras de pressão e *delirium*, complicações mais prevalentes no idoso.

Avaliação secundária

Uma análise minuciosa deve ser feita, visto maior risco de fraturas, pois são pacientes sujeitos a osteoporose, com maior instabilidade articular e maior risco de rompimento tendíneo. Os locais comuns de fratura são os arcos costais, coluna vertebral, fêmur proximal, punho (*Colles*) e úmero proximal. Fratura de ossos longos está relacionada com tromboembolismo pulmonar e outras comorbidades potencialmente fatais. A fratura de *Colles (rádio distal)* é muito comum em idosos, decorrendo, muitas vezes, de quedas com o punho estendida, em pronação e dorsiflexão, podendo apresentar, à inspeção, deformidade em "dorso de garfo" e desvio radial do punho (**Figura 14.1**). Importante avaliar o nervo mediano e a função motora dos músculos flexores.

Medicamentos e analgesia

Medicamento pode ser fator precipitante do trauma. O uso de anti-inflamatórios não esteroides (AINES), que são bastante prescritos para idosos, pode influenciar na perda sanguínea, assim como os antitrombóticos, que também aumentam risco de hemorragias intracranianas. Medicamentos como benzodiazepínicos

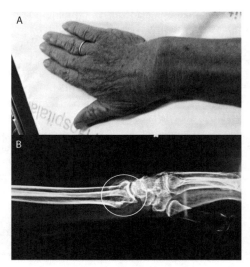

Figura 14.1 – *A: Fratura em "dorso de garfo" (Colles); B: Radiografia evidenciando fratura em terço distal do rádio (dentro do círculo).*

podem dificultar avaliação clínica, predispor a quedas e ocasionar síndrome da retirada quando removidos repentinamente. Hipoglicemiantes, se não utilizados corretamente, também podem ser fatores precipitantes por dificultar o controle glicêmico. Outros medicamentos que podem aumentar o risco de quedas e fraturas, segundo o critério STOPP (*Screening Tool of Older Persons' Potentially Inappropriate Prescriptions*), são os anti-histamínicos de 1ª geração, opioides fortes e neurolépticos, por exemplo.

A polifarmácia é definida pelo uso de cinco ou mais medicamentos ou de qualquer medicamento desnecessário rotineiramente, não havendo um consenso bem definido. Tal condição, contudo, aumenta o risco de interações medicamentosas, efeitos colaterais, e podem prejudicar a aderência ao uso de medicamentos, elevando o risco de quedas traumáticas.

Estudo com idosos institucionalizados evidenciou aumento do risco de quedas naqueles em uso de polifarmácia. Mostrou-se crescimento do risco para cada medicamento adicionado nos indivíduos em uso de 3 a 8 remédios, além de papel importante dos antidepressivos e psicotrópicos nas quedas.

Analgesia durante o atendimento não deve ser postergada. Segundo estudos observacionais, idosos, vítimas de trauma costumam receber analgesia inadequada. Opioides são os melhores medicamentos para dores intensas, contudo é importante lembrar-se dos efeitos depressores da morfina. O fentanil, por ter ação rápida e curta duração, causa menos hipotensão, sendo um bom analgésico quando em doses adequadas para o idoso (25 a 100 mg por via endovenosa [EV]).

PROGNÓSTICO E COMPLICAÇÕES

No idoso, o impacto do trauma tem efeitos diretos e indiretos na sua vida e na sua rede de convívio, podendo levar à dependência, invalidez e imobilidade.

As infecções são complicações comuns, atingindo 15% desses pacientes, sendo pneumonia a mais prevalente. Pode haver acometimento de outros sítios, decorrente algumas vezes dos ferimentos advindos do trauma, contudo sinais como febre e leucocitose podem não ser expressos no idoso. Além disso, há maior risco de descompensação de doenças de base, o que requer acompanhamento intenso.

A desnutrição pode ocorrer nos pacientes internalizados, sendo o suporte nutricional precoce e adequado uma medida para manter boa imunidade e evitar complicações da desnutrição. Mobilização precoce também é medida essencial para evitar complicações como trombose venosa profunda, úlceras de pressão ou atrofia muscular. Cada dia de restrição ao leito acarreta diminuição de 5% da capacidade física, podendo-se estimular exercícios passivos e ativos durante a progressão para a deambulação.

RESOLVENDO O CASO CLÍNICO...

O atropelamento é um mecanismo de trauma que afeta muitos idosos já que as mudanças fisiológicas implicam alterações de marcha e sensopercepção, deixando o idoso mais vulnerável a tal evento. No caso, encontramos um paciente geriátrico que necessita de uma avaliação minuciosa. Como visto, com o passar dos anos e com o aumento das comorbidades ao longo do envelhecimento, há maior risco de desfecho desfavorável, devendo-se atentar à subtriagem.

▶ **A:** Foi observado que a dentadura do paciente não estava bem fixada, sendo importante a sua retirada para evitar possível obstrução de vias aéreas. Além disso, é importante que o médico esteja atento a características como microstomia e artrite temporomandibular que podem tornar a via aérea difícil, se houver necessidade de uma intubação orotraqueal. Desse modo, instrumentos como a máscara laríngea e os materiais para cricotireoidostomia cirúrgica podem ser previamente organizados. O auxílio de um médico mais experiente para realizar a intubação não deve ser descartado.

- **B:** Ao se colocar o oxímetro nesse paciente foi vista uma saturação periférica de O_2 de 90%, apesar de tal número gerar um alerta, não há recomendação de uma via aérea definitiva, utilizando-se apenas esse parâmetro. Lembre-se que a DPOC é uma doença que atinge predominantemente idosos, piorando sua reserva fisiológica já limitada, o que leva a uma hipoxemia crônica. O médico deve estar atento para uma evolução desfavorável. O paciente também apresentava expansibilidade diminuída com dor e crepitação à palpação do hemitórax esquerdo, com isso devemos pensar em fratura de arcos costais e na possibilidade de que a dor esteja dificultando a boa expansibilidade torácica. A analgesia deve ser realizada para melhorar o trabalho respiratório, como também medidas de higiene pulmonar posteriormente, pois a pneumonia é uma importante complicação desse tipo de fratura.

- **C:** Parâmetros como FC e PA quando normais não indicam normovolemia no idoso. No caso presente, a FC de 90 bpm e PA de 120 x 90 mmHg não deixam excluir a existência de fontes de sangramento, pois as alterações do envelhecimento modificam a resposta do organismo à perda sanguínea e o uso de betabloqueador pela vítima pode reduzir a resposta cronotrópica e inotrópica cardíaca. Logo, a exploração de uma possível fonte de sangramento precisa ser rápida. O ultrassom FAST deve ser utilizado na avaliação do "C" para o reconhecimento de possível sangramento. A gasometria arterial também seria importante na avaliação desse paciente.

- **D:** Houve uma diminuição do Glasgow da avaliação pré-hospitalar para a hospitalar, o que alerta para a piora neurológica subsequente. Foi identificado depois que o paciente tinha déficit auditivo e, em nova avaliação, ao ser chamado em voz alta, abriu os olhos (o toque, desde que não provoque dor, também pode ser utilizado), sendo classificado novamente com Glasgow 13. É importante abordar se há déficits sensoperceptivos e intelectuais prévios. O paciente, apesar de apresentar TCE leve (Glasgow de 15 a 13), precisa passar por uma TC de crânio por apresentar idade ≥ 65 anos.

- **E:** A exposição do paciente deve ser feita com posterior proteção contra hipotermia, utilizando-se de lençóis e até desligando o ar-condicionado da sala. A avaliação secundária deve ser realizada conforme feita no adulto, devendo se reavaliar constantemente o paciente idoso.

REFERÊNCIAS

1. American College of Surgeons Committee on Trauma. ATLS student course manual. 10 ed. Chicago: American College of Surgeons. 2018.
2. Camarano AM, Kanso S. Envelhecimento da População Brasileira – uma contribuição geográfica. Freitas EV, Py L, Neri AL, Cançado FA, Doll J, Gorzoni ML. Tratado de geriatria e gerontologia. In Tratado de geriatria e gerontologia. 4 ed. Rio de Janeiro: Guanabara Koogan; 2013.
3. Colwell C. Geriatric trauma: Initial evaluation and management. UpToDate. Retrieved from http://www. uptodate. com/contents/geriatric-trauma-initia-levaluation-and-management H. 2015;9197171.
4. Chaimowicz F. Epidemiologia do envelhecimento no Brasil. Freitas EV, Py L, Neri AL, Cançado FA, Doll J, Gorzoni ML. Tratado de geriatria e gerontologia. In Tratado de geriatria e gerontologia. 4 ed. Rio de Janeiro: Guanabara Koogan; 2013.
5. Mazili PMC, Demuner MS. Trauma no Idoso. Sakata RK, Issy AM. Guia de trauma: guias de medicina ambulatorial e hospitalar da Unifesp. Barueri: Manole; 2012.
6. Garcia JMA, Silva MCA. Traumas e emergências no idoso. Freitas EV, Py L, Neri AL, Cançado FA, Doll J, Gorzoni ML. Tratado de geriatria e gerontologia. In Tratado de geriatria e gerontologia. 4 ed. Rio de Janeiro: Guanabara Koogan; 2013.
7. Ruschel PH, Paula EJL. Fraturas do terço distal do rádio. Hebert SK, de Barros Filho TE, Xavier R, Pardini Jr AG. Ortopedia e traumatologia: princípios e prática. 5 ed. Porto Alegre: Artmed Editora; 2017.
8. Souza JA, Iglesias AC. Trauma no idoso. rev Assoc Med Bras. 2002; 48 (10): 79-86.
9. Conselho Federal de Medicina. Resolução nº 1.995 de 9 de agosto de 2012. Dispõe sobre as diretivas antecipadas de vontade dos pacientes. Diário Oficial da União. 2012.
10. Silva FSC. Trauma no idoso. Martins HS, de Toledo Damasceno MC, Awada SB (Eds.). Pronto-socorro: condutas do Hospital das Clínicas da Faculdade de Medicina da Universidade de São Paulo. 3 ed. Barueri: Manole; 2008.
11. Alrajhi KN, Perry JJ, Forster AJ. Intracranial bleeds after minor and minimal head injury in patients on warfarin. The Journal of emergency medicine. 2015 Feb 28;48(2):137-42.
12. Maher RL, Hanlon J, Hajjar ER. Clinical consequences of polypharmacy in elderly. Expert opinion on drug safety. 2014 Jan 1;13(1):57-65.
13. Gallagher P, O'Mahony D. STOPP (screening tool of older persons' potentially inappropriate prescriptions): application to acutely ill elderly patients and comparison with Beers' criteria. Age and ageing. 2008 Oct 1;37(6):673-9.
14. Damián J, Pastor-Barriuso R, Valderrama-Gama E, de Pedro-Cuesta J. Factors associated with falls among older adults living in institutions. BMC geriatrics. 2013 Jan 15;13(1):6.

15

Trauma na Gestante

Emmanuella Passos Chaves Rocha
Alice Albuquerque Figueiredo
Olavo Napoleão de Araújo Neto
Erika Feitosa Queiroz
Marcelo Gondim Rocha

A.F.M., 28 anos, feminino, gestante de 22 semanas, dá entrada no pronto-socorro com lesão por arma de fogo na região do epigástrio. Paciente encontra-se com pressão arterial de 80 x 40 mmHg e frequência cardíaca de 120 bpm, além de estar sudoreica e com as extremidades frias. Após a administração de oxigênio suplementar e a infusão de 2 L de solução cristaloide, a paciente encontra-se com pressão arterial (PA) de 90 x 50 mmHg e frequência cardíaca de 115 bpm, sem melhora da perfusão periférica. Diante desse quadro, qual deve ser a conduta?

INTRODUÇÃO

O trauma na gestante tem recebido destaque na atualidade em razão do aumento considerável na sua incidência, principalmente quando secundário a acidentes de trânsito e violência doméstica. Isso pode ser evidenciado por meio do aumento estatístico da morte materna não obstétrica, que não é contabilizada na razão da mortalidade materna.

No tratamento do trauma na gestante, o ABCDE do trauma continua a ser utilizado, sendo essencial ressaltar que a estabilização da mãe é um dos principais meios para estabilizar o feto, situação relacionada a uma maior incidência de abortos espontâneos, rupturas uterinas, descolamento placentário e parto pré-termo. Deve-se ressaltar que uma em cada três gestantes que são admitidas por trauma necessita da realização do parto durante a hospitalização.

Alterações anatômicas e fisiológicas na gravidez

A gestação provoca alterações que afetam diversos órgãos, o que pode influenciar a avaliação da paciente traumatizada, alterando os sinais e os sintomas das lesões, a abordagem e as respostas às medidas de reanimação, bem como os resultados dos exames diagnósticos.

O útero permanece em localização intrapélvica até aproximadamente a 12ª semana de gestação, quando, então, começa a ocupar a cavidade abdominal. Nesse contexto, à medida que o útero aumenta, o intestino é empurrado cranialmente de tal modo que passa a ocupar o abdome superior. Como resultado, o intestino fica mais protegido do trauma abdominal contuso em comparação ao útero e ao seu conteúdo (feto e placenta).

De maneira contrária ao que ocorre com o miométrio, que é um tecido com capacidade elástica, a placenta é um órgão menos maleável, sendo mais susceptível ao impacto e podendo sofrer descolamento. Os vasos placentários se encontram bastante dilatados durante a gravidez, mas são muito sensíveis à ação das catecolaminas. Desse modo, uma redução abrupta de volume circulante materno pode ocasionar o aumento da resistência vascular uterina, reduzindo a oxigenação fetal, ainda que os sinais da gestante se mantenham normais. Já o líquido amniótico, caso ganhe o espaço intravascular, pode causar embolia por líquido amniótico e coagulação intravascular disseminada (CIVD) pós-traumatismo.

O volume plasmático aumenta progressivamente durante a gestação, alcançando o nível mais elevado em torno da 34ª semana. O aumento do volume das hemácias é proporcionalmente menor, resultando na redução do hematócrito e anemia fisiológica da gravidez (**Tabela 15.1**). Gestantes saudáveis podem perder de 1.200 a

TABELA 15.1. ALTERAÇÕES FISIOLÓGICAS LABORATORIAIS DA GESTAÇÃO	
Hematócrito: 31-35%	$PaCO_2$: 25-30 mmHg.
Leucócitos: discreta leucocitose – até 12.000	TAP e TTPA diminuídos discretamente.
FC: aumento de 10-15 batimentos por minuto	PA: diminuição entre 5-10 mmHg de pressão sistólica e diastólica

FC: frequência cardíaca; PA: pressão arterial; TAP: *tempo* de atividade da protrombina; TTPA: *tempo de tromboplastina parcial ativada*. Fonte: Adaptada de ATLS, Advanced Trauma Life Support – Student Course Manual. 10 edition.

CAPÍTULO 15 – Trauma na Gestante

1.500 mL de seu volume sanguíneo antes que se percebam sinais e sintomas de hipovolemia. Mas, para o feto, essa perda sanguínea já pode resultar em sofrimento, evidenciado por uma frequência cardíaca anormal à cardiotocografia.

O débito cardíaco (DC) durante a gestação, mais especificamente a partir da 10ª semana, aumenta em 1 a 1,5 L/minuto em decorrência do aumento do volume plasmático e da redução da resistência vascular do útero e da placenta, estruturas que recebem cerca de 20% do DC durante o 3º trimestre de gravidez. A frequência cardíaca também aumenta, de modo gradual, em 10 a 12 batimentos/minuto, alcançando valores máximos no 3º trimestre. Essa alteração se torna importante na avaliação da taquicardia secundária à hipovolemia.

A PA da gestante diminui de 5 a 15 mmHg nas pressões sistólica e diastólica durante o 2º trimestre. A termo, a PA retorna aos níveis próximos do normal.

Em relação ao sistema respiratório, há elevação do volume/minuto como resultado do aumento do volume corrente. Assim, a hipocapnia é comum no final da gestação. Níveis de $PaCO_2$ de 35 a 40 mmHg já podem refletir a iminência de uma insuficiência respiratória. Com o aumento do tamanho útero, a capacidade residual funcional e o volume residual diminuem. Essas alterações podem resultar no rápido desenvolvimento de hipoxemia em consequência da hipoventilação. Assim, é importante a manutenção de uma oxigenação arterial adequada durante a reanimação da gestante traumatizada. Ademais, os níveis séricos de ureia e creatinina, geralmente, são mais baixos devido à hiperestimulação da filtração glomerular.

O sistema venoso pélvico que envolve o útero encontra-se aumentado e ingurgitado e pode ser foco de hemorragia retroperitoneal maciça quando há trauma fechado associado à fratura da pelve. Nos casos de hemorragia sustentada, que causam hipoperfusão uterina e hipotensão prolongada, o aborto é mais prevalente.

Uma das armadilhas, na avaliação da gestante traumatizada, é a confusão entre eclâmpsia e trauma cranioencefálico (TCE). A eclâmpsia deve ser considerada quando ocorrem convulsões associadas à hipertensão, à hiperreflexia, à proteinúria e ao edema de periferia. A avaliação conjunta de um neurologista e um obstetra costuma ser de grande valia para o diagnóstico diferencial, principalmente em suspeita de TCE – ver Capítulo 9: *Traumatismo Cranioencefálico.*

MECANISMOS DE TRAUMA
Trauma fechado

A parede abdominal, o miométrio e o líquido amniótico atuam protegendo o feto de lesões diretas secundárias ao trauma fechado. Entretanto, o feto ainda pode sofrer traumas diretos nas situações em que a parede abdominal sofre um impacto contra um objeto rígido, como o painel ou volante de um carro. Os acidentes automobilísticos são a causa mais comum de traumas contusos graves e também de morte fetal. Já o trauma indireto ao feto pode ocorrer por compressão súbita, por desaceleração, por efeito de contragolpe ou por cisalhamento, resultando em descolamento de placenta.

A gestante que não está segura pelo cinto de segurança em uma colisão automobilística tem maior risco de trabalho de parto prematuro e morte fetal, quando comparada à protegida. O uso de cinto de segurança de três pontas reduz a possibilidade de lesão fetal por aumentar a superfície sobre a qual se dissipa a força de desaceleração e por evitar a flexão anterior da mãe sobre o útero gravídico, diferentemente do cinto de duas pontas, que permite a projeção para frente do útero, possibilitando a ruptura uterina ou o descolamento traumático da placenta (**Figura 15.1**).

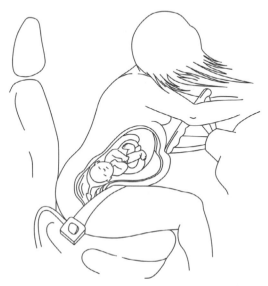

Figura 15.1 – *Mecanismo de trauma com uso de cinto de duas pontas.*

A suspeita de lesão de bexiga e de útero deve ser particularmente lembrada quando associada ao uso de cinto de segurança ou à identificação de hematoma em faixa na região do baixo ventre. A presença de hematúria não é obrigatória nessas situações.

Trauma penetrante

Ferimentos por faca e por armas de fogo são as lesões penetrantes mais comuns. A musculatura do útero pode absorver grande quantidade da energia do projétil, reduzindo a sua velocidade e diminuindo a probabilidade de lesão de outras vísceras. O feto e o líquido amniótico também absorvem energia e contribuem para diminuir a velocidade do projétil. Em decorrência disso, a incidência de lesões viscerais maternas se reduz, fato que explica o prognóstico materno favorável em ferimentos penetrantes que afetam o útero gravídico. Contrariamente, o prognóstico fetal costuma ser agravado quando existe uma lesão uterina penetrante.

INVESTIGAÇÃO DIAGNÓSTICA

Traumas abdominais contusos podem atingir diretamente o feto, a depender da idade gestacional. Até a 12ª semana de gestação, fraturas pélvicas complexas são mais prováveis de causar dano ao feto. No 2º trimestre, o concepto se encontra envolvido por grande quantidade de líquido amniótico, protegendo-o de possíveis impactos. Entre as 34ª e 36ª semanas, o feto atinge sua altura máxima na cavidade abdominal, chegando à altura do rebordo costal. Depois disso, há uma leve descida, correspondendo ao encaixe do crânio fetal na bacia da gestante em preparo para o trabalho de parto. Essas informações são importantes na avaliação clínica da gestante politraumatizada.

O exame físico deve seguir a sequência preconizada pelo ATLS (ABCDE). Durante a realização, começar com a obtenção dos sinais vitais e coleta da história completa do trauma. Ao exame, deve-se ter maior atenção à inspeção da região perineal na procura de sangramentos e ao exame especular, realizado preferencialmente por um obstetra. Deve-se analisar a presença de fragmentos de ossos e lacerações vaginais na procura de fraturas pélvicas.

No que tange aos exames laboratoriais, em casos de traumas extensos, devem ser solicitados: hemograma completo; estado de coagulação e tipagem sanguínea; e Fator Rh. Normalmente, esses exames são pedidos na rotina de todo trauma, entretanto, não houve demonstração de vantagens da solicitação desses em traumas de pequeno porte.

Durante a avaliação da paciente, a análise do grau de severidade do útero lesionado é feita pela escala de injúria de órgãos da associação americana da cirurgia do trauma (AAST-OIS), mostrada na **Tabela 15.2**.

Em relação ao uso de métodos diagnósticos por imagem, a TC deve ser evitada pelos riscos de exposição à radiação ionizante ao feto, principalmente nos primeiros meses de gestação, sendo, portanto, necessário levar em consideração os benefícios sobre os riscos e buscar métodos alternativos com a mesma acurácia. Em relação à ultrassonografia (USG), pode ser bastante útil para avaliar idade gestacional, localização placentária e apresentação do feto, além da detecção de fluído livre pelo FAST – ver Capítulo 17: *Ultrassom* Point-of-Care *no Trauma –*, sendo também proposto por alguns estudos como um dos métodos diagnósticos para o Descolamento Prematuro de Placenta (DPP).

Os exames radiológicos quando indicados em pacientes traumatizados devem ser realizados, visto que os benefícios serão maiores que os potenciais riscos. Atenção à análise das radiografias de pelve, pois, em gestantes, a sínfise púbica se encontra alargada, principalmente após a 30ª semana de gestação, e os espaços entre as articulações sacroilíacas também tendem a estar aumentados.

TABELA 15.2. ESCALA DE INJÚRIA DE ÓRGÃOS DA ASSOCIAÇÃO AMERICANA DA CIRURGIA DO TRAUMA (AAST-OIS)	
Grade	Descrição da Lesão
I	Hematoma ou contusão sem o desprendimento da placenta
II	Laceração superficial < 1 cm em profundidade ou descolamento da placenta em < 25%.
III	Laceração profunda de 1 cm no 2° trimestre ou descolamento da placenta entre 25 e 50%. Laceração profunda no 3° trimestre.
IV	Laceração estendendo até a artéria uterina. Laceração profunda 1 cm com 50% de descolamento de placenta.
V	Ruptura uterina no 2° ou 3° trimestre. Descolamento completo de placenta.

No feto, avaliam-se os batimentos cardíacos fetais pelo ultrassom Doppler a partir da 6ª semana. Nessa perspectiva, já que a circulação placentária depende das funções cardiorrespiratórias da mãe, o monitoramento fetal deve ser continuado enquanto houver arritmias ou síndrome da angústia respiratória do adulto, podendo ser descontinuado após 4 horas quando não houver contrações uterinas em um período maior que 10 minutos, dor abdominal materna ou sangramento vaginal e quando os batimentos fetais estiverem tranquilizados.

CONDUTA

A principal peculiaridade do atendimento à gestante é a necessidade de avaliar e de tratar sempre dois indivíduos: a mãe; e o feto. Requerendo, portanto, o dobro de atenção, precisão, sistematização e rapidez. A conduta deve iniciar-se sempre pela mãe, que é a paciente primária e merece prioridade.

Avaliação primária e reanimação

Deve-se sempre, a princípio, seguir a sequência básica do atendimento ao trauma (ABCDE). Portanto, o primeiro passo é assegurar a permeabilidade da via aérea materna, garantindo ventilação e oxigenação adequadas, bem como um volume circulatório efetivo ideal – ver Capítulo 1: *Atendimento Inicial ao Politraumatizado*.

É importante lembrar que existe uma $PaCO_2$ ideal para cada idade gestacional da paciente, sendo essa de aproximadamente 30 mmHg no final da gravidez. Toda gestante politraumatizada deve receber O_2 suplementar independentemente da gravidade do trauma, e a administração de cimetidina/ranitidina e metoclopamida por via parenteral pode diminuir a morbidade associada à aspiração de conteúdo gástrico durante procedimentos de intubação, por exemplo.

Vale ressaltar que, em casos de pacientes em choque, o aumento do volume uterino pode comprimir a veia cava inferior e isso pode levar a uma redução do retorno venoso, do débito cardíaco e, consequentemente, a um agravo da situação. Nesses casos, o desvio manual do útero para a esquerda é capaz de aliviar a compressão.

Está indicada a reposição hemodinâmica com sangue tipo específico e cristaloides de maneira precoce para manter a hipervolemia fisiológica da gravidez.

> **IMPORTANTE!**
> Deve ser dada atenção especial ao uso de vasopressores, já que devem ser considerados apenas em último caso, pois a sua utilização ocasiona redução do fluxo sanguíneo placentário, colocando em risco a oxigenação fetal que pode já estar reduzida.

Em casos de suspeita de trauma raquimedular, em que a paciente necessitaria de imobilização em posição supina ou decúbito dorsal, ela ou a prancha em que se encontra podem ser inclinadas entre 15 e 30 graus, sempre em bloco, para o seu lado esquerdo e apoiadas com algum estabilizador, a fim de aliviar a pressão na veia cava sem comprometer a imobilização colunar (**Figura 15.2**).

Além das medidas auxiliares e dos exames básicos preconizados para pacientes politraumatizados, pode-se avaliar também o nível de fibrinogênio, pois, ao final da gravidez, esse nível dobra e um resultado normal durante a avaliação pode sinalizar o início de uma CIVD.

Com relação ao feto, a avaliação primária inicia-se com o exame do abdome da gestante, parte crucial para a identificação rápida de lesões graves e para a determinação da viabilidade fetal. As principais causas de morte fetal são o choque e a morte materna, seguidas pelo descolamento de placenta.

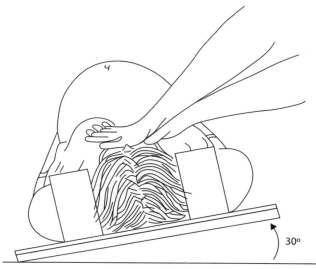

Figura 15.2 – *Inclinação da prancha reta em 30° para o alívio da pressão na veia cava inferior.*

Em casos de parada cardiorrespiratória (PCR), todas as manobras de ressuscitação cardiopulmonar convencionais devem ser realizadas sem nenhuma modificação e não existe contraindicação para a desfibrilação elétrica cardíaca durante a reanimação da gestante, devendo ser empregada com os mesmos níveis de energia convencionais.

Medidas auxiliares na avaliação primária e reanimação

Caso não haja nenhuma contraindicação, a paciente deve ser monitorada em decúbito lateral esquerdo. Atenção para o bicarbonato materno que costuma ser baixo na tentativa de compensar a alcalose respiratória fisiológica da gravidez.

O sofrimento fetal pode ocorrer em qualquer momento; portanto, um obstetra deve ser consultado assim que se estabilizarem os sinais vitais maternos. Os batimentos fetais indicam de maneira sensível a viabilidade fetal e o nível volêmico materno, portanto, devem ser monitorados em toda gestante vítima de trauma. Sempre que se verifica uma oscilação da frequência ou do ritmo cardíaco fetal, deve-se suspeitar de iminência de descompensação fetal ou materna. Em caso de risco de perda fetal ou de descolamento de placenta a monitorização deve se estender por 24 horas (**Tabela 15.3**).

Caso necessário, a gestação não deve ser motivo para que se postergue uma laparotomia. Quase sempre a postergação da laparotomia agrava a situação materna e, por conseguinte, a condição fetal. Comumente, a cirurgia será necessária para o controle de ferimentos de arma de fogo no abdome durante a gestação.

Avaliação secundária

Deve seguir os mesmos padrões utilizados em um paciente traumatizado comum, incluindo as indicações para TC, LPD e FAST. Entretanto, caso se decida realizar um LPD, o cateter deve ser posicionado acima da cicatriz umbilical, utilizando-se a técnica aberta.

TABELA 15.3. FATORES DE RISCO PARA DPP E PARA PERDA FETAL*		
FC materna > 110 bpm	ISS > 9	FC fetal > 160 ou < 120 bpm
Colisão automobilística	Atropelamento	Evidência de DPP*

FC: frequência cardíaca; ISS: índice de gravidade de lesão; DPP: descolamento prematuro de placenta.

É preciso pesquisar, de maneira atenta, novamente a presença de contrações uterinas – que podem sugerir trabalho de parto prematuro ou hipertonia uterina (que pode ser indicativo de DPP).

Em relação ao exame obstétrico, a medição do pH vaginal pode alertar para a presença de líquido amniótico na vagina, tornando o pH acima 4,5 e sugerindo ruptura da bolsa. Nesse momento, devem-se também avaliar o apagamento e a dilatação do colo uterino, a apresentação fetal e as espinhas isquiáticas.

Nos casos de hemorragia transvaginal, irritabilidade uterina, dor, sensibilidade ou cólicas abdominais, evidência de hipovolemia, alteração ou ausência de batimentos fetais ou perda de líquido amniótico, a internação é obrigatória.

Tratamento definitivo

É recomendado o rastreio rotineiro de hemorragia feto-materna em toda paciente que sofreu traumatismo e que esteja com mais de 11 semanas de gestação.

Além do risco de anemia fetal, anemia materna e morte, a hemorragia feto-materna também favorece a isoimunização em mães Rh-negativas, justificando, portanto, a terapêutica com imunoglobulina Anti-Rh (D). Dito isso, todas as gestantes traumatizadas rh-negativas devem receber imunoglobulina Anti-Rh (D) nas primeiras 72 horas, após o trauma, a menos que o trauma seja distante da cavidade uterina.

Profilaxia antibiótica, antitrombótica e antitetânica devem sempre ser lembradas nas gestantes vítimas de traumas. Como a gestação e o puerpério promovem um estado de hipercoagulabilidade sanguínea, gestantes e puérperas vítimas de trauma que necessitem de imobilização prolongada devem fazer profilaxia do tromboembolismo com heparina e medidas gerais para evitar a imobilização.

É importante lembrar que a cesariana *post-mortem* está plenamente justificada diante de um feto vivo e viável intraútero. Quanto menor o tempo entre a parada cardiorrespiratória materna e a cesárea (dentro de 4 a 5 minutos segundo o American College Of Surgeons), melhores são os resultados perinatais, e, apesar de a prioridade no atendimento ser a mãe, caso não seja possível mantê--la viva, é obrigação do socorrista tentar preservar a vida fetal. A cesariana, na paciente gravemente enferma deve ser considerada com cuidado, mas, se indicada, pode, inclusive, melhorar o prognóstico da paciente, já que diminui o volume uterino e melhora o retorno venoso e o débito cardíaco (**Figura 15.3**).

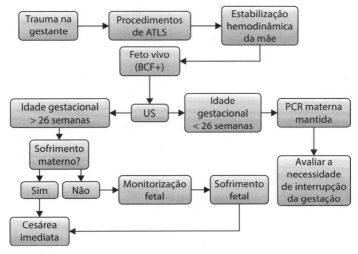

Figura 15.3 – *Fluxograma para realização de cesárea perimortem. USG: ultrasonografia; PCR: parada cardiorrespiratória.*

PROGNÓSTICO E COMPLICAÇÕES

O prognóstico associado ao trauma na gestante varia de acordo com a eficiência e a rapidez na hora do atendimento; as complicações associadas à gestante e ao feto e à topografia do trauma. Uma paciente com bom atendimento, com sinais vitais preservados, juntamente com o mecanismo de trauma associado somente em membros inferiores ou superiores, sugere menos riscos do que uma gestante vítima de trauma abdominal ou pélvico.

Em relação ao trauma pélvico, destaca-se a presença de hemorragia em vasos retroperitoniais que pode levar a um quadro de choque materno. A antecipação do seu tratamento é um dos principais marcadores de prognóstico, baseando-se na arteriografia e na embolização vascular.

As principais complicações são CIVD, ruptura uterina e DPP. Nesse contexto, o DPP deve ser suspeitado diante da presença de hemorragia vaginal – presente em 70% dos casos –, dor à palpação uterina, contração uterina involuntária e hipertonia do útero.

A ruptura uterina pode ser sugerida diante de dor abdominal, rigidez abdominal, defesa, descompressão uterina dolorosa, posição anormal do feto, facilidade de palpar determinadas partes fetais – que podem se exteriorizar através das fissuras – ou mesmo a impossibilidade de palpar o fundo uterino. Deve ser pensada em casos de choque grave, mas é uma lesão consideravelmente rara e a exploração cirúrgica pode ser necessária para a sua confirmação diagnóstica. Clinicamente, a paciente queixa-se de dor abdominal e cólicas e apresenta sinais de hipovolemia. As evidências radiológicas de ruptura são, principalmente, ar livre na cavidade peritoneal ou até as extremidades fetais distendidas.

Casos de embolia por líquido amniótico também favorecem a ocorrência de CIVD e aumentam o risco de morte, portanto, a evacuação uterina deve ser realizada em caráter de urgência, bem como a reposição de plaquetas, fibrinogênio e outros fatores de coagulação.

Deve-se estar atento ao fato de que na gestação avançada ocorre uma expansão e um afinamento da musculatura abdominal, tornando os sinais peritoneais de difícil avaliação.

RESOLVENDO O CASO CLÍNICO...

A paciente obteve melhora (FC de 100 bpm e PA de 110 x 90 mmHg) após o desvio manual do útero para a esquerda e a manutenção da infusão de solução cristaloide, aumentando consequentemente o seu DC. A monitorização, também, passou a ser feita com a paciente em decúbito lateral esquerdo. O uso de vasopressores nesta paciente não foi necessário, pensando nos riscos para o feto e a ausência de necessidade após a medida mencionada. Além disso, como todo trauma de gestante, foi necessária a consulta por um obstetra para a monitorização adequada do feto, sendo identificadas PA e FC compatíveis com a semana gestacional. Mesmo com a estabilização hemodinâmica da paciente, ela encontrava-se com dor abdominal difusa, necessitando realização de laparotomia exploratória para correção das lesões abdominais pela arma de fogo.

REFERÊNCIAS

1. Battaloglu E, McDonnell D, Chu J, Lecky F, Porter K. Epidemiology and outcomes of pregnancy and obstetric complications in trauma in the United Kingdom. Injury. 2016 Jan 31;47(1):184-7.
2. Boléo-Tomé JP. Doença respiratória e gravidez. Acta Med Port. 2007;20(4):359-67.
3. American College of Surgeons Committee on Trauma. ATLS student course manual. 10 ed. Chicago: American College of Surgeons. 2018.
4. Fraga GP, Mantovani M, Mesquita AC, Soares AB, Passini Júnior R. Abdominal trauma in pregnant women. Revista Brasileira de Ginecologia e Obstetrícia. 2005 Sep;27(9):541-7.

5. Leveno KJ, Alexander JM, Bloom SL, Casey BM, Dashe JS, Roberts SW, Sheffield JS Trauma na gestação. In: Leveno KJ, Alexander JM, Bloom SL, Casey BM, Dashe JS, Roberts SW, Sheffield JS. Manual de Obstetrícia de Williams: complicações na gestação. Artmed Editora; 2014.p. 589-595.
6. Martins-Costa SH, Ramos JG, Serrano YL. Trauma na gestação. Rev. Bras. Ginecol. Obstet. 2005 Sep; 27(9): 505-8.
7. Júnior GA, Júnior LF, Atique JM, Nakamura EJ, Basile-Filho A, de Andrade JI. Atendimento à gestante traumatizada. Medicina (Ribeirao Preto. Online). 1999 Sep 30;32(3):282-9.
8. Mendez-Figueroa H, Dahlke JD, Vrees RA, Rouse DJ. Trauma in pregnancy: an updated systematic review. American Journal of Obstetrics & Gynecology. 2013 Jul 1;209(1):1-0.
9. Pérez-Adán M, Álvarez-Silvares E, García-Lavandeira S, Vilouta-Romero M, Doval-Conde JL. Roturas uterinas completas. Ginecol Obstet Mex. 2013;81:716-26.
10. Petrone P, Jiménez-Morillas P, Axelrad A, Marini CP. Traumatic injuries to the pregnant patient: a critical literature review. European journal of trauma and emergency surgery. 2017:1 AS, Zabbo CP. Trauma in pregnancy. Emergency medicine clinics of North America. 2012 Nov 30;30(4):937-48.

Trauma por Queimadura

16

Nádia Nogueira Gomes
Marcelo Lima Gonzaga
Vinícius Torres Bezerra
Alice Albuquerque Figueiredo
Allan Ferreira Dantas

Paciente, 43 anos, funcionária de uma padaria, foi resgatada em seu local de trabalho, que estava em chamas, em virtude de um vazamento de gás que causou explosão. Ela está consciente, mas agitada. Há chamuscamento dos cílios e das vibrissas nasais, além de queimaduras na cabeça, no membro superior direito e no tórax. Quais as condutas iniciais a serem tomadas? Qual o prognóstico da paciente?

INTRODUÇÃO

Queimaduras são um sério problema mundial de saúde pública. Estima-se que 195 mil mortes ocorrem a cada ano por essa injúria. Mais de 95% das queimaduras fatais ocorrem em países de renda baixa e média. Mortes por queimaduras envolvendo fogo estão entre as 15 principais causas de crianças e adultos jovens.

Nesse contexto, entre as várias faixas etárias, as crianças menores de 5 anos e os idosos acima de 70 anos têm as maiores taxas de mortalidade, e milhões sobrevivem com limitações ou sequelas estéticas, tendo como consequência, muitas vezes, o estigma e a rejeição.

As taxas de mortalidade relacionadas com o fogo apresentam-se especialmente altas no Sudeste da Ásia (11,6 mortes/100 mil habitantes/ano), no Mediterrâneo Oriental (6,4 mortes/100 mil habitantes/ano) e na África (6,1 mortes/100 mil habitantes/ano) e, expressivamente, mais baixas em países de alta renda, correspondendo, em média, a apenas uma morte a cada 100 mil habitantes/ano.

No Brasil, diversos estudos apontam os adultos do sexo masculino como os mais acometidos pelas queimaduras, ocasionando, muitas vezes, o absenteísmo ocupacional. Nessa perspectiva, no sexo masculino, o álcool é a principal fonte de acidentes, na maioria das faixas etárias, exceto em crianças entre 0 e 4 anos, que são mais acometidas por queimaduras por escaldadura, sendo a cozinha o principal local de acidente. Em alguns estudos, as crianças representam a metade da casuística. Os idosos correspondem a 10% dos casos, sendo importante salientar que esses dois grupos são os que apresentam maior mortalidade, porém os idosos são os que apresentam a mais alta taxa de mortalidade relativa.

Um estudo feito em Fortaleza, Ceará, traçou o perfil dos pacientes idosos vítimas de queimaduras internados no Centro de Tratamento de Queimados do Instituto Doutor José Frota, no período de 2004 a 2008, e identificou que predominam indivíduos do sexo masculino, procedentes de cidades interioranas cearenses, tendo o fogo como principal agente causal e predominância para as queimaduras de 2° grau, sendo evidenciada taxa de 30% de superfície corporal queimada e 41,8% de mortalidade.

MECANISMOS FISIOPATOLÓGICOS

Em um modelo de estimativa de mortalidade por queimaduras, a lesão inalatória, juntamente com idade superior a 60 anos e superfície corporal queimada superior a 40%, é fator independente de mortalidade. Na presença de apenas um desses fatores, a mortalidade é de 3%, subindo para 33% e 90%, respectivamente, quando dois ou os três fatores estão presentes.

Durante um incêndio em atividade, tipicamente, a concentração de oxigênio cai para 10 a 15%, ponto no qual o óbito por asfixia ocorre. Entre 60 e 80% dos óbitos ocorridos na cena de um incêndio são atribuídos à inalação de fumaça.

A inalação de produtos da combustão, incluindo partículas de carbono e fumaças tóxicas (fumo), deve ser prontamente diagnosticada, pois dobra a mortalidade de doentes queimados.

A fisiopatologia envolve o acúmulo de partículas de fumaça nos bronquíolos distais, levando à lesão e consequente morte das células da mucosa brônquica. Desse modo, o acometimento das vias aéreas leva ao aumento da resposta inflamatória que, por sua vez, aumenta a permeabilidade capilar, alterando a difusão de oxigênio. As células necrosadas tendem a obstruir a via aérea. Portanto, obstrução das vias aéreas e diminuição da capacidade de combater infecções levam ao aumento do risco de pneumonia.

Conclui-se, então, que a injúria inalatória é a principal determinante da mortalidade em pacientes grandes queimados, especialmente quando associada ao desenvolvimento de pneumonia.

CLASSIFICAÇÃO

Os fatores que aumentam o risco de obstrução da via aérea são a profundidade e a extensão das queimaduras maiores, queimaduras na cabeça e na face, lesões inalatórias e queimaduras no interior da boca.

Como classificar as queimaduras?

As queimaduras são classificadas em três tipos principais (veja **Quadro 16.1**):

QUADRO 16.1. PRINCIPAIS TIPOS DE QUEIMADURAS

Queimaduras de 1º grau (Figura 16.1)

- A mais superficial, acometendo apenas a derme.
- Não causam instabilidade hemodinâmica.
- Manifestam-se com eritema, calor, dor e ausência de bolhas.
- Um exemplo é a queimadura solar.

Queimaduras de 2º grau ou de espessura parcial (Figuras 16.2 e 16.3)

- Acometem epiderme e derme.
- Têm aparência vermelha ou mosqueada e presença de dor intensa, exsudação, edema e bolhas.
- Um exemplo é a queimadura por líquidos superaquecidos (escaldadura).

Queimaduras de 3º grau ou espessura total (Figura 16.4)

- Acometem toda a espessura da pele.
- A superfície é indolor, em virtude da profundidade da lesão, que atinge as terminações nervosas.
- Geralmente, são secas, podem ser vermelhas e não mudam de cor à compressão local. Há pouco edema no tecido queimado.
- A área periqueimadura pode apresentar edema significativo.
- Um exemplo são as queimaduras elétricas.

INVESTIGAÇÃO DIAGNÓSTICA

Como quantificar a superfície de área corporal atingida pela queimadura?

Para facilitar o cálculo da estimativa da área de superfície corporal atingida pela queimadura, pode-se usar a chamada "regra dos nove", na qual é atribuído a cada segmento corporal o valor nove (ou múltiplo dele), como porcentagem representativa. Em adultos

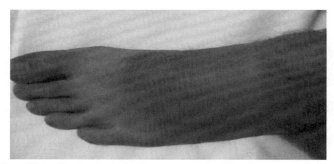

Figura 16.1 – *Queimadura de 1º grau: presença de eritema, sem bolhas. Fonte: Imagem gentilmente cedida pelo professor Edmar Maciel Lima Júnior.*

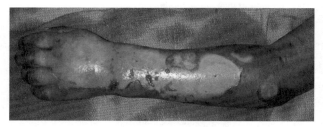

Figura 16.2 – *Queimadura de 2º grau (superficial): presença de eritema, edema e exsudação. Fonte: Imagem gentilmente cedida pelo professor Edmar Maciel Lima Júnior.*

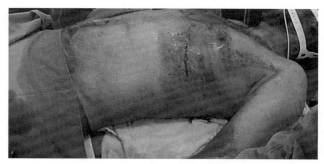

Figura 16.3 – *Queimadura de 2º grau (profunda): extensa, associada a dor intensa. Fonte: Imagem gentilmente cedida pelo professor Edmar Maciel Lima Júnior.*

CAPÍTULO 16 – Trauma por Queimadura

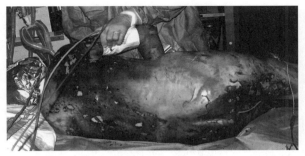

Figura 16.4 – *Queimadura 3º grau: acometimento de todas as camadas da pele, aparência seca, edema reduzido, com comprometimento sistêmico. Fonte: Imagem gentilmente cedida pelo professor Edmar Maciel Lima Júnior.*

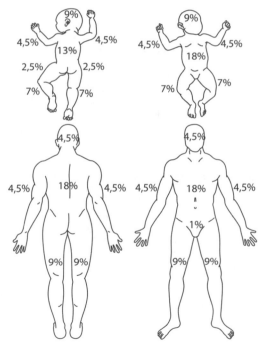

Figura 16.5 – *Regra dos nove: utilizada para indicar reposição volêmica e estimar gravidade da lesão.*

237

as porcentagens variam entre: toda cabeça e pescoço 9%; tronco anterior (peito e abdome) 18%; tronco posterior (costas e nádegas) 18%; membros superiores 9% (cada um, frente e costas); membros inferiores 18% (cada um, frente e costas); genitais 1%.

No que tange à utilização da regra para bebês, são atribuídos 18% à cabeça toda; 18% ao tronco anterior; 18% ao tronco posterior, sendo 13% para costas e 5% para as duas nádegas; 9% para cada membro superior completo (parte anterior e posterior); e 14% a cada membro inferior completo.

Pode-se ainda utilizar a "regra da palma da mão", que diz que, geralmente, a superfície palmar (incluindo os dedos) de um indivíduo representa 1% de sua superfície corporal. Assim pode ser estimada a extensão de uma queimadura calculando-se o "número de palmas".

Como classificar as lesões inalatórias?

As lesões por inalação de fumaça podem ser didaticamente classificadas em três tipos (**Tabela 16.1**).

TABELA 16.1. CLASSIFICAÇÃO DAS LESÕES INALATÓRIAS
▶ Acometimento de via aérea superior por lesão térmica de boca, orofaringe e laringe.
▶ Acometimento de via aérea inferior e parênquima, causado por materiais químicos e particulados oriundos da fumaça.
▶ Asfixia metabólica, por meio da qual alguns constituintes da fumaça impedem a entrega de oxigênio aos tecidos e/ou seu consumo pelos mesmos.

Quais são os indicadores clínicos de lesão por inalação?

Deve-se atentar para possíveis indicadores clínicos de lesão por inalação, pelo já citado fato de esse tipo de injúria ter forte correlação com a mortalidade. Segundo o *American College of Surgeons*, deve-se procurar identificar (**Tabela 16.2**).

CONDUTA TERAPÊUTICA

Segundo o *American College of Surgeons*, medidas salvadoras para doentes queimados incluem, principalmente, estabelecer o controle da via aérea, interromper o processo de queimadura e obter acessos venosos.

Deve-se remover os acessórios, como joias e toda a vestimenta, pois tecidos sintéticos podem agravar ainda mais a queimadu-

TABELA 16.2. INDICADORES CLÍNICOS DE LESÃO POR INALAÇÃO

- Queimaduras faciais e/ou cervicais
- Chamuscamento dos cílios e das vibrissas nasais
- Depósitos de carbono na boca e/ou nariz e expectoração carbonácea
- Alterações inflamatórias agudas na orofaringe, incluindo eritema
- Rouquidão
- História de confusão mental e/ou de confinamento no local do incêndio
- Explosão com queimaduras da cabeça e do tronco
- Níveis sanguíneos de carboxi-hemoglobina maiores que 10% se o paciente foi envolvido em um incêndio

ra, exceto tecidos aderentes. Além disso, deve-se lavar a superfície corporal com água corrente e cobrir o corpo com lençóis limpos, secos e quentes, sendo o "E" um ponto especial do ABCDE nas vítimas de queimaduras, que requer a proteção térmica do paciente com cobertores, de modo a evitar a hipotermia, pois ocorre perda de calor pelas feridas.

Na existência de queimaduras ocorridas em ambientes fechados, deve-se suspeitar de lesão por inalação e lesão cerebral anóxica, principalmente se houver uma associação com perda de consciência. Deve-se ainda investigar comorbidades e vacinação prévia contra o tétano.

Nesses pacientes, é necessário obter acesso venoso, preferencialmente periférico e calibroso, mesmo em área queimada, e somente na impossibilidade desta opção deve-se utilizar acesso venoso central.

O tratamento da lesão por inalação de fumaça é de suporte clínico. Um doente com alta probabilidade de lesão por inalação de fumaça associada a uma queimadura significativa deve ser intubado.

No que se refere à intubação em pacientes queimados, vale ressaltar que a succinilcolina tem sido associada à hipercalemia potencialmente letal e a arritmias, atribuídas à liberação de potássio durante a despolarização induzida pelo fármaco. Observa-se elevação média do potássio sérico em 0,5 mEq/L, que embora insignificante em pacientes hígidos e normocalêmicos, é potencialmente letal nos pacientes vítimas de queimaduras.

Dentre as opções de bloqueadores neuromusculares, o rocurônio é o bloqueador não despolarizante que exibe menor tempo de início de ação e sua contraindicação é o raro relato de alergia, sendo, assim, uma atrativa alternativa para a condição em questão.

Como realizar a reposição volêmica?

O *American College of Surgeons,* em sua mais recente edição, preconiza que o paciente queimado necessita de 2 mL de Ringer-lactato/kg de peso corporal/percentagem de área de superfície corporal (ASC) em queimaduras de 2º e 3º graus, nas primeiras 24 horas.

Contudo, a partir de 50% de área corporal queimada, esse percentil não sofre aumento na fórmula, pois estudos mostram que, nessa situação, há perda para o terceiro espaço. Com isso, o dano torna-se ainda maior, pois a distância entre a queimadura e os vasos que nutrem a epiderme é aumentada, intensificando o sofrimento tecidual.

Metade do volume total estimado deve ser administrada nas primeiras 8 horas após a queimadura. Por exemplo, um homem de 100 kg com 40% de ASC queimada necessita de $2 \times 40 \times 100 = 8.000$ mL em 24 horas. Metade, 4.000 mL, deve ser infundida nas primeiras 8 horas, a contar do momento da queimadura e não da entrada no hospital. Portanto, o doente deve receber 500 mL/hora. O restante deve ser administrado nas 16 horas seguintes. Caso a ASC fosse de 60%, o cálculo inicial seria $2 \times 50 \times 100$.

Após repor essa quantidade inicial, a oferta de volume deve ser ajustada com base no débito urinário de 1 mL/kg/h para crianças com menos de 30 kg e de 0,5 mL/kg/h para adultos.

Analgésicos e sedativos

O paciente com extensas queimaduras pode estar ansioso e agitado em razão da hipoxemia ou a hipovolemia, até mais do que da dor. Em consequência disso, pode haver uma melhor resposta ao oxigênio ou à administração de líquidos do que ao uso de analgésicos, narcóticos ou sedativos, que podem mascarar os sinais de hipoxemia ou hipovolemia.

Os narcóticos, analgésicos e sedativos devem ser administrados em doses pequenas e frequentes e apenas por via endovenosa. Vale ressaltar que o simples ato de cobrir a queimadura já traz alívio da dor.

Cuidados com a ferida

As queimaduras de espessura parcial (2º grau) provocam muita dor ao paciente quando o ar passa sobre a superfície queimada. A cobertura da área queimada com um pano limpo diminui o contato com o ar corrente e alivia a dor. É importante lembrar que bolhas não devem ser rompidas e agentes antissépticos não devem ser aplicados.

Atenção para o uso de compressas frias, pois podem causar hipotermia. A água fria não deve ser utilizada em pacientes com queimaduras extensas, ou seja, mais de 10% da ASC.

Quando usar antibióticos?

Não se deve fazer uso de antibióticos na fase inicial do tratamento das queimaduras, podendo ser reservado para o tratamento posterior de infecções secundárias, quando diagnosticadas, e só após a estabilização do paciente.

Quando transferir para centro de referência?

O *American College of Surgeons* preconiza que devem ser transferidos a um centro de referência os pacientes que se encaixarem em quaisquer das situações a seguir (**Tabela 16.3**).

PROGNÓSTICO E COMPLICAÇÕES

Sendo a lesão inalatória uma das mais comuns nos traumas térmicos, vale ressaltar que a gravidade da injúria está associada a maiores tempos de ventilação mecânica, internação em UTI e hospitalização, em pacientes grandes queimados, além de piora da oxigenação ao longo dos dias de internação.

O tempo médio de ventilação mecânica é cerca de 11 dias e o tempo médio de internação em unidade de terapia intensiva, de 20 dias. Além disso, é possível que os pacientes apresentem insuficiência renal aguda, necessitando de terapia de substituição renal.

Outros tipos de lesões térmicas

As queimaduras podem acontecer por outros agentes como a exposição a substâncias químicas. As alcalinas produzem lesões mais graves por penetrarem mais profundamente do que as provocadas pelos ácidos. As lesões derivadas de produtos do petró-

TABELA 16.3. CRITÉRIOS PARA TRANSFERÊNCIA

▌ Queimaduras de espessura parcial (2º) e espessura total (3º) comprometendo mais que 10% da ASC em qualquer doente.

▌ Queimaduras de espessura parcial e total (2º e 3º) atingindo face, olhos, ouvidos, mãos, pés, genitália, períneo ou comprometendo a pele sobre as principais articulações.

▌ Queimaduras de espessura total (3º) em qualquer extensão, em qualquer idade.

▌ Queimaduras elétricas mais graves, incluindo lesões por raios (que podem ocasionar a lesão de quantidade importante de tecidos profundos e resultar em insuficiência renal aguda e outras complicações).

▌ Queimaduras químicas importantes.

▌ Lesões por inalação.

▌ Queimaduras em doentes com doenças prévias que podem complicar o atendimento, prolongar a recuperação ou elevar a mortalidade.

▌ Pacientes queimados nos quais o trauma concomitante aumente o risco de morbidade ou mortalidade, podendo ser tratados inicialmente em um centro de trauma até que sejam estabilizados, antes de ser transferido para um centro de queimados.

▌ Crianças com queimaduras atendidas em hospitais sem pessoal qualificado ou sem equipamentos para seu cuidado devem ser transferidas para um centro de queimados dotado desses recursos.

▌ Queimaduras em pacientes que necessitarão de suporte especial, tanto do ponto de vista social como emocional, ou de reabilitação prolongada, incluindo suspeitas de negligência ou abuso de crianças.

leo são influenciadas pela duração, concentração e quantidade do agente químico, que deve ser removido lavando o paciente com água em grande quantidade. Caso as lesões atinjam os olhos, fazer irrigação contínua por 8 horas.

Além disso, citamos as queimaduras elétricas. O corpo pode servir como um condutor de energia elétrica, e o calor, por sua vez, produzir lesões térmicas nos tecidos. A rabdomiólise libera mioglobinas que podem levar à insuficiência renal aguda.

RESOLVENDO O CASO CLÍNICO...

A correta realização do ABCDE do trauma, em tempo hábil, é imprescindível no atendimento aos pacientes vítimas de lesões térmicas. A garantia de adequada via aérea é um dos itens da conduta que influenciarão diretamente na mortalidade desse perfil de vítimas.

Detalhando o ABCDE, vale lembrar que ele inclui a garantia das vias respiratórias (*airway*) com o controle da coluna cervical; respiração (*breathing*); circulação (*circulation*); avaliação do déficit neurológico; exposição com controle ambiental.

Devem ser feitos reposição volêmica, avaliação do tamanho e profundidade da queimadura, estabelecimento de um bom acesso intravenoso, oferta de analgesia, sondagem vesical e monitoramento de equilíbrio hídrico e coleta de amostras de sangue iniciais para a investigação (hemograma completo; ureia e concentração de eletrólitos; teste de coagulação; grupo sanguíneo, etc.)

Se houver lesões por inalação (no caso, o chamuscamento de cílios e de vibrissas nasais é um forte indicativo), deve-se solicitar radiografia torácica e gasometria arterial. Deve-se, em seguida, fazer os curativos. Após a conclusão do exame primário, uma pesquisa secundária deve avaliar a profundidade e superfície corporal queimada (SCQ), sendo importante refazer o exame inicial e excluir ou tratar lesões associadas.

Saber encaminhar, quando necessário, a um hospital de referência fará toda a diferença no prognóstico desses pacientes.

REFERÊNCIAS

1. Anseeuw K, Delvau N, Burillo-Putze G, et al. Cyanide poisoning by fire smoke inhalation: a European expert consensus. Eur J Emerg Med 2013; 20(1):2–9.
2. Antonio ACP, Castro PS, Freire LO. Lesão por inalação de fumaça em ambientes fechados: uma atualização. J Bras Pneumol. 2013;39(3):373-81.
3. American College of Surgeons Committee on Trauma. ATLS student course manual. 10 ed. Chicago: American College of Surgeons. 2018.
4. Azulay RD, Azulay DR, Azulay-Abulafia L. Dermatologia. 6 ed., rev. e atualizada. Rio de Janeiro: Guanabara Koogan; 2013.
5. Bartel TE, Saboia-Sturbelle IC, Bazzan J., Echevarría-Guanilo ME, Ceolin T. Análises dos registros dos atendimentos por queimaduras em uma unidade de urgência e emergência. Rev de enfermagem UFPE 2016; 10(7), 2345-2353.
6. Boniatti MOC, TH Rech, IC Wawrzenia. Injúria inalatória e evolução clínica de pacientes grandes queimados. Rev HCPA 2013.
7. Brasil. Ministério da Saúde. Secretaria de Atenção à Saúde. Departamento de Atenção Especializada. Cartilha para tratamento de emergência das queimaduras. Ministério da Saúde, Secretaria de Atenção à Saúde, Departamento de Atenção Especializada 2012; 1 (1) 1-20.
8. Cancio LC Airway management and smoke inhalation injury in the burn patient. Clin Plast Surg. 2009; 36:555 – 567.
9. Cruz BF, Cordovil PBL, Batista KNM. Perfil epidemiológico de pacientes que sofreram queimaduras no Brasil: revisão de literatura. Rev Bras Queimaduras. 2012;11(4):246-50.

SOS TRAUMA – MANUAL DE ATENDIMENTO AO POLITRAUMATIZADO

10. Custódio G et al. Catástrofe de Santa Maria: a experiência do Hospital de Clínicas de Porto Alegre. Revista HCPA. Porto Alegre (2013).

11. Neligan PC. Volume 4. Extremidade inferior, tronco e queimaduras. 3 ed. Rio de Janeiro: Elsevier; 2015.

12. Rodríguez Sánchez ME, Torres MC, Calo PH, Jiménez I. Uso de sugamadex no paciente queimado: estudo descritivo. Brazilian Journal of Anesthesiology 2015; 65 (4): 240-243.

13. Silva CSPR. Perfil epidemiológico, sinais e sintomas respiratórios de indivíduos que inalaram fumaça tóxica no incêndio da Boate Kiss, Santa Maria, RS, Brasil. Monografia [Especialização em reabilitação Físico-Motora]. Universidade Federal de Santa Maria; 2014.

14. Silva GPF, Olegario NBC, Pinheiro AMRS, Bastos VPD. Estudo epidemiológico dos pacientes idosos queimados no Centro de Tratamento de Queimados do Hospital Instituto Doutor José Frota do município de Fortaleza-CE, no período de 2004 a 2008. Rev Bras Queimaduras. 2010;9(1):7-10.

15. Silva AHG, Silva HRL, Trivellato IM, Romano J, Guimarães MF. Succinylcholine vs. rocuronium for rapid sequence induction. Rev Med Minas Gerais 2016; 26 (1): S82-S87.

16. World health organization (who). Violence and injury prevention. Burns. 2014. Acesso em: 26 mar 2017. Disponível em: http://www.who.int/violence_injury_preventio n/other_injury/burns/en/.

17
Ultrassom *Point-of-Care* no Trauma

Daniel Linhares Cardoso
Carlos Matheus Teles Ponte
Breno Douglas Dantas Oliveira

Paciente masculino, 38 anos, chega ao pronto-socorro às 2 horas da manhã, vítima de acidente automobilístico (colisão entre um carro e um poste). A vítima apresentava hálito etílico e múltiplos ferimentos em todo o corpo, não soube informar velocidade do veículo no momento do acidente. Nega perda de consciência, vômitos e amnésia. Ao exame físico, paciente hipocorado (2+/4+); pressão arterial (PA) de 110 x 60 mmHg; frequência cardíaca (FC) de 108 bpm; frequência respiratória (FR) de 22 irpm; escoriações em região frontoparietal esquerda.

Como a ultrassonografia poderia ajudar na avaliação desse paciente? Detalhe cada etapa do atendimento ao politraumatizado (A, B, C, D e E).

INTRODUÇÃO

Ultrassom (US) é uma importante ferramenta diagnóstica, principalmente por não ser invasiva e pela sua capacidade de representar imagens em tempo real, portabilidade e baixo custo. Hoje consiste em modalidade não mais exclusiva do radiologista, visto várias especialidades, como emergencistas, cirurgiões e clínicos, utilizarem-no como um adjunto do exame físico, tendo sido citada, inclusive, como "estetoscópio do século XXI".

O uso do US por outras áreas, por meio de exames breves e dirigidos, realizados à beira do leito para definir questões clínicas de modo eficaz, otimizando o cuidado ao paciente, foi denominado *point-of-care ultrasound* (POCUS). A realização desse exame requer compreensão dos conceitos básicos relacionados à ultrassonografia, além do conhecimento da anatomia e aquisição e interpretação das imagens.

POCUS demonstrou reduzir tempo de internamento e custos, além de aumentar a segurança de procedimentos e acurácia diagnóstica. Algumas instituições de ensino médico já incorporaram essa modalidade a seus currículos.

No trauma, o US começou a ser utilizado na década de 1970 na Europa e adotado na América do Norte apenas na década de 1990, quando o acrônimo FAST significava *focused abdominal sonography for trauma*. Com a expansão de tal modalidade, o termo foi substituído por outro com maior abrangência: *focused assessment with sonography for trauma*, o qual permanece até hoje. Atualmente, o FAST é importante ferramenta de *screening* em centros de trauma no mundo e está incluso no ATLS (*Advanced Trauma Life Support*) para avaliação, principalmente, de pacientes hipotensos vítimas de trauma.

Até 50% dos pacientes vítimas de trauma abdominal grave ou politraumatizados têm o exame físico inicialmente normal ou não estão conscientes a ponto de prover exame físico confiável, o que torna a utilização de outras ferramentas diagnósticas, como o FAST, ideais.

Neste capítulo, começaremos abordando os conceitos e princípios básicos da ultrassonografia (USG ou US) e da sua utilização. Então, abordaremos a investigação detalhada de cada passo do atendimento ao paciente politraumatizado guiada pelo US.

FÍSICA FUNDAMENTAL

Para realmente se compreender o manejo e a interpretação do US, deve-se ter uma noção básica de sua física, então a leitura a seguir é importante para o melhor entendimento do capítulo. Para se familiarizar com os princípios básicos desse recurso, alguns tópicos a seguir precisam ser respondidos.

O QUE É UM ULTRASSOM?

O som é um tipo de energia em formato de ondas sonoras e produzidas por meios vibratórios (p. ex.: corda de violão e corda vocal), cuja faixa audível para o ser humano varia entre 20 Hertz e 20.000 Hertz (20 Quilohertz). Os sons têm diversas propriedades, que podem variar. Aqueles cuja frequência supera os 20.000 Hertz são chamados de ultrassons, que, apesar de não serem audíveis, são utilizados na medicina como ferramenta clínica principalmente em frequências que variam entre 2 e 10 Megahertz (MHz). O ultrassom na medicina funciona como uma espécie de SONAR que, em vez de analisar as profundezas do oceano, estuda o organismo, apresentando peculiaridades importantes para a prática médica (**Tabela 17.1**).

CAPÍTULO 17 – Ultrassom *Point-of-Care* no Trauma

TABELA 17.1. CARACTERÍSTICAS DA ULTRASSONOGRAFIA

Vantagens	Limitações
Imagem em tempo real	Difícil avaliação em pacientes obesos
Avalia diversos planos	Impedância à transmissão das ondas sonoras
Portátil	Campo visual restrito
Não utiliza radiação ionizante	Operador dependente
Baixo custo	Menor reprodutibilidade do exame se comparado à TC
Avalia partes moles	
Seguro, não invasivo	

TC: tomografia computadorizada.

Além do estudo do organismo, o US permite também guiar procedimentos de intervenção, associando-se a menores índices de complicações. Podem ser citados alguns procedimentos, como paracentese, toracocentese, pericardiocentese, acessos vasculares, intubação orotraqueal, biópsias, amniocentese, drenagem de abcessos, aspiração de corpo estranho, entre outros.

QUAIS SÃO AS PROPRIEDADES E OS FENÔMENOS SONOROS?

Observe a **Tabela 17.2.**

TABELA 17.2. PROPRIEDADES E FENÔMENO SONOROS

Ciclo de onda	Onda completa. Um pico mais um vale.
Comprimento de onda	Tamanho de um ciclo da onda.
Frequência	Número de ciclos por unidade de tempo, medida em Hertz.
Velocidade	Propriedade diretamente proporcional ao comprimento de onda e a frequência. A velocidade do som depende do meio em que ele percorre. Em sólidos e líquidos, a velocidade de propagação é maior que no ar.
Amplitude	Altura da onda, relaciona-se com a intensidade.

Continua

Continuação

TABELA 17.2. PROPRIEDADES E FENÔMENO SONOROS	
Reflexão	Quando a onda colide com determinado meio e retorna para o instrumento emissor.
Impedância acústica	É a dificuldade encontrada pelo som ao atravessar um meio (densidade do tecido × velocidade do som no tecido).
Decibéis	Unidade de medida que avalia a diferença entre dois sons. No equipamento de ultrassom, analisa-se a diferença de intensidade entre o som emitido e o captado, sendo importante para a caracterização da imagem a ser projetada.
Dispersão ou espalhamento	Dispersão dos feixes devido às características ou tamanho da superfície refletora.
Absorção	Transformação de energia sonora em calor com a passagem das ondas através dos tecidos.
Atenuação	Diminuição da intensidade dos feixes sonoros resultante da perda de energia decorrente da absorção, refração e dispersão. Varia com a frequência da onda.

COMO A IMAGEM É FORMADA?

Os principais elementos de um ultrassom são os cristais localizados na extremidade do transdutor (*probe*). Tais cristais têm uma propriedade chamada de piezoelétrica, capaz de transformar energia elétrica em sonora através da vibração desse material. Os feixes sonoros produzidos precisam ir e voltar com boa qualidade, ou seja, sem grandes perdas de energia sonora, isso depende de quão bem as ondas são transmitidas ao longo dos tecidos (relaciona-se à impedância do meio) e da quantidade de ondas refletidas ao atingir um órgão-alvo, sendo necessário que a atenuação seja mínima.

EM RESUMO

▶ O computador envia o sinal elétrico para os cristais.

▶ Os cristais produzem ondas sonoras que percorrem o organismo.

▶ O sinal retorna ao material piezoelétrico que converte o som em energia elétrica.

▶ A energia será transformada em imagem e guardada no aparelho.

Os transdutores atuam, então, como produtores e captadores de ondas ultrassonográficas, podendo diferir em formato, tamanho, função e frequência. Atuam basicamente emitindo feixes de forma contínua ou em pulsos. A modalidade *Doppler* é utilizada quando o médico quer avaliar a velocidade de aproximação ou afastamento de uma superfície, como o sangue. Nesse caso, tais informações serão transformadas em cores ou sons, podendo indicar a direção ou movimento do fluxo sanguíneo quando utilizada a função de *Color Doppler* e indicar a magnitude do fluxo quando utilizada o *Power Doppler*.

Ao se analisar o formato dos transdutores, podemos destacar principalmente os lineares, convexos e setoriais, que podem diferir na frequência das ondas emitidas (**Figura 17.1**). Importante destacar que os instrumentos de mais alta frequência (> 5 MHz) emitem mais ciclos por segundo, recebendo mais informações por unidade de tempo, de modo que alta frequência promove alta qualidade de imagem, porém baixa penetrância (**Figura 17.2**). Como exemplo, os transdutores lineares (maior frequência) permitem uma excelente visualização de artérias, veias e pleura, tecidos mais superficiais, porém ocorre maior atenuação dos feixes ao percorrerem estruturas mais profundas. Em contraposição, a emissão de ondas com baixa frequência permite uma análise mais profunda do organismo, mas com pior resolução (**Tabela 17.3**).

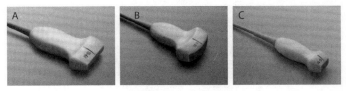

Figura 17.1 – *Modelos de transdutores (A: linear/B: convexo/C: setorial).*

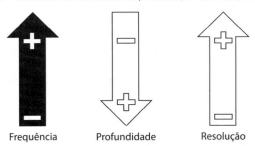

Figura 17.2 – *Ilustração relacionando frequência × profundidade × resolução dos transdutores.*

TABELA 17.3. CARACTERÍSTICAS RELACIONADAS AOS TRANSDUTORES

	Linear	Convexo	Setorial
Frequência	6 a 13 MHz	2 a 5 MHz	1 a 5 MHz
Imagem	Em quadrado	Em leque	Em leque
Função	Aplicações em avaliações: vascular, mama, pulmão, musculoesquelético, nervo e pequenas partes; Visualização de regiões mais superficiais.	Aplicações em avaliações: abdominal, musculoesquelético, nervo e obstetrícia; Visualização mais ampla dos órgãos internos; Pode apresentar diferentes tamanhos, a exemplo do probe microconvexo, que facilita a locação entre as costelas.	Aplicações em avaliações: abdominal, cardiologia, obstetrícia, orbital e transcraniano; Tem características semelhantes ao convexo, mas seu tamanho possibilita melhor visualização da janela cardíaca.

Fazendo uma analogia: transdutores são como lanternas, iluminam as regiões internas do organismo. Para analisar melhor as estruturas internas, aponta-se a "luz" em diferentes direções, ou seja, em diferentes cortes. O ultrassom, então, além de proporcionar uma imagem em tempo real, é utilizado para visualização de estruturas em diferentes faces. As imagens podem ser visualizadas no corte sagital, coronal, transversal (axial) ou oblíquo.

A experiência facilitará o manuseio do *probe*, visando analisar os diferentes planos. Antes disso, é importante saber como se portar diante de um paciente que será examinado: o avaliador deverá ficar à direita do paciente e segurar o transdutor como se fosse um lápis, deslizando-o ao longo da região a ser examinada com a ajuda do gel para ultrassom, necessário para aumentar a superfície de contato e impedir que haja ar entre os cristais e a pele do paciente.

Os transdutores podem apresentar uma marcação para orientar o correto posicionamento da "lanterna" na avaliação do paciente. Em alguns casos, utiliza-se o dedo suavemente sobre o *probe* para verificar onde há movimento na tela. Para a visualização dos seguintes planos, além de uma boa noção da anatomia, o *probe* pode ser manuseado do seguinte modo (**Figura 17.3**):

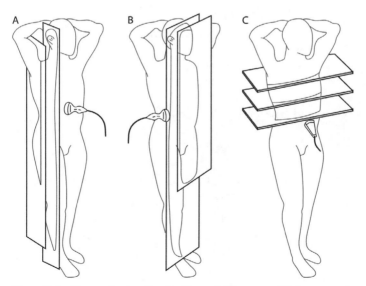

Figura 17.3 – *Planos de visualização (A: sagital/B: coronal/C: transversal).*

- ▶ Plano sagital (longitudinal): marca do transdutor deve apontar para a cabeça do paciente.
- ▶ Plano coronal: marca do transdutor deve apontar para a cabeça do paciente e estar lateralmente à estrutura analisada.
- ▶ Plano transversal (axial): marca do transdutor deve apontar para o lado direito do paciente.

COMO DESCREVER UMA IMAGEM?

Nas avaliações dos planos, a imagem projetada transita em uma escala de cinza, que, dito de maneira didática, varia entre uma imagem anecoica (sem eco), representada pelo preto, até uma imagem hiperecoica (com muito eco), vista em branco. Contudo, uma imagem mais escura nem sempre será dita anecoica, pois pode ser considerada hiperecoica às estruturas adjacentes mais escuras. A cor das estruturas variará de acordo com a intensidade e amplitude das ondas que retornaram (**Tabela 17.4**). Nesse espectro de cores, observamos os líquidos assumindo um aspecto anecoico (preto), enquanto fígado, baço e coração apresentam-se com vários tons de cinza. Já ossos, tendões, diafragma, pleura e pericárdio são estruturas hiperecoicas (brancas) (**Figura 17.4**).

O QUE SÃO ARTEFATOS?

Outros fenômenos importantes do ultrassom são os artefatos que podem confundir o avaliador. Eles podem ser divididos em:
- ▶ a) Imagem em espelho: ocorre quando a onda bate em uma interface altamente refletora, com alta impedância

TABELA 17.4. NOMENCLATURA UTILIZADA NO EXAME ULTRASSONOGRÁFICO

Termo	Definição
Ecogenicidade	Grau em que o tecido ecoa as ondas ultrassonográficas (grau de brilho)
Anecoico	Ausência de ecogenicidade (preto)
Isoecoico	Aparência similar aos tecidos adjacentes
Hipoecoico	Menos ecogênico que o tecido adjacente (mais escuro/preto)
Hiperecoico	Mais ecogênico que o tecido adjacente (mais brilho/branco)

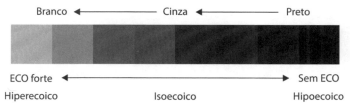

Figura 17.4 – *Graus de ecogenicidade.*

acústica, produzindo uma imagem dupla. Pode ocorrer na região próxima ao diafragma, que é altamente refletor. Pode também gerar duplicação da carótida e, em alguns casos, induzir iatrogenia por produzir uma imagem em espelho do ventrículo, mimetizando um hemopericárdio ou derrame pericárdico.

- b) Sombra acústica: ocorre quando há uma superfície altamente refletora que impossibilita a onda sonora de se aprofundar, formando região anecoica posterior à região hiperecoica. Ocorre, por exemplo, ao se visualizar um cálculo de vesícula biliar.
- c) Realce acústico: inverso da sombra acústica. Quando a onda viaja por um meio de baixa impedância e chega a regiões mais profundas com menor atenuação, sua energia forma uma imagem ou faixa hiperecoica, dando uma ideia errônea que as estruturas posteriores têm uma ecogenicidade maior do que deveriam. Ocorre, por exemplo, na região posterior à bexiga ou na presença de cistos.
- d) Reverberação: ocorre quando há duas superfícies altamente refletoras e paralelas, de modo que o feixe reverbere dentro dessas superfícies. Cada uma das reflexões volta em tempos diferentes, gerando artefatos em profundidades distintas. Isso ocorre na região abaixo do espaço pleural, em que as duas pleuras reverberam o sinal, formando linhas em diferentes profundidades.

QUAIS SÃO OS MODOS DE EXIBIÇÃO DA IMAGEM?

- Modo A (amplitude): a altura da onda é analisada de modo unidimensional, não sendo utilizado para a formação de imagens, como ocorre em outros modos.
- Modo B (brilho): a imagem é representada em 2D, em que a amplitude (altura ou força da onda) é representada pelo brilho. Na emergência é o modo mais utilizado.

SOS TRAUMA – MANUAL DE ATENDIMENTO AO POLITRAUMATIZADO

🔹 Modo M (movimento): a imagem é cortada em várias linhas que representam os tecidos refletores. Ele analisa a movimentação das superfícies, como no caso da superfície pleural.

🔹 Modo D (*Doppler*): utiliza-se a diferença da frequência das ondas emitidas e refletidas em uma superfície em movimento para analisar parâmetros de velocidade e direção, como no estudo de um vaso sanguíneo.

COMO OTIMIZAR A IMAGEM ULTRASSONOGRÁFICA?

Observe a **Tabela 17.5**

TABELA 17.5. BOTÕES IMPORTANTES PARA OTIMIZAÇÃO E MANUSEIO DA IMAGEM	
Zoom	Amplia determinado ponto da tela
Ganho	Ajuste do brilho
Ganho por tempo	Ajuste do ganho em profundidades diferentes
Freeze	Congela a imagem
Cineloop	Como em um pequeno vídeo, ao selecionar o *Freeze* em alguns aparelhos, se pode mover a *trackball* (bolinha no centro do teclado) para voltar a uma imagem anterior ou avançá-la
Depth	Ajusta a profundidade dentro do corpo humano para visualização de algum órgão ou tecido
Presetting	Ajuste automático para melhor visualização de uma imagem

AGORA, VAMOS À PRÁTICA!

Investigação

Na investigação diagnóstica do paciente politraumatizado, o uso do US pode auxiliar em cada etapa do atendimento proposta pelo ATLS (ABCDE). Logo a seguir serão descritas as técnicas e características desse método de imagem na abordagem específica ao paciente traumatizado.

A – VIAS AÉREAS *(Airway)*

A USG no manejo das vias aéreas tem crescido e se transformado em um instrumento de grande auxílio, principalmente para os médicos que lidam com pacientes de alto risco, como os politraumatizados. Nesses casos, a presença de sangramentos, fraturas ou edema por inalação de fumaça dificulta a passagem do tubo endotraqueal e sua confirmação por meio da visualização direta, considerada ideal por muitos. A ausculta pulmonar é considerada passo de rotina para identificar o posicionamento correto do tubo endotraqueal, contudo é necessário se atentar a erros, pois experiências clínicas já evidenciaram falhas diagnósticas, uma vez que é possível se auscultarem sons pulmonares falsos mimetizados pela passagem soprosa do ar no esôfago em uma intubação esofágica. Em casos de broncoespasmo e doenças pulmonares intersticiais, a ausculta também pode ser prejudicada.

O US se torna, então, um importante meio de auxílio para a confirmação da IOT, por meio do acompanhamento em tempo real durante o procedimento, além de apresentar uma alta sensibilidade para detectar intubações esofágicas. Essas características dão informações rápidas e precisas de falhas que podem piorar as funções vitais de um paciente que já se encontra comprometido. O instrumento também pode orientar o médico durante a intubação de um paciente em parada cardiorrespiratória, evitando que as compressões cardíacas de alta qualidade sejam interrompidas durante a definição de uma via aérea definitiva.

Estudos analisando o uso do ultrassom na IOT constataram que o posicionamento correto do tubo endotraqueal foi confirmado em menos de 5 segundos em mais de 80% dos casos. Já outros estudos evidenciaram um tempo médio entre 5 e 45 segundos. Esses dados sugerem maior eficiência da avaliação por US quando comparada à capnografia, padrão-ouro pelo ACLS, principalmente nos casos de PCR, quando este último método tem seus dados comprometidos.

Na análise da imagem ecográfica, alguns sinais são essenciais para o diagnóstico correto de uma intubação traqueal ou esofágica. Na intubação traqueal (**Figura 17.5**), deve-se identificar o aparecimento do "sinal da cauda de cometa", uma "sombra" hiperecoica que se aprofunda no lúmen traqueal no momento da intubação (em tempo real) ou pós-procedimento. Também será vista apenas uma interface ar-mucosa representada pela traqueia, pois o esôfago, localizado posterolateralmente, estará vazio não expondo uma segunda transição ar-mucosa. Na intubação esofágica (**Figura 17.6**), há o surgimento do "sinal da dupla traqueia", que poderá se apresentar com um círculo anecoico no esôfago. Atentar para a possibilidade de outras condições patológicas (p. ex., um nódulo tireoidiano calcificado), que pode simular esse sinal.

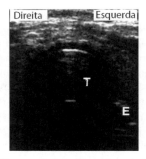

Figura 17.5 – *Intubação traqueal confirmada pela identificação de apenas uma interface ar-mucosa ("sinal da cauda de cometa"). T: traqueia; E: esôfago.*

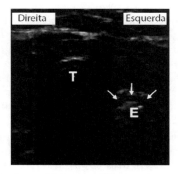

Figura 17.6 – *Intubação esofágica identificada pela presença do "sinal da dupla traqueia". T: traqueia; E: esôfago.*

A USG traqueal, contudo, não excluirá a presença de intubação seletiva. Para ajudar nessa análise, o uso do US pulmonar visualizará a movimentação do pulmão a partir da detecção do sinal do deslizamento pleural ou *lung sliding* (ver descrição de US pulmonar no item seguinte) que, se presente bilateralmente, além de corroborar a exclusão de uma intubação esofágica, afastará a possibilidade de uma ventilação seletiva.

Técnica para avaliação da confirmação de intubação traqueal

- 1. Utilizar, de preferência, um *probe* de alta frequência (> 5 MHz).
- 2. Ajustar o transdutor inicialmente na região medial do pescoço, podendo ser posicionado transversalmente entre a membrana cricoide e o manúbrio esternal. O transdutor também pode ser utilizado longitudinalmente.

3. Ajustar a profundidade (*Depth*), se necessário, para visualização de todo o lúmen traqueal. O ganho pode estar inadequado e gerar artefatos de reverberação, dificultando confirmação do tubo.

4. Tente visualizar o tubo endotraqueal logo abaixo da parede da traqueia.

5. Busque identificar o "sinal da dupla traqueia". Caso o esôfago esteja vazio, isso afastará a intubação esofágica, corroborando com a endotraqueal.

6. Realize o ultrassom pulmonar para verificar a presença de deslizamento pleural bilateralmente. Para melhor visualização, o Modo M poderá ser utilizado. Se o *lung sliding* estiver presente bilateralmente, confirmar-se-á a intubação traqueal e excluirá intubação seletiva.

B – RESPIRAÇÃO *(Breathing)*

Ultrassonografia torácica

A avaliação do tórax por meio da USG pode ser resumida no protocolo Estendido do *Focused Assessment with Sonography for Trauma* (EFAST) que adiciona a investigação do pneumotórax e hemotórax à exploração abdominal e pericárdica. A avaliação pelo ultrassom traz grandes benefícios na análise dessas lesões potencialmente letais.

Antes de entender a técnica para identificar tais patologias, deve-se ter o conhecimento da imagem ultrassonográfica fisiológica pulmonar. Logo a seguir, as referências mais importantes na imagem ao se utilizar o Modo B:

- Arcos costais: aparecem na imagem superficialmente, mais próximo ao *probe* e, por terem alta impedância acústica, geram um artefato de sombra por trás da costela, local onde a "lanterna" (transdutor) não conseguiu visualizar. Na tela, duas costelas serão visualizadas juntamente com suas sombras acústicas, formando o sinal da "asa de morcego", denominação feita pela grosseira semelhança com um morcego de asas abertas (**Figura 17.7**).

- Pleura visceral e parietal: apresentar-se-ão como uma interface entre os dois arcos costais, mais superficialmente, como uma linha hiperecoica, sendo a identificação dessas estabelecida como linha pleural (**Figura 17.8**).

- Artefatos: as *Linhas A* são produzidas pela reverberação dos ecos entre as pleuras que geram linhas paralelas em diferentes profundidades. Quando normais, apresentam-se

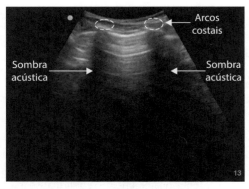

Figura 17.7 – Imagem em "asa de morcego".

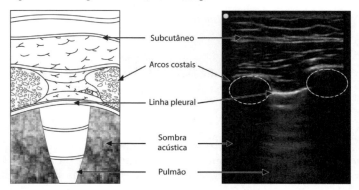

Figura 17.8. À esquerda, uma representação esquemática evidenciando as principais estruturas ao estudo ultrassonográfico pulmonar. À direita, a correspondência com uma imagem real.

simetricamente espaçadas e acompanhadas pelo deslizamento pleural, contudo podem indicar pneumotórax com sensibilidade e especificidade de 95% e 94%, respectivamente se o deslizamento pleural estiver ausente. Outro artefato importante é a *Linha B* ou artefato em "cauda de cometa", formado pela pleura visceral, também podendo ser visualizada quando há bolhas subpleurais (*blebs*) ou líquido aprisionado (espessamento dos septos interlobulares), por exemplo (**Figura 17.9**). Tal artefato desaparece na presença de ar na cavidade pleural (pneumotórax) pelo distanciamento da pleura visceral, logo a presença de *Linhas B* afasta o diagnóstico dessa patologia (**Tabela 17.6**). Quando

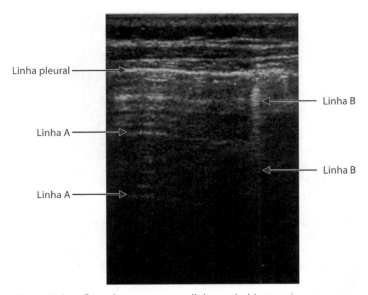

Figura 17.9. – *Superiormente, uma linha mais hiperecoica representa a junção da pleura visceral e parietal (linha pleural), enquanto as inferiores mostram as linhas A. À direita, identificamos uma linha B. Fonte: Imagem gentilmente cedida por John R. Richards e John P. McGahan.*

TABELA 17.6. CARACTERÍSTICAS DAS LINHAS ARTEFATUAIS DA ULTRASSONOGRAFIA PULMONAR	
Artefato	Características
Linha A	• Linha paralela à pleura • Traços horizontais fixos e hiperecoicos • Quando espaçadas igualmente sugerem normalidade pulmonar
Linha B	• Linha perpendicular à pleura • Inicia-se na linha pleural • Move-se junto com o pulmão • Apagam a Linha A • Quando em número de até 3 no espaço intercostal sugere normalidade pulmonar

numerosas (acima de três) e mais alongadas, podem indicar consolidação ou edema pulmonar, o que é representado pelo sinal conhecido como *Lung Rockets* (**Figura 17.10**).

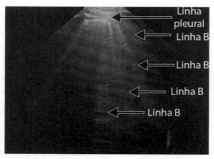

Figura 17.10 – *Numerosas linhas B em paciente com edema pulmonar.*

O aspecto da imagem mais importante é o "sinal do deslizamento pleural" (*lung sliding*), que, no modo bidimensional, é a imagem dinâmica (movimentação), entre as pleuras, conforme a respiração do paciente e que está associado à normalidade. Ou seja, as pleuras visceral e parietal estão justapostas e funcionalmente adequadas. No modo M, o deslizamento pleural está representado pelo "sinal da praia" (o mar tocando a areia) (**Figura 17.11**).

A ausência do deslizamento pode representar duas situações: (a) impedimento da aposição entre as pleuras (pneumotórax, derrame pleural ou atelectasia); ou (b) impedimento de deslizamento entre as pleuras, apesar de estarem justapostas (inflamação ou fibrose). A presença de deslizamento pleural afasta pneumotórax

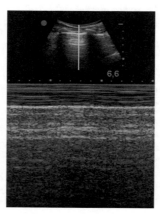

Figura 17.11 – *"Sinal da praia". Em modo M, visualiza-se uma região de aspecto granulado (areia) sendo "tocada" pelas ondas do mar que estão acima da areia (movimento pleural em tempo real).*

no ponto onde o transdutor está sendo colocado. Portanto, se presente em toda superfície torácica, pode-se descartar o diagnóstico de pneumotórax. A presença de intubação esofágica ou seletiva e enfisema subcutâneo podem prejudicar a análise.

Quando ocorre um movimento pleural súbito, sincronizado com as batidas cardíacas, tem-se a denominação "pulso pulmonar" (*lung pulse*). Esse sinal é mais bem visualizado nas regiões próximas ao coração. Quando presente, exclui o pneumotórax e, quando observado junto a um deslizamento pleural negativo, indica atelectasia.

Pneumotórax

O diagnóstico de pneumotórax pode ser feito de forma clínica quando ele apresenta característica hipertensiva. Contudo, em certos pacientes, quando pequenos ou médios, pode se apresentar sem clínica evidente, sendo tal lesão não diagnosticada em mais de 75% dos traumas contusos em que foi utilizado o exame físico junto com a radiografia de tórax. O ultrassom pulmonar, por meio do protocolo EFAST, por sua vez, mostrou maior sensibilidade do que a radiografia de tórax em decúbito, tendo alguns estudos apontando que o US consegue detectar de 92 a 100% dos casos de pneumotórax.

O achado ultrassonográfico compatível com pneumotórax é descrito como "ponto pulmonar" (*lung point*) e é representado no modo bidimensional por regiões com deslizamento pleural ou com linhas B, alternando-se com regiões sem deslizamento ou com aparecimento exclusivo de linha A, em uma localização específica do tórax. No modo M, o "ponto pulmonar" é observado na transição entre o "sinal da praia" (pulmão normal) e o "sinal do código de barras" ou "sinal da estratosfera" (pneumotórax). A presença do "ponto pulmonar" tem especificidade de 100% para pneumotórax (**Figura 17.12**).

Técnica para avaliação ultrassonográfica pulmonar

- ▶ 1. Utilizar, de preferência, um *probe* de alta frequência (> 5 MHz) – transdutor linear.
- ▶ 2. Posicioná-lo no 2º ou 3º espaço intercostal (EIC), na linha hemiclavicular. A orientação do equipamento deve ser sagital, ou seja, perpendicular aos arcos costais. Realizar a avaliação com o transdutor em outros EIC e bilateralmente (**Figura 17.13**).
- ▶ 3. Busque o **deslizamento pleural** (*lung sliding*) (**Figura 17.14**).

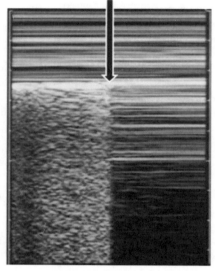

Figura 17.12 – *Imagem ultrassonográfica pulmonar no modo M compatível com pneumotórax, evidenciando-se o "ponto pulmonar" caracterizado pela transição entre o "sinal da praia" (à esquerda) e o "sinal do código de barras" (à direita). Fonte: Imagem gentilmente cedida por John R. Richards e John P. McGahan.*

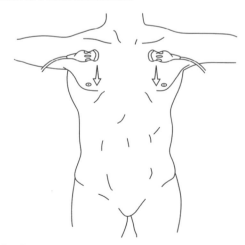

Figura 17.13 – *Posicionamento do* probe *na avaliação do pneumotórax.*

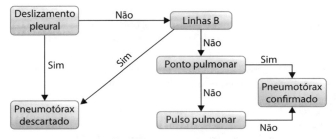

Figura 17.14 – *Fluxograma para investigação de pneumotórax por meio do US.*

- 4. Utilizando-se o **modo M**, o **deslizamento pleural** será visto por meio do **"sinal da praia"** e, por ser mais sensível na detecção de movimento pleural, pode ser importante na avaliação de idosos ou pacientes com pequena reserva pulmonar.
- 5. Analisar a presença de **linhas A e B** e interpretá-las.
- 6. Analise se há o **ponto pulmonar** (*lung point*), que indica a região entre o pulmão normal e a afecção, sendo importante para determinar a quantidade de ar no tórax e direcionar a decisão de uma toracocentese ou drenagem torácica. No modo M, esse sinal pode ser visto na transição entre o **"sinal da praia"** (pulmão normal) e o **"sinal do código de barras"** ou **"sinal da estratosfera"** (pneumotórax). Resultados falso-positivos podem aparecer em pacientes com enfisema bolhoso.

Hemotórax

O ultrassom pulmonar é capaz de detectar, a partir de 20 mL de líquido na cavidade pleural, volume inferior ao necessário para se identificar efusão pleural utilizando-se a radiografia. O ultrassom, portanto, mostra-se um bom método para avaliação sensível e precoce do hemotórax em casos de trauma, evitando que se retarde uma toracocentese ou drenagem torácica, quando necessárias.

Na busca por identificar o hemotórax, a janela utilizada será a mesma para avaliação do espaço hepatorrenal e esplenorrenal, atentando-se para a região da cúpula diafragmática, acima da linha hiperecoica que representa o diafragma e separa o tórax da cavidade abdominal.

A imagem normal apresentará uma linha curva hiperecoica em que a face côncava estará "abraçando" o fígado e rim ou baço e rim, enquanto a face convexa estará em contato com o pulmão, que se apresentará com uma ecogenicidade parecida com a do fígado devido ao artefato de imagem em espelho, que ocorre pela alta refratariedade do diafragma e pelo seu formato curvilíneo (**Figuras 17.15 e 17.16**). Em um pulmão normal, distorções intermitentes podem ocorrer durante a inspiração, isso é chamado de "sinal da cortina".

Na presença de líquido na cavidade torácica, o pulmão poderá ser visto flutuando em uma região anecoica acima do diafragma. Nos derrames mais extensos, esse órgão pode apresentar uma hepatização, assumindo um aspecto sólido como o fígado devido à compressão pelo líquido (atelectasia) (**Figura 17.17**).

Técnica para detecção de efusão pleural/hemotórax

- 1. Utilize o *probe* de baixa frequência (3 a 5 MHz).
- 2. No hemitórax direito: posicione o transdutor entre a linha axilar anterior e a média progredindo o equipamento do 8º

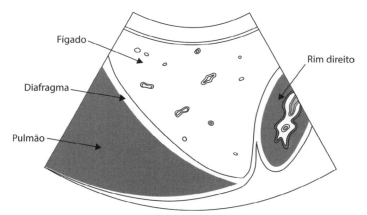

Figura 17.15 – *Representação esquemática da anatomia.*

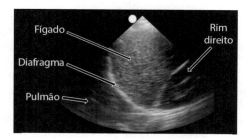

Figura 17.16 – *Representação ultrassonográfica da anatomia.*

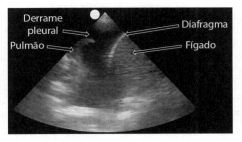

Figura 17.17 – *Derrame pleural.*

ao 6º espaço intercostal, buscando a melhor visualização das estruturas. A marcação do transdutor deve estar apontando para a cabeça do paciente.

- 3. No hemitórax esquerdo: posicione o transdutor na linha axilar posterior progredindo do 8º ao 7º espaço intercostal. A marcação apontando para a cabeça do paciente.
- 4. Observe a região esquerda da tela logo após a linha hiperecoica (face convexa) que representa o diafragma. Caso haja uma região anecoica entre diafragma e pulmão, há líquido na cavidade pleural e o hemotórax traumático poderá ser confirmado.

Fratura de esterno e de arcos costais

Apesar de não fazer parte do EFAST, a fratura de esterno também pode ser identificada a partir do ultrassom, assim como fraturas de arcos costais. Sua sensibilidade e especificidade são altas, superando a radiografia. Seu uso evita o decúbito lateral utilizado na avaliação radiográfica e que é inadequado na prática da emergência (**Figura 17.18**).

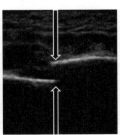

Figura 17.18 – *Setas apontando para as duas extremidades de uma fratura de esterno deslocada. Fonte: Imagem gentilmente cedida por Shadi Lahham.*

Técnica para avaliação do esterno

▶ 1. Utilize um *probe* de alta frequência (> 5 MHz).

▶ 2. Posicione o transdutor na região superior do manúbrio em orientação sagital e progrida em direção ao apêndice xifoide. Posteriormente, avalie na posição longitudinal.

▶ 3. Busque identificar se há ou não continuidade da linha hiperecoica que representa o reflexo cortical. Se a linha for descontínua, há fratura esternal. Tal padrão de imagem pode ser visto também na fratura de costela.

C – CIRCULAÇÃO *(Circulation)*

FAST

O FAST é um protocolo que surgiu como uma ferramenta de triagem para pacientes vítima de trauma, diminuindo o tempo para conduta adequada, custos e tempo de internação. Apresenta sensibilidade entre 69 e 98% para detecção de líquido livre e especificidade de 94 e 100%. Para detecção de lesão de órgãos sólidos, a sensibilidade gira em torno de 60%, enquanto a especificidade se assemelha àquela para detecção de líquido livre. Exames seriados podem aumentar a sensibilidade média para mais de 90%.

Líquido livre intraperitoneal é anecoico. Sangue intraparenquimatoso ou coagulado pode ser mais heterogêneo e ecogênico. Às vezes, o tecido adiposo perirrenal pode ser confundido com líquido livre ou hematoma subcapsular. A avaliação de ambos os rins pode ajudar nessa diferenciação.

Reposição de volume rigorosa pode resultar em FAST falso-positivo por transudação de fluido do meio intravascular para o intraperitoneal. A detecção de líquido livre normalmente está associada a hemoperitônio, podendo também representar outros fluidos que possam estar relacionados com a estrutura lesada, como urina, bile ou conteúdo entérico.

O FAST apresenta importantes limitações, entre elas a baixa acurácia na detecção de líquido livre em fases precoces da lesão, quando não há líquido suficiente na cavidade, podendo levar a resultado falso-negativo. Além disso, a detecção de lesões entéricas, mesentéricas, diafragmáticas ou retroperitoneais podem ser difíceis de visualizar.

Esse protocolo, quando realizado de modo eficaz, pode ser bastante benéfico, visto que, ao se apresentar positivo em associação à instabilidade hemodinâmica do paciente, justifica a indicação cirúrgica.

O FAST consiste na avaliação de quatro janelas (4 P's), na seguinte sequência: **pericárdio**, **peri-hepática** (espaço de Morrison/hepatorrenal), **periesplênica** (esplenorrenal) e **pélvica** (retrovesical/fundo de saco de Douglas) (**Figura 17.19**). O seu objetivo é identificar se há fluido livre na cavidade abdominal e/ou pericárdica.

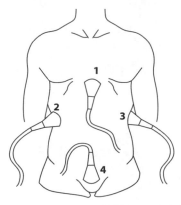

Figura 17.19 – *Janelas do Ultrassom FAST (1: pericárdio/2: peri-hepática/3: periesplênica/4: pélvica).*

Existem algumas razões para essa sequência de realização do FAST. Primeiramente, o pericárdio, pois o sangue lá circulante pode contribuir para configuração do ganho do aparelho de ultrassom. Em seguida, é realizada a análise do espaço hepatorrenal por ser o local onde o sangue mais comumente se acumula na cavidade abdominal e por ser de fácil avaliação (posição de Trendelenburg pode ajudar na localização de líquido livre nos espaços hepatorrenal e esplenorrenal).

Técnica do protocolo FAST

■ *Pericárdio (Figuras 17.20, 17.21 e 17.22)*

- 1. Posicione um *probe* convexo de 3,5 MHz inferior ao apêndice xifoide com o indicador apontando para direita e angulando em direção ao ombro esquerdo do paciente.
- 2. Garanta a visualização de todo o coração, incluindo a parte posterior do pericárdio (local onde derrame pericárdico normalmente se inicia). Isso pode ser feito com o aumento da profundidade (*depth*) do aparelho ou pedindo que o paciente respire profundamente.

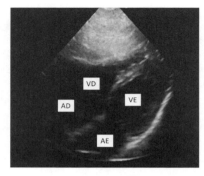

Figura 17.20. *Representação ultrassonográfica da janela pericárdica.*

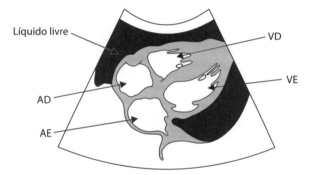

Figura 17.21 – *Representação esquemática da janela pericárdica com presença de derrame pericárdico.*

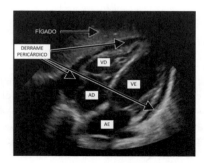

Figura 17.22. *Representação ultrassonográfica da janela pericárdica com presença de derrame pericárdico.*

> 3. Pode ser tentada também a visão paraesternal, colocando o *probe* entre o 2º e 4º espaços intercostais (EIC) à esquerda do esterno e com o indicador apontando para o ombro direito do paciente. Cistos pericárdicos, adiposidade e derrame prévio podem ser interpretados como hemopericárdio, gerando resultados falso-negativos.

■ *Hepatorrenal (Figuras 17.23, 17.24 e 17.25)*

> 1. Posicione o *probe* entre a linha axilar anterior e média direita e entre o 7º e 12º EIC.
> 2. Garanta a visualização completa do fígado e rim direito por pelo menos dois ciclos respiratórios completos, além do espaço entre eles. É importante que o diafragma também seja visualizado.

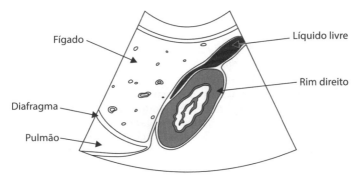

Figura 17.23 – *Representação esquemática da janela hepatorrenal com acúmulo de líquido livre.*

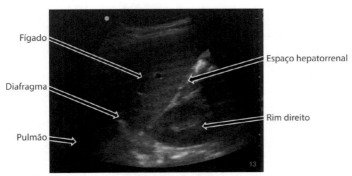

Figura 17.24 – *Representação ultrassonográfica da janela hepatorrenal.*

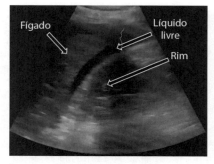

Figura 17.25 – *Representação ultrassonográfica da janela hepatorrenal com líquido livre.*

> 3. Visualize o lobo caudado do fígado, visto pequenas quantidades de líquido normalmente se acumularem nesse local e ser o local de maior sensibilidade.

■ *Esplenorrenal (Figura 17.26, 17.27 e 17.28)*

> 1. Posicione o *probe* na linha axilar posterior esquerda entre o 7º e 8º EIC.
> 2. Garanta a visualização completa do baço e rim esquerdo, além do espaço entre eles. Normalmente, o *probe* precisa ser colocado mais superior e mais posterior para boa visualização. Essa janela é considerada de difícil visualização pelas pequenas dimensões do baço em relação ao fígado e ao ar contido no estômago e alças intestinais podem obstruí-la. O rolamento do paciente para a direita pode facilitar a visua-

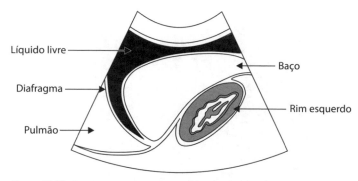

Figura 17.26. *Representação esquemática da janela esplenorrenal com acúmulo de líquido livre.*

CAPÍTULO 17 – Ultrassom *Point-of-Care* no Trauma

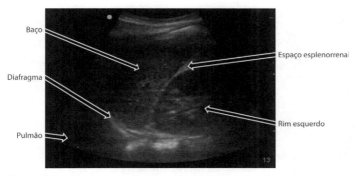

Figura 17.27 – *Representação ultrassonográfica da janela esplenorrenal.*

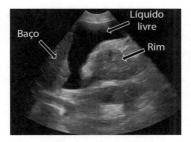

Figura 17.28. *Representação ultrassonográfica da janela esplenorrenal com líquido livre.*

lização dessa janela, pois o líquido pode ficar acumulado superiormente ao baço.

- 3. É importante a visualização do espaço entre diafragma e baço para evitar exame falso-negativo. A avaliação durante as incursões respiratórias pode facilitar.

■ *Retrovesical (Figura 17.29)*

- 1. Posicione o *probe* logo acima da sínfise púbica e comece a varredura em direção aos pés do paciente. A bexiga deve ser vista nas visões longitudinal e transversal.
- 2. Na mulher o líquido livre pode ser visto primeiramente posterior ao útero. Grandes quantidades de líquido podem se acumular posteriormente à bexiga. No homem, o líquido livre se acumulará no espaço retrovesical. Cistos ovarianos e vesículas seminais podem confundir o examinador e ter como consequência um exame falso-positivo.

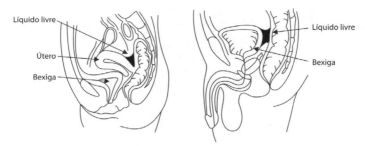

Figura 17.29. *Representação esquemática da anatomia pélvica feminina e masculina com acúmulo de líquido livre.*

> 3. Posição de Trendelenburg reversa pode melhorar a visualização dessa janela. Em mulheres de idade reprodutiva, até 50 mL de líquido pode ser fisiológico quando visto no fundo de saco. Quantidades maiores, especialmente no contexto de trauma, devem ser consideradas patológicas. Quando a bexiga está cheia, essa janela é mais facilmente avaliada.

■ *Trauma de órgãos sólidos*

Durante as primeiras horas após a lesão, coágulos podem ter ecogenicidade similar ao parênquima do órgão lesado. Lacerações esplênicas comumente apresentam padrão heterogêneo difuso e tendem a apresentar hipoecogenicidade em alguns dias após a lesão, enquanto discreta hiperecogenicidade é mais comum em lacerações hepáticas. Hematomas subcapsulares têm padrão variável.

■ *Trauma de alça e mesentério*

Detecção precoce de lesões de alça e mesentério pelo FAST é difícil, já que o volume da hemorragia e conteúdo extravasado normalmente não é extenso logo após a lesão. Alças íntegras contendo conteúdo entérico não devem ser confundidas com fluido intraperitoneal. Essa diferenciação pode ser feita por meio do padrão circular das alças, além do peristaltismo.

Além disso, pneumoperitônio consequente da lesão intestinal pode mimetizar alças intestinais contendo ar. Vale ressaltar que o ar apresenta comportamento dinâmico e varia em sua localização a depender da movimentação e posição do paciente. O US pode ter alta sensibilidade e especificidade para representar pneumoperitônio.

■ Trauma genitourinário

Trauma renal ocorre em até 10% dos traumas abdominais. Exame de imagem está indicado na avaliação de trauma geniturinário (GU) quando o paciente apresenta hematúria franca, hematúria associada com instabilidade hemodinâmica, lesão por desaceleração, suspeita de outras lesões pélvicas ou hematúria após trauma penetrante.

No geral, TC ainda é o exame padrão-ouro para identificar lesões do trato geniturinário (TGU) devido à baixa sensibilidade do US, apesar da alta especificidade. Imagem ultrassonográfica do TGU inclui os rins e bexiga. Ambos os órgãos devem ser visualizados por completo, tanto no eixo longitudinal quanto transversal. Deve-se ter em mente que o rim esquerdo é mais posterior e superior se comparado ao direito. Lesões renais de alto grau normalmente apresentam ecogenicidade mista com padrão heterogêneo e desorganizado. Hematomas vesicais frequentemente são hiperecogênicos.

■ Avaliação da veia cava e reposição volêmica

O US é uma ferramenta capaz de selecionar quais pacientes necessitarão de reposição volêmica e até que ponto respondem hemodinamicamente. A medida mais estudada para tal é a variação do diâmetro da veia cava inferior (VCI) de acordo com as diferentes etapas da respiração. Pacientes vítimas de trauma vêm se beneficiando desse método, principalmente aqueles que se encontram em choque hipovolêmico, principal causa de hipotensão nesses pacientes.

Técnica avaliação da VCI

▶ 1. Posiciona-se um *probe* curvilíneo logo abaixo do apêndice xifoide em orientação sagital e o paciente deve estar em decúbito dorsal (**Figura 17.30**).

▶ 2. Superiormente, a VCI entra no átrio direito pela junção cavoatrial. O diâmetro da VCI é medido 2 cm abaixo dessa junção.

▶ 3. Devem ser analisados os diâmetros inspiratório e expiratório para comparação.

Como supracitado, a interpretação da VCI pelo US se baseia no seu diâmetro, medido 2 cm abaixo da junção cavoatrial na visão parasagital (**Figuras 17.31** e **17.32**), e no grau de colabamento inspiratório em pacientes não intubados ou que não estejam rece-

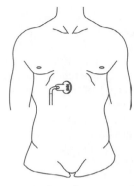

Figura 17.30 – *Posicionamento do probe para avaliação da VCI.*

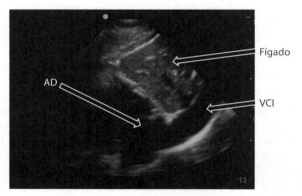

Figura 17.31 – *Representação ultrassonográfica da anatomia da junção cavoatrial.*

bendo pressão positiva, pois, caso contrário, seu diâmetro pode estar aumentado. Doença pulmonar obstrutiva crônica, hipertensão pulmonar, insuficiência cardíaca direita, tamponamento cardíaco e insuficiência tricúspide podem ter o mesmo efeito: aumento do diâmetro da VCI, dificultando o reconhecimento do choque e resposta volêmica. Em contrapartida, a identificação da VCI em pacientes com choque hipovolêmico grau 3 ou 4 pode estar dificultada devido à diminuição do seu diâmetro pela hipotensão.

O diâmetro expiratório normal da VCI varia entre 1,5 e 2,5 cm. No paciente com volemia normal à inspiração, a VCI apresenta menos de 50% do seu diâmetro expiratório, ou seja, se um paciente normovolêmico apresenta diâmetro de 2 cm na expiração, na inspiração esse valor deve ser inferior a 1 cm (**Figuras 17.33** e **17.34**).

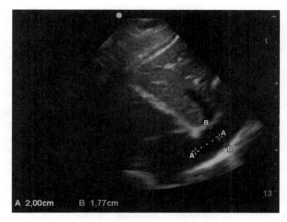

Figura 17.32 – *Medição do diâmetro 2 cm abaixo da junção cavoatrial.*

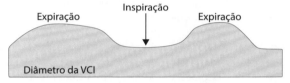

Figura 17.33 – *Representação esquemática da variação de diâmetro da VCI.*

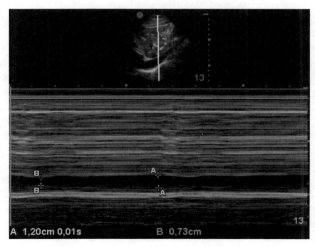

Figura 17.34 – *Variação do diâmetro da VCI nas diferentes fases respiratórias.*

> **IMPORTANTE!**
>
> O índice da veia cava é calculado como uma porcentagem, utilizando-se a fórmula:
>
> $$\frac{(\text{Diâmetro expiratório da VCI} - \text{Diâmetro inspiratório da VCI})}{\text{Diâmetro expiratório da VCI}} \times 100$$
>
> Índices próximos de 100% indicam colabamento quase total, sugerindo hipovolemia, enquanto índices próximos de 0% indicam colabamento mínimo, sugerindo sobrecarga de volume.

D – NEUROLÓGICO *(Disability)*

A avaliação inicial dos danos ao sistema nervoso central (SNC) em pacientes traumatizados, muitas vezes, se limita ao Glasgow e ao estudo pupilar. Contudo, o uso do ultrassom vem ganhando excelente aplicabilidade na avaliação da elevação da pressão intracraniana (PIC). No TCE, o aumento da PIC é um fenômeno perigoso que pode demandar medidas corretivas urgentes por meio de infusão de medicamentos ou medidas cirúrgicas como a craniotomia descompressiva para evitar os riscos da isquemia e herniação.

O diagnóstico da HIC, em alguns casos, ocorre por meio do exame físico ou TC, porém pode-se encontrar dificuldades de estabelecimento diagnóstico ao se avaliar pacientes rebaixados (comuns no TCE) ou sedados, assim como nos casos em que há necessidade de realizar a TC e demanda maior tempo, além de requerer o transporte do paciente que pode estar em estado crítico.

O nervo óptico, em sua parte extracranial, apresenta 20 a 30 mm de comprimento, sendo revestido por prolongamentos da dura-máter e da aracnoide-máter, apresentando um espaço subaracnóideo que se comunica com a região intracraniana, deixando-o suscetível às variações da PIC. Assim sendo, a realização do ultrassom *point-of-care* por meio da análise do diâmetro da bainha do nervo óptico (DBNO) remete à avaliação da PIC de modo seguro, com baixo custo, baixa inocuidade e rápida realização.

Os valores de normalidade do DBNO em menores de 1 ano de idade são descritos com até 4,5 mm e, em indivíduos acima dessa idade, até 5 mm. Desse modo, nos casos de TCE, por exemplo, o aumento do DBNO sugere uma elevação da PIC, havendo estudos que estabelecem um valor de corte de 5mm, enquanto outros apontam até 6 mm como preditor de hipertensão intracraniana (PIC > 20 mmHg), podendo a sensibilidade chegar a 100% em pacientes vítimas de TCE com DBNO em torno de 5,9 mm (**Figura 17.35**).

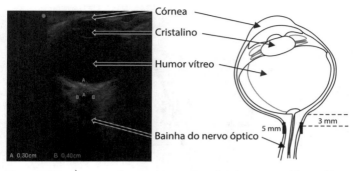

Figura 17.35 – À esquerda, uma representação ultrassonográfica evidenciando as principais estruturas e referenciais para medição. À direita, a correspondência com uma imagem esquemática.

O US também tem uso no diagnóstico de afecções decorrentes do trauma ocular, como descolamento de retina, hemorragia vítrea e presença de corpo estranho.

Técnica para avaliação do nervo óptico

- 1. Utilize um *probe* linear de alta frequência (7,5 MHz). Deve-se aplicar gel acima do globo ocular, cuja pálpebra precisa estar fechada.
- 2. Posicione o *probe* de modo transversal sobre o globo ocular, ajustando a profundidade do equipamento entre 5 a 8 cm. Pode-se ajustar a angulação do transdutor, buscando a melhor imagem do nervo óptico em seu corte axial, centralizando-o na tela.
- 3. Analise a região posterior do olho, avaliando o diâmetro da bainha do nervo óptico 3 mm após sua saída do globo ocular (região de maior distensibilidade). Utilize o *zoom* para melhor visualizar essas pequenas estruturas e facilitar o correto posicionamento dos cursores (setas), utilizados para calcular as distâncias. Utilize também a visão sagital para minimizar erros por artefatos.

E – EXPOSIÇÃO (*Exposure*)

Nessa etapa do exame, objetiva-se identificar lesões que podem ter passado despercebidas no decorrer da avaliação, principalmente aquelas com risco de vida. É importante que, no geral, todas as áreas anatômicas estejam acessíveis para possível avaliação e identificação de complicações (**Figura 17.36**).

SOS TRAUMA – MANUAL DE ATENDIMENTO AO POLITRAUMATIZADO

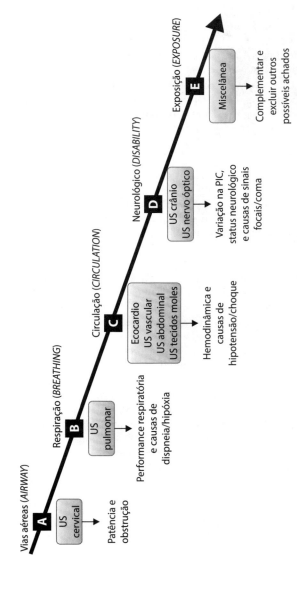

Figura 17.36 – *Fluxograma representando as diferentes etapas do exame ultrassonográfico do paciente vítima de trauma.*

Populações especiais

- **Grávidas**

Trauma é a principal causa não obstétrica de mortalidade materna, afetando até 7% de pacientes grávidas. É uma importante causa de perda fetal. Complicações advindas do trauma ocorrem geralmente no 3° trimestre de gravidez.

O ultrassom é uma excelente ferramenta para avaliação de gestantes vítimas de trauma, pois não utiliza contraste ou radiação ionizante. Além de permitir pesquisar líquido livre na cavidade, pode avaliar os batimentos cardíacos fetais, atividade fetal, volume de líquido amniótico, idade gestacional aproximada e placenta.

A atividade cardíaca fetal deve ser checada no modo M e o feto deve ser examinado para lesões consequentes ao impacto no ventre materno. Nesse contexto, o útero gravídico pode distorcer a anatomia pélvica e, consequentemente, os referenciais anatômicos.

- **Pediátrico**

É de grande importância a realização da USG na avaliação do trauma na população pediátrica, tendo em vista todas as vantagens já citadas do método, principalmente a da não utilização de radiação ionizante – a cujos efeitos negativos os pacientes pediátricos são mais suscetíveis – e da não invasividade.

EDUCAÇÃO EM ULTRASSONOGRAFIA

No que concerne à USG-FAST, erros técnicos e nível de proficiência de quem opera o aparelho de US são fortes limitações do método. O nível de treino para ser considerado experiente não é bem definido. Há consensos que afirmam a necessidade de pelo menos 200 exames supervisionados para o operador ser considerado experiente. No entanto, ao se avaliar a curva de aprendizado, a maioria dos erros ocorre nos primeiros 10 exames e a acurácia atinge alta sensibilidade e especificidade e certo platô entre 25 e 50 exames.

POCUS depende principalmente da aquisição da imagem e sua interpretação. Enquanto fatores como tecnologia do aparelho e características do paciente podem influenciar a qualidade da imagem, a habilidade em adquirir uma imagem ideal é altamente dependente do nível de proficiência do operador.

RESOLVENDO O CASO CLÍNICO...

O US é um exame rápido, não invasivo e que pode ser utilizado à beira do leito sem retardar o manejo do paciente. Enfatize-se que deve ser utilizado como um adjunto do exame físico, reforçando suas hipóteses diagnósticas, mas não o substituir. Desse modo, esquematizando:

▶ **A (ver técnica):** podemos utilizar o ultrassom para identificar lesões traqueais, possível enfisema, hematomas cervicais compressivos e, numa possível IOT, verificar o posicionamento do tubo endotraqueal. No caso de a IOT ter sido realizada de modo correto, apenas uma transição ar-mucosa será visualizada. Caso contrário, veremos o sinal da dupla traqueia.

▶ **B (ver técnica):** podemos verificar a presença, principalmente, de pneumotórax, derrame pleural, hemotórax e fraturas de esterno e arcos costais. O US apresenta maior sensibilidade e especificidade do que a radiografia para a detecção dessas afecções. É importante localizar o deslizamento pleural, por meio do *"lung sliding"*, para excluir pneumotórax, bem como o "sinal da praia", este visto no modo M. No caso de pneumotórax, o "sinal do código de barras/estratosfera" poderá ser visto no modo M, além da identificação do "ponto pulmonar" visto tanto no modo bidimensional como no modo M. A identificação das linhas A e B e seu padrão pode sugerir possíveis lesões. Importante lembrar do protocolo EFAST (FAST estendido).

▶ **C (ver técnica):** nesta etapa, realiza-se o FAST, cujo principal objetivo é identificar se há líquido livre na cavidade abdominal ou espaço pericárdico. Verificam-se os espaços pericárdico, hepatorrenal, esplenorrenal e retrovesical. O líquido livre será representado por uma imagem anecoica e, em geral, pode ser primeiramente identificado no espaço hepatorrenal/Morrison. Vale ressaltar que, em pacientes do sexo feminino e em idade reprodutiva, até 50 mL de líquido livre pode ser fisiológico. Lesões em órgãos sólidos também podem ser identificadas, bem como do sistema genitourinário. O US não é o exame ideal para verificação de estruturas retroperitoneais e alças intestinais. A medição da VCI 2 cm após a junção cavoatrial, na inspiração e expiração, deve ser realizada principalmente em pacientes hipotensos, pois dependendo dessa variação de diâmetro, pode indicar necessidade de infusão de volume ou indicar reposição excessiva.

CAPÍTULO 17 – Ultrassom *Point-of-Care* no Trauma

▶ **D (ver técnica):** o US óptico pode auxiliar no diagnóstico de PIC elevada, ao se observar a 3 mm da esclera posterior ou início do nervo óptico, um DBNO > 5,7 mm (algumas referências > 5 mm). O US também tem uso no diagnóstico de afecções decorrentes do trauma ocular, como descolamento de retina, hemorragia vítrea e presença de corpo estranho.

▶ **E (ver técnica):** nesta etapa do exame, idealmente, deve-se ter acesso a todas as áreas anatômicas, a fim de identificar possíveis lesões que tenham passado despercebidas até então.

REFERÊNCIAS

1. Aldrich JE. Basic physics of ultrasound imaging. Critical care medicine. 2007 May 1;35(5):S131-7.

2. Baltarowich OH, Di Salvo DN, Scoutt LM, Brown DL, Cox CW, DiPietro MA, Glazer DI, Hamper UM, Manning MA, Nazarian LN, Neutze JA. National ultrasound curriculum for medical students. Ultrasound quarterly. 2014 Mar 1;30(1):13-9.

3. Butcher CH. Ultrassonografia da cabeça e do pescoço. Levitov AB, Dallas AP, Slonim AD. Ultrassonografia à Beira do Leito na Medicina Clínica. Porto Alegre: AMGH Editora; 2013. p. 38-44.

4. Chou EH, Dickman E, Tsou PY, Tessaro M, Tsai YM, Ma MH, Lee CC, Marshall J. Ultrasonography for confirmation of endotracheal tube placement: a systematic review and meta-analysis. Resuscitation. 2015 May 31;90:97-103.

5. Coester A, Pedrollo DF. Ultrassonografia crítica na sala de emergência. Martins HS, de Toledo Damasceno MC, Awada SB, editors. Pronto-socorro: condutas do Hospital das Clínicas da Faculdade de Medicina da Universidade de São Paulo. 3 ed. Barueri: Manole; 2008. p. 147-51.

6. Das SK, Choupoo NS, Haldar R, Lahkar A. Transtracheal ultrasound for verification of endotracheal tube placement: a systematic review and meta-analysis. Canadian Journal of Anesthesia/Journal canadien d'anesthésie. 2015 Apr 1;62(4):413-23.

7. De Luca C, Valentino M, Rimondi MR, Branchini M, Baleni MC, Barozzi L. Use of chest sonography in acute-care radiology. Journal of ultrasound. 2008 Dec 31;11(4):125-34.

8. Dente CJ, Rozycki GS. Surgeon-performed ultrasound in acute care surgery. Mattox KL, Moore EE, Feliciano DV. Trauma. 7 ed. McGraw Hill; 2013. p. 301-32.

9. Dexheimer Neto FL, Dalcin PD, Teixeira C, Beltrami FG. Ultrassom pulmonar em pacientes críticos: uma nova ferramenta diagnóstica. Jornal Brasileiro de Pneumologia. Brasília. Vol. 38, n. 2 (2012), p. 246-256. 2012.

10. Dickman E, Tessaro MO, Arroyo AC, Haines LE, Marshall JP. Clinician-performed abdominal sonography. European Journal of Trauma and Emergency Surgery. 2015 Oct 1;41(5):481-92.

11. Engin G, Yekeler E, Güloglu R, Acuna B, Acuna G. US versus conventional radiography in the diagnosis of sternal fractures. Acta radiologica. 2000 Jan 1;41(3):296-9.

12. Gillman LM, Kirkpatrick AW. Portable bedside ultrasound: the visual stethoscope of the 21 st century. Scandinavian Journal of Trauma, Resuscitation and Emergency Medicine. 2012 Mar 9;20(1):18.

13. Goel RS, Goyal NK, Dharap SB, Kumar M, Gore MA. Utility of optic nerve ultrasonography in head injury. Injury. 2008 May 31;39(5):519-24.

14. Helmke K, Hansen HC. Fundamentals of transorbital sonographic evaluation of optic nerve sheath expansion under intracranial hypertension. Pediatric radiology. 1996 Oct 1;26(10):701-5.

15. Hoffmann B, Gullett JP, Hill HF, Fuller D, Westergaard MC, Hosek WT, Smith JA. Bedside ultrasound of the neck confirms endotracheal tube position in emergency intubations. Ultraschall in der Medizin-European Journal of Ultrasound. 2014 Oct;35(05):451-8.

16. Kossoff G. Basic physics and imaging characteristics of ultrasound. World journal of Surgery. 2000 Feb 21;24(2):134-42.

17. Lahham S, Patane J, Lane N. Ultrasound of sternal fracture. Western Journal of Emergency Medicine. 2015 Jan 1;16(7).

18. Levitov AB, Fuller CR. Física da ultrassonografia. Levitov AB, Dallas AP, Slonim AD. Ultrassonografia à beira do leito na medicina clínica. Porto Alegre: AMGH Editora; 2013. p. 13-20.

19. Levitov AB. Fundamentos da ultrassonografia. Levitov AB, Dallas AP, Slonim AD. Ultrassonografia à Beira do Leito na Medicina Clínica. Porto Alegre: AMGH Editora; 2013. p. 29-46.

20. Lima JL, André A, Santos AC. Reprodução e estudo de artefatos no ultrassom. Revista Brasileira de Física Médica. 2013;7(3):205-8.

21. Liu RB, Donroe JH, McNamara RL, Forman HP, Moore CL. The practice and implications of finding fluid during point-of-care ultrasonography: a review. JAMA internal medicine. 2017 Dec 1;177(12):1818-25.

22. Martinez AMB, Allodi S, Uziel D. Tronco encefálico e nervos cranianos. Martinez AMB, Allodi S, Uziel D. Neuroanatomia essencial. Rio de Janeiro: Guanabara Koogan; 2014. p.

23. Montoya J, Stawicki SP, Evans DC, Bahner DP, Sparks S, Sharpe RP, Cipolla J. From FAST to E-FAST: an overview of the evolution of ultrasound-based traumatic injury assessment. European journal of trauma and emergency surgery. 2016 Apr 1;42(2):119-26.

24. Murthi SB, Fatima S, Menne AR, Glaser JJ, Galvagno SM, Biederman S, Fang R, Chen H, Scalea TM. Ultrasound assessment of volume responsiveness in critically ill surgical patients: two measurements are better than one. Journal of Trauma and Acute Care Surgery. 2017 Mar 1;82(3):505-11.

25. Muslu B, Sert H, Kaya A, Demircioglu RI, Gözdemir M, Usta B, Boynukalın KS. Use of sonography for rapid identification of esophageal and tracheal intubations in adult patients. Journal of Ultrasound in Medicine. 2011 May 1;30(5):671-6.

26. Nandipati KC, Allamaneni S, Kakarla R, Wong A, Richards N, Satterfield J, Turner JW, Sung KJ. Extended focused assessment with sonography for trauma (EFAST) in the diagnosis of pneumothorax: experience at a community based level I trauma center. Injury. 2011 May 31;42(5):511-4.

CAPÍTULO 17 – Ultrassom *Point-of-Care* no Trauma

27. Nelson BP, Sanghvi A. Out of hospital point of care ultrasound: current use models and future directions. European Journal of Trauma and Emergency Surgery. 2016 Apr 1;42(2):139-50.

28. Neri L, Storti E, Lichtenstein D. Toward an ultrasound curriculum for critical care medicine. Critical care medicine. 2007 May 1;35(5):S290-304.

29. Newman WD, Hollman AS, Dutton GN, Carachi R. Measurement of optic nerve sheath diameter by ultrasound: a means of detecting acute raised intracranial pressure in hydrocephalus. British Journal of Ophthalmology. 2002 Oct 1;86(10):1109-13.

30. Ochoa-Pérez L, Cardozo-Ocampo A. Aplicaciones de la ultrasonografía en el sistema nervioso central para neuroanestesia y cuidado neurocrítico. Revista Colombiana de Anestesiología. 2015 Dec 31;43(4):314-20.

31. Ohle R, McIsaac SM, Woo MY, Perry JJ. Sonography of the optic nerve sheath diameter for detection of raised intracranial pressure compared to computed tomography. Journal of Ultrasound in Medicine. 2015 Jul 1;34(7):1285-94.

32. Raffiz M, Abdullah JM. Optic nerve sheath diameter measurement: a means of detecting raised ICP in adult traumatic and non-traumatic neurosurgical patients. The American Journal of Emergency Medicine. 2017 Jan 31;35(1):150-3.

33. Reardon RF, Mateer JR, Ma OJ. Atlas de bolso de ultrassonografia de emergência. Rio de Janeiro: Di Livros Editora; 2013.

34. Richards JR, McGahan JP. Focused assessment with sonography in trauma (FAST) in 2017: What Radiologists Can Learn. Radiology. 2017 Mar 14;283(1):30-48.

35. Sikora K, Perera P, Mailhot T, Mandavia D. Ultrasound for the detection of pleural effusions and guidance of the thoracentesis procedure. ISRN Emergency Medicine. 2012 Nov 20;2012.

36. Smith ZA, Wood D. Emergency focussed assessment with sonography in trauma (FAST) and haemodynamic stability. Emerg Med J. 2013 Feb 1:emermed-2012.

37. Soldatos T, Chatzimichail K, Papathanasiou M, Gouliamos A. Optic nerve sonography: a new window for the non-invasive evaluation of intracranial pressure in brain injury. Emergency Medicine Journal. 2009 Sep 1;26(9):630-4.

38. Soldatos T, Karakitsos D, Chatzimichail K, Papathanasiou M, Gouliamos A, Karabinis A. Optic nerve sonography in the diagnostic evaluation of adult brain injury. Critical care. 2008 May 13;12(3):R67.

39. Stanley A, Wajanga BM, Jaka H, Purcell R, Byrne L, Williams F, Rypien C, Sharpe A, Laws P, Faustine L, Leeme T. The impact of systematic point-of-care ultrasound on management of patients in a resource-limited setting. The American Journal of Tropical Medicine and Hygiene. 2017 Feb 8;96(2):488-92.

40. Volpicelli G, Elbarbary M, Blaivas M, Lichtenstein DA, Mathis G, Kirkpatrick AW, Melniker L, Gargani L, Noble VE, Via G, Dean A. International evidence-based recommendations for point-of-care lung ultrasound. Intensive Care Medicine. 2012 Apr 1;38(4):577-91.

41. Williams SR, Perera P, Gharahbaghian L. The FAST and E-FAST in 2013: trauma ultrasonography: overview, practical techniques, controversies, and new frontiers. Critical Care Clinics. 2014 Jan 31;30(1):119-50.

42. Wydo SM, Seamon MJ, Melanson SW, Thomas P, Bahner DP, Stawicki SP. Portable ultrasound in disaster triage: a focused review. European Journal of Trauma and Emergency Surgery. 2016 Apr 1;42(2):151-9.

Índice Remissivo

■ A

Achados característicos no exame da pelve, 113

Algoritmo para manejo da PCR
em ritmo chocável, 47
em ritmo não chocável, 48

Alterações fisiológicas laboratoriais da gestação, 220

Alterações sistêmicas de acordo com o volume de perda sanguínea, 196

Anatomia pélvica, 108

Área de contusão cerebral em região frontal direita, 125

Assistolia, 47

Atendimento inicial ao politraumatizado, 1
introdução, 1
investigação diagnóstica, 5
circulação e controle da hemorragia, 8
disfunção e estado neurológico, 8
exposição e controle do ambiente, 9
medidas auxiliares à avaliação primária e à reanimação, 10
ventilação e respiração, 6
via aérea com proteção da coluna cervical, 6
mecanismos fisiopatológicos, 3
prognóstico e complicações, 10
avaliação secundária, 10
resolvendo o caso clínico, 12

Atividade elétrica sem pulso, 47

Avaliação
clínica dos tratos da medula espinhal, 134
dos nervos periféricos dos membros
inferiores, 153
superiores, 152

■ B

Botões importantes para otimização e manuseio da imagem, 254

■ C

CABD primário, 40

Cânula de Guedel, 9

Características
da ultrassonografia, 247
das lesões vasculares, 171
dos medicamentos hipnóticos, 33
relacionadas aos transdutores, 250

Choque hipovolêmico, 61
classificação e investigação diagnóstica, 63
conduta, 64
introdução, 61
mecanismos fisiopatológicos, 62
prognóstico e complicações, 68
resolvendo o caso clínico, 69

Classificação
das lesões inalatórias, 238
das síndromes medulares, 140
de tile, 111
do choque hipovolêmico, 64

Comparativo entre os conceitos de infecção, sepse e SIRS, 22

Compartimentos da panturrilha, 182

Critérios
de SIRS, 22
para transferência, 242

■ D

Dermatómos ao longo do corpo e respectiva área de inervação, 137

Derrame pleural, 265

Destaques
da história clínica, 173
do exame físico, 176

Diferenciação do choque neurogênico e do choque

Distribuição das principais regiões corpóreas lesadas em porcentagens, 107

Divisão do abdome em quadrantes, 91

Dose de antibiótico intravenoso baseada no peso, 156

■ E

Entorse de joelho é a causa mais comum de ruptura do ligamento cruzado anterior (LCA), 148

Escala
de alterações ASIA, 139
de coma de Glasgow adaptada para pacientes pediátricos, 198
de injúria de órgãos da Associação Americana da Cirurgia do Trauma (AAST-OIS), 224
de Rutherford, 174

Esplenectomia total após lesão esplênica em paciente vítima de trauma abdominal contuso, 93

Estratificação do TCE, 121

Etapas do exame físico para a classificação dos TRM, 136

Etiologias segundo o tempo de morte, 72

■ F

Fatores de risco para DPP e para perda fetal, 227

Fibrilação ventricular, FV, 45

Fluxograma
com as definições de sepse e choque séptico, 24

para investigação de pneumotórax por meio do US, 263

para realização de cesárea *perimortem*, 229

representando as diferentes etapas do exame ultrassonográfico do paciente vítima de trauma, 278

Formas de apresentação do trauma musculoesquelético, 148

Fratura
da asa do ilíaco direita, 110
da espinha ilíaca anterossuperior esquerda, 111
do *plateau* tibial, 183

■ G

Graduação da força muscular, 138

Graus de ecogenicidade, 253

■ H

Hematoma
epidural em região parietal direita, 125
subdural agudo em região frontoparietal esquerda, 126

Hipovolêmico, 143

Hormônios aumentados devido à resposta neuroendócrina, 16

■ I

Ilustração relacionando frequência × profundidade × resolução dos transdutores, 149

Imagem
axial de tomografia computadorizada de tórax, 172
em "asa de morcego", 258
ultrassonográfica pulmonar no modo M compatível com pneumotórax, 262

Importante durante investigação inicial, 176

Importante no pré-operatório, 180

Inclinação da prancha reta em 30° para o alívio da pressão na veia cava inferior, 226

Indicações
de TC no TCE leve, 127
e contraindicação para o LPD, 100

Indicadores clínicos de lesão por inalação, 239

Índice de Mallampati, 30

Instabilidade vertical, 111

Intubação esofágica identificada pela presença do "sinal da dupla traqueia", 256

Intubação traqueal confirmada pela identificação de apenas uma interface ar-mucosa, 256

∎ J

Janelas do ultrassom FAST, 267

∎ L

Lesão
de cólon transverso após FAF em abdome, 93
em livro aberto (compressão anteroposterior), 109
penetrante por arma branca em diafragma, 93

Lesões secundárias no TCE, 118

∎ M

Manejo das vias aéreas, 27
classificação e investigação diagnóstica, 28
conduta, 30
técnica para intubação orotraqueal, 32
introdução, 27
prognóstico e complicações, 36
resolvendo o caso clínico, 37

Manejo inicial, 176

Manobra
de *chin lift*, 6
de *jaw thrust*, 6

Mecanismo de trauma com uso de cinto de duas pontas, 222

Medição do diâmetro 2 cm abaixo da junção cavoatrial, 275

Meds, 21

Miótomos e testes musculares correspondentes, 138

Modelos de transdutores, 249

Monitorização do paciente em UTI, 57

Músculos da caixa torácica, 73

■ N

Nomenclatura utilizada no exame ultrassonográfico, 252

Numerosas linhas B em paciente com edema pulmonar, 260

■ O

Ossos da caixa torácica, 73

■ P

Paciente vítima de FAF, 94

Parada cardiorrespiratória no trauma, 39
    atualizações e técnicas auxiliares, 48
    causas tratáveis de PCR, 49
        H: Acidose (H+), 50
        H: Hiper/Hipocalemia, 50
        H: Hipotermia, 50
        H: hipovolemia, 49
        H: Hipóxia, 51
        T: Pneumotórax hipertensivo (*Tension Pneumothorax*), 52
        T: Tamponamento cardíaco, 52
        T: Tóxicos, 53
        T: Tromboembolismo pulmonar, 53
        trombose coronariana, 52
    cuidados pós-parada, 57
    especificidades da PCR no trauma, 54
    introdução, 39
    RCP de alta qualidade, 42
    RCP em ritmos chocáveis, 45
        pontos importantes, 45

Índice Remissivo

resolvendo o caso clínico, 58
sequência da RCP em ritmos não chocáveis, 46
    pontos importantes, 46
situações especiais em ressuscitação, 55
    PCR na gravidez, 55
    PCR no afogamento, 56
    PCR pediátrica, 56
suporte avançado de vida, 43
suporte básico de vida, 40

Planos de visualização, 251

Pneumotórax hipertensivo em hemitórax esquerdo, 7

Ponte de safena após FAF em membro inferior, 181

Pós-operatório (PO) de paciente vítima de tórax instável, 81

Posicionamento
    das pás, 46
    do *probe* na avaliação do pneumotórax, 262
    do *probe* para avaliação da VCI, 274

Principais
    aspectos da RCP de alta qualidade, 43
    causas de TRM, 133
    indicações e contraindicações da tomografia
        computadorizada de abdome, 98
    lesões ortopédicas associadas ao trauma vascular, 167
    manifestações clínicas da sepse, 23
    tipos de queimaduras, 235
    vantagens e desvantagens da tomografia computadorizada
        de abdome, 99

Projétil de arma de fogo na topografia de artéria femoral
    superficial após FAF em tórax, 172

Propriedades e fenômenos sonoros, 247

Punção intraóssea, 197

■ Q

Queimadura de
    1º grau, 236
    2º grau (profunda), 236
    2º grau (superficial), 236
    3º grau, 237

Quik SOFA, 21

∎ R

Radiografia
de coluna cervical, 131
de tórax em PA evidenciando pneumoperitônio, 96
na contusão pulmonar, 75
normal de membro inferior esquerdo, 184

Raio X de MIE, 165

RCP de alta qualidade, 42

Regiões mais acometidas por trauma na coluna, 132

Regra dos nove: utilizada para indicar reposição volêmica e
estimar gravidade da lesão, 237

Representação esquemática
da anatomia pélvica feminina e masculina com acúmulo de
líquido livre, 272
da anatomia, 264
da janela esplenorrenal com acúmulo de líquido livre, 270
da janela hepatorrenal com acúmulo de líquido livre, 269
da janela pericárdica com presença de derrame
pericárdico, 268
do sinal do guaxinim e do sinal de Battle, 122

Representação ilustrativa dos envoltórios cerebrais, 118

Representação
ultrassonográfica da anatomia, 264
ultrassonográfica da anatomia da junção cavoatrial, 274
ultrassonográfica da janela esplenorrenal, 271
ultrassonográfica da janela esplenorrenal com líquido
livre, 271
ultrassonográfica da janela hepatorrenal, 269
ultrassonográfica da janela hepatorrenal com líquido
livre, 270
ultrassonográfica da janela pericárdica, 268
ultrassonografia da janela pericárdica com presença de
derrame pericárdico, 268

Resposta dos eletrólitos ao trauma, 18

Resposta endocrinometabólica ao trauma, 15
introdução, 15
mecanismos fisiopatológicos, 16
prognóstico e complicações, 25
resolvendo o caso clínico, 25

Resposta inicial à ressuscitação com fluidos, 67

Resposta neuroendócrina, 17

■ S

Setas apontando para as duas extremidades de uma fratura de esterno deslocada, 265

Sinais
de síndrome compartimental, 183
e sintomas no trauma vascular, 175
vitais em crianças segundo a idade, 190

Sistematização proposta para o atendimento inicial ao politraumatizado (ATLS), 75

Situações de alto risco para síndrome compartimental, 160

Sofa, 20

■ T

Taquicardia ventricular, TV, 45

TC de crânio evidenciando hematoma subgaleal à direita em região parietal, 116

Tipos de lesões
arteriais traumáticas e apresentação usual, 179
vasculares, 180

Tomografia computadorizada de abdome, 98

Tratos medulares, 135

Trauma abdominal, 89
anatomia abdominal, 90
avaliação pélvica, 95
conduta terapêutica, 99
laparotomia exploradora, 101
lavado peritoneal diagnóstico, 100
sonda naso/orogástrica, 99
sonda vesical, 99
videolaparoscopia diagnóstica, 102
introdução, 89
investigação complementar, 95
exames laboratoriais, 95

exames radiológicos, 95
tomografia computadorizada, 97
ultrassonografia FAST, 96
investigação diagnóstica, 92
ausculta, 94
inspeção, 94
palpação, 95
percussão, 95
mecanismos fisiopatológicos, 91
resolvendo o caso clínico, 102
Trauma musculoesquelético, 147
classificação, 151
fraturas e lesões articulares, 152
lesões
musculares, 152
neurológicas, 152
vasculares, 151
complicações, 158
fratura bilateral de fêmur, 158
síndrome compartimental, 159
síndrome
da embolia gordurosa, 161
de esmagamento, 158
trombose venosa profunda/tromboembolismo
pulmonar, 162
conduta, 154
lesões de
alto risco à vida, 154
risco elevado à vitalidade do membro, 155
amputação, 155
lesões
expostas, 155
vasculares, 155
lesões sem risco imediato à vida ou à vitalidade do
membro, 157
contusões e lacerações, 157
fraturas, 157
lesões articulares sem luxação, 157
epidemiologia, 149
fisiopatologia, 149
hemorragias, 149
instabilidades, 150

Índice Remissivo

contusões, 150
estiramentos, 150
introdução, 147
investigação diagnóstica, 150
prognóstico, 162
resolvendo o caso clínico, 163

Trauma na gestante, 219
conduta, 225
avaliação
primária e reanimação, 225
secundária, 227
medidas auxiliares na avaliação primária e
reanimação, 227
tratamento definitivo, 228
introdução, 219
alterações anatômicas e fisiológicas na gravidez, 220
investigação diagnóstica, 223
mecanismos de trauma, 222
trauma
fechado, 222
penetrante, 223
prognóstico e complicações, 229
resolvendo o caso clínico, 230

Trauma no idoso, 207

Trauma pediátrico, 187
atendimento primário, 190
circulação, 194
controle da temperatura e exposição, 198
exame neurológico, 198
ventilação, 194
vias aéreas superiores, 191
atendimento secundário, 199
avaliação e conduta, 210
avaliação secundária, 213
medicamentos e analgesia, 213
triagem, 210
epidemiologia, 208
introdução, 187, 207
definição, 208
investigação diagnóstica, 209
mecanismos fisiopatológicos, 188

característevent anatômicas, 188
características fisiológicas, 189
prognóstico e complicações, 200
trauma abdominal, 200
trauma cranioencefálico, 201
trauma torácico, 201
prognóstico e complicações, 215
resolvendo o caso clínico, 202
resolvendo o caso clínico, 215

Trauma pélvico, 105
anatomia, 107
classificação, 109
cisalhamento vertical, 110
compressão lateral – com trauma em rotação interna de
hemipelve sobre outra, 110
"lesão em livro aberto" – com compressão
anteroposterior, 109
conduta terapêutica, 112
epidemiologia, 106
introdução, 105
investigação diagnóstica, 112
mecanismos fisiopatológicos, 108
resolvendo o caso clínico, 113

Trauma por queimadura, 233
classificação, 235
como classificar as queimaduras?, 235
conduta terapêutica, 238
analgésicos e sedativos, 240
como realizar a reposição volêmica?, 240
cuidados com a ferida, 241
quando transferir para centro de referência?, 241
quando usar antibióticos?, 241
introdução, 233
investigação diagnóstica, 235
como classificar as lesões inalatórias?, 238
como quantificar a superfície de área corporal atingida
pela queimadura, 235
quais são os indicadores clínicos de lesão por
inalação?, 238
mecanismos fisiopatológicos, 234
prognóstico e complicações, 241
outros tipos de lesões térmicas, 241

resolvendo o caso clínico, 242

Trauma raquimedular, 131
  choque neurogênico, 141
  classificação das lesões medulares, 134
    gravidade do déficit neurológico, 138
    morfologia, 139
    nível
      motor, 136
      neurológico, 138
      sensitivo, 136
    síndromes medulares, 139
  conduta terapêutica, 143
    hospitalar, 144
    pré-hospitalar, 143
  introdução, 132
    morfologia, 132
  investigação diagnóstica, 141
    avaliação radiológica, 141
  mecanismos fisiopatológicos, 133
    lesão
      primária, 133
      secundária, 134
  prognóstico e complicações, 145
  resolvendo o caso clínico, 145

Trauma torácico, 71
  anatomia do tórax, 73
  atendimento inicial, 74
  introdução, 71
  investigação diagnóstica e conduta nas lesões contusas e
    penetrantes, 74
    contusão pulmonar, 75
    drenagem do tórax (em selo d'água), 77
    ferimento transfixante do mediastino, 83
    hemotórax, 79
    hérnia diafragmática traumática, 84
    laceração de vias aéreas, 82
    lesão
      da aorta, 83
      esofágica, 83
    pneumotórax, 76
    pneumotórax aberto, 78
    punção torácica de alívio (descompressão rápida), 77

tamponamento cardíaco, 81
toracotomia e videotoracoscopia na emergência, 85
tórax instável, 80
traumatismo penetrante do coração, 84
mecanismos fisiopatológicos, 74
resolvendo o caso clínico, 86

Trauma vascular, 165
classificação, 173
conduta terapêutica, prognóstico e complicações, 179
presença de lesão arterial no trauma de extremidades
nem sempre requer tratamento cirúrgico, 179
curiosidades, 167
amputação, 167
epidemiologia, 166
introdução, 166
investigação complementar, 177
investigação diagnóstica, 173
mecanismos fisiopatológicos, 170
resolvendo o caso clínico, 183
torniquete, 169
princípios, 169
técnica – colocação e remoção, 169

Traumas de alta energia, 2

Traumatismo cranioencefálico, 115
condutas, 126
medidas
gerais, 128
para reduzir a PIC, 128
TCE
grave (menor ou igual a 8 na ECG), 127
leve (13 a 15 na ECG), 126
moderado (9 a 12 na ECG), 126
introdução, 115
anatomia, 116
investigação diagnóstica, 120
exame
clínico e história, 120
físico do paciente com TCE, 121
monitoramento, 120
mecanismos fisiopatológicos, 117
Pressão Intracraniana (PIC), 119

morfologia das lesões cerebrais, 123
  lesões difusas, 123
    concussão, 123
    lesão axonal difusa (LAD), 124
  lesões focais, 124
    contusão, 124
    hematoma epidural, 124
    subdural, 125
  resolvendo o caso clínico, 128
Triagem clínica baseada no Canadian C-Spine Rule (CCR), 142

■ U

Ultrassom *point-of-care* no trauma, 245
  agora, vamos à prática!, 254
    hemotórax, 263
      c – circulação (*circulation*), 266
        FAST, 266
        técnica do protocolo FAST, 267
          avaliação da veia cava e reposição volêmica, 273
          esplenorrenal, 270
          hepatorrenal, 269
          pericárdio, 267
          retrovesical, 271
          técnica de avaliação da VCI, 273
          trauma de alça e mesentério, 272
          trauma de órgãos sólidos, 272
          trauma genitourinário, 273
      d – neurológico (disability), 276
        técnica para avaliação do nervo óptico, 277
        e – exposição (exposure), 277
        populações especiais, 279
          grávidas, 279
          pediátrico, 279
      fratura de esterno e de arcos costais, 265
        técnica para avaliação do esterno, 266
      técnica para detecção de efusão pleural/ hemotórax, 264
    investigação, 254
      a – vias aéreas (*airway*), 254

técnica para avaliação da confirmação de intubação traqueal, 256
b – respiração (*breathing*), 257
ultrassonografia torácica, 257
pneumotórax, 261
técnica para avaliação ultrassonográfica pulmonar, 261
como a imagem é formada?, 248
como descrever uma imagem?, 252
como otimizar a imagem ultrassonográfica?, 254
educação em ultrassonografia, 279
em resumo, 248
física fundamental, 246
introdução, 245
quais são as propriedades e fenômenos sonoros?, 247
quais são os modos de exibição da imagem?, 253
que é um ultrassom?, 246
que são artefatos?, 252
resolução o caso clínico, 280

■ V

Vantagens
e desvantagens da US FAST no trauma abdominal, 97
e desvantagens da videolaparoscopia, 102

Variação do diâmetro da VCI nas diferentes fases respiratórias, 275

Vias de acesso cirúrgico, 108